当事者研究をはじめよう

責任編集＝熊谷晋一郎

編集委員＝綾屋紗月＋上岡陽江＋松﨑丈

臨床心理学
増刊第 11 号

Ψ金剛出版

目次

序論｜当事者研究をはじめよう

当事者研究をはじめよう

東京大学先端科学技術研究センター

熊谷晋一郎

　当事者研究の広がりを総花的に紹介した『みんなの当事者研究』，当事者主導の編集方針を実験的に採用した『当事者研究と専門知』に続き，今回は，明日から当事者研究をはじめたいと思っている方のための導入に役立つ実践書というコンセプトの特集号をお届けする。編集委員には，それぞれの分野で活発に当事者研究をしている3名——ダルク女性ハウスの上岡陽江，おとえもじての綾屋紗月，聴覚障害当事者研究をリードする松﨑丈——をお招きした。

　編集会議では，それぞれの編集委員が自分たちの運営経験をあらためて振り返り，どんなところで悩んだり，躓いたり，孤立したり，燃え尽きたりしたかを思い出しながら，必要な知識やノウハウのリストを作っていった。このような作り方をしたこともあって，外部に原稿依頼できる内容が少なく，大半を編集委員自身が執筆するという，なかなか大変な作業になった。しかしその分，全体としての統一と各章の相互連関が担保された1冊になった。以下，簡単に本特集号の構成と，読み方＝使い方の例を説明する。

　第2部では当事者研究の歴史を，支援者視点ではなく，当事者研究を必要としていた当事者の視点で描き出した。当事者による当事者のための当事者研究の歴史を押さえることは，当事者研究を単なる脱文脈的なテクニックとしてではなく，当事者活動の歴史と理念という文脈のなかに置きながら実践していくうえで必要不可欠である。

　第3部では，当事者研究に限らず，当事者グループを開設し，維持運営していくうえで必要なテーマを解説している。開設のモチベーションに始まり，場所や資金といった資源の確保，グループ内外のつながり，情報保障，そして仮想空間の活用など，実践に裏打ちされたポイントがギュッと詰まっている。あまりにギュッと詰まっているので，初読の際には重要箇所を読み飛ばしてしまう可能性もある。とりあえず第4部に沿って当事者研究を始めてみて，困ったことが起きてから読み返すと，重要な箇所が浮かび上がってくるだろう。

　当事者研究は，あまり深く考えすぎず，とりあえずはじめてみるのがよいと言われている。そういう意味では，当事者研究の具体的な進め方を説明した第4部を真っ先に読み，本特集号を片手に実践してみるのも一案だろう。

第5部は発展的な内容であり，グループの外部にサポートを求める場面について述べている。グループ運営に疲れてやめようかなと思ったとき，あるいはグループに飽きてしまったとき，そのほか，こんなはずではなかったと思ったタイミングで目を通してみるとよいかもしれない。

では，当事者研究をはじめよう！

好評既刊

Ψ金剛出版　〒112-0005　東京都文京区水道1-5-16　Tel. 03-3815-6661　Fax. 03-3818-6848
e-mail eigyo@kongoshuppan.co.jp　URL http://kongoshuppan.co.jp/

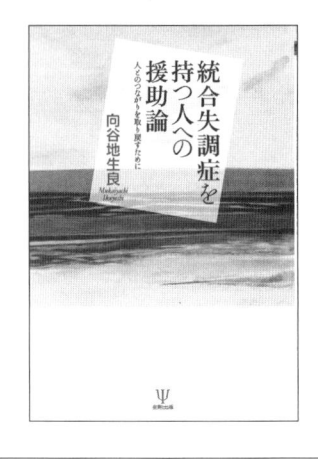

統合失調症を持つ人への援助論
人とのつながりを取り戻すために

[著] 向谷地生良

人が生きる，現実に暮らすとはどういうことか。精神障害を抱える当事者たちの活動拠点「べてるの家」の設立に関わった著者は，独創的な当事者研究，SSTを取り入れた専門家としての手法，など，クライエントの側からの心理援助で知られている。精神医療に必要なのは，当事者の力を前提とした援助である。著者は，真に当事者の利益につながる面接の仕方，支援の方法をわかりやすく解説し，精神障害者への援助の心得を詳述する。精神保健福祉士，臨床心理士，福祉，看護の専門職等，心を病む人の援助に関わるすべての人へ。　　　　　　　　　　　　　　　　　　　　　本体2,400円＋税

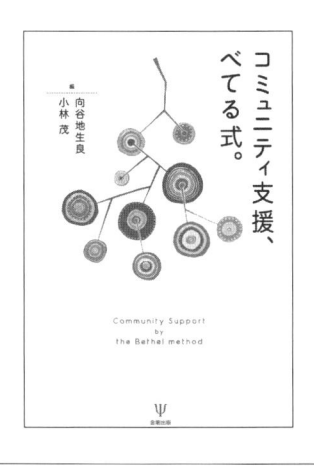

コミュニティ支援，べてる式。

[編著] 向谷地生良　小林茂

「降りてゆく生き方」「弱さを絆に」の名の下に当事者主権を実現した当事者研究。「何の資源もない」浦河だからこその革命的活動。だからといって弱くて無力で前向きな支援者たちが何もしなければ何も生まれなかった。精神障害者が直面する生活上の困難を個人的な問題に矮小化せず，一人の地域住民の切実なニーズとして社会化すること，いわば「自分の苦労をみんなの苦労に」「みんなの苦労を自分の苦労に」のプロセスを重視して，コミュニティ全体に浸透する「共助」の理念に貫かれた，希望へと降りてゆく共生の技法の足跡がここに示される。　　　　　　　　　　　　　　本体2,600円＋税

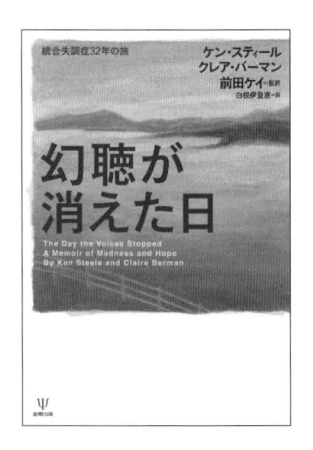

幻聴が消えた日
統合失調症32年の旅

[著] ケン・スティール　クレア・バーマン
[監訳] 前田ケイ　[訳] 白根伊登恵

ラジオを消しても追いかけてくる「声」。これが，ケン・スティールの32年にもおよぶ「幻聴」との闘いの始まりだった。「声」の命令のままに自殺願望を抱き苦悩するケンの病を両親は受け入れることができず，治療も受けさせてもらえず，17歳でケンは単身ニューヨークへ旅立つ。アメリカ中の精神病院を渡り歩き，ときにはホームレスになりながらも生き抜いたケンはある日，彼の人生を変える劇的な薬と出会う。　　　　　　本体2,400円＋税

当事者研究の理念・歴史
──つねに立ち返るべき参照点

2

当事者研究が受け継ぐべき歴史と理念

東京大学先端科学技術研究センター／東京大学大学院総合文化研究科博士後期課程／
おとえもじて代表

綾屋紗月

はじめに

2001年に浦河べてるの家（以下，べてる）で当事者研究が始まって今年で18年になる。今ではさまざまな当事者の仲間に広がり，海外でも実践が始まっている。そのようななか，長年，当事者研究に携わっているメンバーたちは「当事者研究をやってみたいけれど，どうすればよいのか」と，方法について尋ねられることが増えてきた。そこで気づいたのは，方法だけではなく理念を伝えなければ，当事者研究の良さは伝わりにくいということ，さらに，理念を伝えるにはその背景にある歴史を踏まえる必要があるということだった。そのため，2016年頃から，べてる，および東京大学先端科学技術研究センター当事者研究分野を中心に，当事者研究の方法，理念，歴史についてまとめていく作業が始まっている。

そこで本稿では，当事者研究の歴史的なルーツを探るため，2人の代表的なべてるの支援者である，向谷地生良氏（ソーシャル・ワーカー／以下，向谷地）と，川村敏明氏（精神科医／以下，川村）のそれぞれが，まだ浦河で活動を始める前に影響を受けた当事者活動に着目する。まず，向谷地が影響を受けた「北海道難病団体連絡協議会」「札幌いちご会」について紹介し，次に，川村の存在をきっかけにアルコール依存症者の自助グループである「AA（アルコホーリクス・ア

ノニマス）」が浦河に運ばれた経緯について紹介していく。

難病患者・身体障害者運動の系譜

当事者研究に流れる当事者活動の系譜の1つ目は，向谷地が経験した難病患者・身体障害者運動の系譜である。1974年に札幌の私立北星学園大学社会福祉学科の大学生となった向谷地は，積極的にさまざまなボランティア活動に参加した。このときの経験は向谷地に，すべてを「自分ごと」として受け止め考えるという立ち位置をもたらし，その後のソーシャルワーク実践における当事者との協働の源流となっているという（向谷地，2012）。

北海道難病団体連絡協議会

向谷地がボランティア活動をするなかで影響を受けた当事者団体のひとつが「北海道難病団体連絡協議会」（現 一般財団法人 北海道難病連／以下，難病連）である（向谷地，2012）。難病連を設立した伊藤建雄氏（特定非営利活動法人 難病支援ネット・ジャパン代表／以下，伊藤）は，1945年に北海道の室蘭市で生まれ，4歳のときに重症筋無力症を発病し，5歳のときに結核を併発するが一命を取り留めた。治療医学の進歩もあり，症状は改善され，伊藤は無事に高校を卒業した。その後，「同じ病気の人とわざわざ会い

たいと思わない」と考えていた伊藤だったが，1972年，東京に出かけたついでに，設立されたばかりの「全国筋無力症友の会」に立ち寄ったところ，専門医がいる東京と，いない北海道とでは，筋無力症の治療に格差が生まれている現状を目の当たりにした。「知った以上は同じ病気の患者さんたちに，伝えないわけにはいかない」と，伊藤は情報共有の大切さに気がついた（ヘルシー・ソサエティ賞事務局，2014）。こうして翌年の1973年，筋無力症友の会など10団体（1,100家族）によって難病連が設立された（一般財団法人北海道難病連，n.d.）。

難病連はすぐに2つの重要な取り組みを自分たちの力で実施した。ひとつは，難病患者と家族の生活実態調査である。これは患者自らが行なった全国初のものであった。もうひとつは，難病集団無料検診と難病相談活動である。1974年には第1回の検診が行われた。北海道には専門医が少なく，主要な医療機関が札幌に集中しており，多くの難病患者たちが診断も明らかでないまま治療に結びつかないでいる現状を訴えた結果，専門医をはじめとする医療関係者，機関の支援で，難病集団無料検診が実施されたのである。この検診や相談活動は，多くの難病患者の発見に力を尽くしただけではなく，地域での専門医療の発展に影響を与え，行政を動かし，医師，看護師，保健師などの医療関係者や福祉関係者，そして一般道民に難病問題を強く認識させる役割を果たしていった（北海道難病連，1993）。

1974年6月9日，「第2回難病患者・障害者と家族の全道集会」が札信ビル大ホールにて開催され，約200名の患者・家族・市民が参加した。集会当日の加盟を含めると難病連の構成は15団体（のちに加盟する予定を含めると19団体），約2,000余名，疾病数は30数種類であった（北海道難病連，1993）。向谷地は，大学に入学したこの年に，この2周年記念大会を，先輩に頼まれてボランティアとして手伝った。それをきっかけに，以来，卒業するまでボランティアスタッフとして難病連の事務局に出入りした（向谷地，2012）。当時の向谷地の印象を伊藤は，「寡黙でじっと人の話を聞いているだけのように見えるけど，その間も周囲をよく見渡していて，個々人や全体への気配りや適切な行動の準備をしている人でした」と語っている[註1]。

難病連では，医師の知識と技術，薬品の力を借りるものの，病気を治すのは，あくまでも患者自身の体であること，そしてよりよい看護が患者を助けると同時に，家庭，社会の環境が，どうあるかが重大な要素をもっているため，本当の医療を目指すためには，高度な医学の発達と同時に，それを支える社会の発展と，医療機関の改革をも求めなければならないと主張した。また，病人や障害者は「哀れみ」「同情」と「慈善」「救済」の対象としての存在でしかないわけではないこと，「いつでも」「どこでも」「誰でも」が「安心して」受けることのできる医療を実現するためには，そのような状況を保障する「社会」が必要であることを強く訴えていた（北海道難病連，1993）。

その後，全道の出張相談会にも同行する機会を得た向谷地は，北海道内を車で巡回しながら，専門の医師，保健師，ソーシャルワーカーらに交じって，自ら病気を抱える難病連のスタッフも患者の相談に乗るという現場に同席した（向谷地，2012）。難病連ではそうした専門家たちの協力を得るだけでなく，向谷地のような福祉系の学生のほか，看護学生と医学生たちに地域の患者の実態を見てもらうために，学生たちをボランティアとして連れていったのである。ボランティア学生たちに対しては，基本的に飲食を保障する以外は何も支払わず，交通費に関しても，難病連の車に同乗すれば無料だが，学校などの都合で個別に参加する場合は，自分の勉強だから自分で支払うように，というスタンスだっ

た。このように難病連が，ボランティア学生たちを積極的に活用し，育成にも取り組んでいた理由は，一緒に付き合っていた医師たちがみな素晴らしく，働き盛りの保健師，看護師なども参加していたため，力のある現役の専門家たちの影響を受けた次世代の若者たちがリーダーとなって広がっていくことで，日本の医療や福祉が本当に良くなるのではないか，という思いによるものだったと伊藤は述べる[註2]。

また伊藤は，集団無料検診や勉強会などを患者会が主催することで，「当事者が中心となっている活動に参加してもらう」という状況を作り出すことが，専門家と患者を対等な立場にすると考えていた。患者側も一方的に何かの支援を受ける立場ではなく，自分たちのもっているものを提供していく。そうしたなかで当事者と専門家がお互いにどう応えることができるかが重要だと伊藤は考えていた。実際，当事者と専門家が共に行う勉強会や，集団無料検診の事後検討会では，当事者側が「どうするつもりですか」「もっとほかと連携できませんか」「この診断で大丈夫ですか」と次々にしっかりと質問をした。そして医療関係者に対しては，医学の勉強をしていない福祉側のワーカーたちや当事者たちにもわかりやすい言葉で説明することを求めたのである[註3]。

無数とも言える相談活動のなかで切実に訴えられているのは，遠い将来の解決だけでなく，現実生活における，ごく身近な地域で生じる問題だった（北海道難病連，1993）。このような難病患者運動に関わるなかで，向谷地は一番困っていて，苦しみやニーズをもった人たちこそが，現実を担う主役にならなければいけないということを叩きこまれ（向谷地・辻，2009），また専門家以上に影響力をもつ当事者の力と連帯の重要性，社会保障の変革に対する当事者の果たす役割の大きさを肌で学んだと述べている（向谷地，2012）。やがて向谷地が浦河に就職したあと

も，伊藤と向谷地はときどきお互いの活動に顔を出す関係が続いているという[註4]。

札幌いちご会

向谷地が影響を受けたもうひとつの団体が「札幌いちご会」（現 自立生活センターNPO法人札幌いちご会／以下，いちご会）である。1953年，北海道の和寒町に生まれた小山内美智子氏（現 札幌いちご会理事長／以下，小山内）は，重度の脳性まひのため入学拒否を受けつづけ，9歳のときにようやく小学1年生として，リハビリと教育を受けるために4年間，家族と離れて施設に入所した。施設暮らしではなくケアを受けて普通の人のように生きたいと思っていた小山内は，養護学校高等部を卒業した翌年の1975年に「東京青い芝の会」の会報を読み，「どんなに障害が重くても，自分で判断し，行動し，決定しなければいけない」という言葉に影響された（小山内，2017）。当時は，エド・ロバーツ（Edward V. Roberts）[註5]たちが始めた自立生活運動の潮流が札幌にも押し寄せてきた時代であり，向谷地が学んだ大学でも「地域福祉論」[註6]が脚光を浴び，入院中心，施設入所中心から地域生活中心への変革という理念が関係者でも熱く語られていた（向谷地，2012）。

そのような時代の流れのなか，脳性まひをもつ小山内と澤口京子氏（以下，澤口）は，当時，計画が進められていた北海道立福祉村の構想において，親たちばかりが発言し，入所する予定の自分たちの意見が取り入れられないのはおかしいと，養護学校時代の同級生たちに呼びかけた。そうして集まった「みんなで福祉村への希望を語り合う会」がきっかけとなり，1977年1月15日に「札幌いちご会」が結成された（松田，n.d.）。そして1977年夏，小山内と澤口たちが中心となって4日間の居住実験を実践した（向谷地，2012）。小山内たちは実際に札幌市内にアパートを借り受け，重度障害を抱えながら地域

で安心して暮らす条件を探ったのである（向谷地，2009）。

　当時，難病連のつながりで筋ジストロフィーの人たちと接し，その流れで小山内たちと知り合った向谷地は，居住実験中のアパートへ赴いた。そのときの様子を思い出し，向谷地は以下のように語る。「足の指で，あのー包丁はさんで，ニンジン切ってたの思い出しますね。カレーを作ってるとき。そうやってやっぱり，どう考えてもすごいなって思う。自分たちでそういうひとつの，検証して，『こうして暮らせる』という手応えをベースにして社会に発信していく。要求運動を続けていくっていう意味では，単なる要求運動とはちがう，すごいリアリティがあるというか，まさに実験を重ねていくという意味ではね，いや今考えてもすごい」[註7]。

　小山内たちは地域で暮らすという目標を達成するために，自ら実験を行ってデータを取り，起きてくる実際のリスクを明らかにし，その解決策もさまざまに検討するという実証的な研究を，障害をもつ当事者自身で企画し，実践した。そのような現場を学生時代に直接訪れて交流した向谷地の経験は，批判一辺倒ではない当事者運動の基本スタイルを学ぶ貴重な機会となり（向谷地，2012），そこから「エンパワメントの根本理念」（向谷地，2009，p.238）を学んだと向谷地は述べる。それ以来，小山内たちとは今でも交流が続いているという[註8]。

アルコール依存症者の自助グループの系譜

　当事者研究に流れる当事者活動の系譜の2つ目は，川村が経験したアルコール依存症の自助グループの系譜である。自分のアルコール体験の苦しみを，アメリカで最初に相互援助の社会運動にしたのはアメリカ先住民たちである。その記録はAAが誕生する150年以上前の1772年

に遡ることができ（ホワイト，2007），それからAAが誕生するまでの間に，アルコール依存症者の相互援助グループはいくつも設立されては消滅している（ホワイト，2007）。やがて1935年にアメリカで誕生したAAは大きな影響力をもって世界中に広まり，現在まで続いている。

　川村が札幌にあるAAに通うメンバーたちに出会ったのは，北海道立（現 北海道公立大学法人）札幌医科大学を卒業した1981年，札幌医科大学附属病院神経精神科入局1年目の頃である[註9]。その頃には1977年にスタートした札幌AAがすでに存在していた（AA北海道地域40周年記念集会実行委員会，2017）。また，1982年には札幌マック（MAC：メリノール・アルコール・センター）が設立される[註10]（特定非営利活動法人ジャパンマック，n.d.）。札幌マックの開設に尽力したのは，北海道の地でカトリックの布教活動をしていたロイ・アッセンハイマー神父（以下，ロイ神父）であった。ロイ神父は慣れない日本での生活からくるストレスでアルコール依存症になり，自らもAAに通ってアルコール依存症からの回復を続けると同時に，ほかのアルコール依存症者や薬物依存症者にも声をかけて回復を助け，自分の体験を生かしてAAの活動を北海道各地に広げる活動をしていた。その活動のなかでロイ神父は，AAとは別に，回復を目指すアルコール依存症者を年中無休でいつでも迎え入れる施設の必要性を感じ，マックの開設を目指していた（近藤，2007）。

　のちに薬物依存症者のための回復施設「ダルク（DARC：Drug Addiction Rehabilitation Center）」を開設する，薬物依存症者である近藤恒夫氏（以下，近藤）はその頃，覚醒剤使用による精神病院への入院や逮捕勾留を経て，ロイ神父に声をかけられながらAAに通うことで覚醒剤をやめつづけていたが，今後の仕事や人生を思い描けず，自己嫌悪と不安を抱えていた。そんなとき，ロイ神父から「仕事を手伝ってくれませんか」と

声をかけられ，近藤は即承諾した。近藤はロイ神父の事務所の掃除，手紙の宛名書きなどの雑用を任され，教習所に通って車の免許を取ってからは，アルコール依存症の患者をAAのミーティング会場へと送迎する運転手を引き受けた（近藤，2007）。

こうして1982年3月，北海道・札幌市白石区に「札幌マック」がオープンし，1983年9月，北海道・帯広市に「帯広マック」がオープンした（特定非営利活動法人ジャパンマック，n.d.）。近藤はその働きが認められ，初代所長に任命された（近藤，2007）。川村は札幌マックができたばかりの頃のことを，「大型ゴミのところから，あの，捨てられている椅子を拾ってきたとか，家具もね，そのゴミを，あはははは，（中略）わーって集めたりして，そういう作り方してた時期ですわ」と懐かしそうに語っている[註11]。

この札幌マックで川村は近藤を初めて認識している。川村によれば，近藤の言葉で印象的だったのは，「アル中の人はいいなあ」「覚せい剤なんか全然ダメだ」「アル中は酒をやめるとほめられるけど，覚せい剤なんてやめたって誰もほめない」「差ぁついてるよなあ」という，覚醒剤とアルコールの違いに対する愚痴を，笑いのなかで話していたことだった。それを聞いて「当たり前だろ！　面白いことを言う人がいるなあ」と思ったという。依存症者の居場所はまだアルコール依存症者に限られており，薬物依存症の近藤には当時まだ居場所がなかったのである[註12]。

また川村は，近藤以外にも，アルコール依存症者であり，“ピンガ”と呼ばれる長屋敏男氏（以下，長屋）と非常に親しくなる[註13]。長屋は元ブラジル移民で，アルコール依存症となって日本に帰国した。ピンガというニックネームはブラジルの酒の名前に由来している（べてるの家の本制作委員会，1992）。その後，この長屋の存在が重要な鍵となって展開していくことになる。

近藤とも長屋とも，川村は主治医として関わったわけではないため，医者−患者の関係ではなく，横並びの関係であった。彼らもかつて精神科の患者だったが，川村が身近に診ている精神科の患者とは異なり，依存症者であることをオープンにして，なさけなくて弱いところも正直に自分の言葉で語り，笑いながら現実に向き合っており，まだまだ医者の駆け出しで自信がなかった当時の川村にはまぶしく感じられ，衝撃を受けたという[註14]。

1982年に川村が日本赤十字社 浦河赤十字病院に異動すると，近藤と長屋も頻繁に浦河へ足を運ぶようになった。浦河赤十字病院の精神科が関わる問題の大半がアルコール問題だった時期に，彼らが来てくれることを望んでいた川村を通じて，浦河にAAが必要であることが近藤と長屋に伝えられた。こうしてAAのプログラムが浦河へと運ばれることになったのである[註15]。

当時，医師主導で開催されていた断酒会で，落ちこぼれを経験したアルコール依存症の独身者たちは，別の方法のグループがあるという話を川村から聞き，長屋に会うことになった。数回会えば，長屋が権威的ではなく，自分たちと希望をもって一緒にやろうとしているということが，彼らにもすぐに伝わった[註16]。

浦河の第1回目のミーティングは，1982年に浦河の教会の一室で始まった。長屋は川村と相性がよく，また当時の浦河のアルコール依存症者のなかにも長屋と相性のいいメンバーがいたため，浦河は長屋にとって訪れやすいところとなり，とてもよい関係を継続することができたと川村は語る[註17]。

こうして長屋は1982年中頃から，仲間と一緒に浦河へAAのメッセージを運ぶことになり，月に1〜2回訪れた。1981年に創設された帯広AA（AA北海道地域40周年記念集会実行委員会，2017）や，1983年に創設された帯広マックを拠点にして，そこから車で3時間かけて向かい，ミー

ティングが終わると夜は教会に泊まり，翌日に帰ることを繰り返し続けていた。そこで早坂潔氏，向谷地，浦河教会の牧師夫妻，多くのアルコールの仲間と，だんだん輪が広がっていったという（長屋，1992）。向谷地が浦河にやってきた当初から向谷地と共に活動し，後に妻となってからも，向谷地の活動やべてるを支えつづけてきた向谷地悦子氏は，長屋について「ひげのもにゃもにゃ〜っと生えたいい人でした」と語っている[註18]。

浦河AAが始まり，長屋がメッセージを運ぶようになると，断酒会の落ちこぼれたちは，みなAAに通うようになった。はじめのうちは川村もAAのミーティングに立ち会っていた。誰もが酒をやめられず，酒を飲んでいる人ばかりだったので，酒臭いミーティングだったという。彼らはまだ，自分が断酒するということを現実的なテーマにできておらず，地元では「あいつはダメだ，あとは死んでいくだけだ」と言われていた。しかし，長屋をはじめとする「先行く仲間たち」が希望のメッセージを運ぶようになると，自分たちのことを真剣に考え，定期的に顔を見せる存在が現れたことで，彼らは変化しはじめた。これは医者の立場である川村にはできないことだった。そのうちに浦河のAAメンバーも帯広に行くようになり，交流が増えていった[註19]。

浦河AAが始まってから2年後の1984年，川村は札幌の医療法人 北仁会旭山病院へ異動となり，浦河を離れることになった。川村だけでなく，ちょうどその頃，向谷地も精神科を出入禁止になっており，病院には頼りになる人がいなくなった。メンバーたちの間では，このままだと全員死んでしまうという話になり，そこからよりいっそう長屋との関係を大事なものとして考えて，病院を当てにしなくなっていったのである[註20]。

おわりに──当事者研究の理念に現れる当事者活動の系譜

べてるでは15の当事者研究の理念を掲げている。このなかのひとつに「いつでもどこでもいつまでも」というものがある。これは難病連が訴えてきた「『いつでも』『どこでも』『誰でも』が『安心して』受けることのできる医療を実現するためには，そのような状況を保証する『社会』が必要である」（北海道難病連，1993，p.8）という主張における言い回しの影響を受けているのではないかと筆者は考えた。それを向谷地に確認したところ，おかしそうに驚きながら，「あー知らなかった！ そうなんだ！」と，当時はまったく意識していなかったことを語った。「ともかく浦河行ったときに，すぐに浮かんだのが『いつでもどこでもいつまでも』という感覚」だったと向谷地は話をつづけた。この言葉を思いついた背景には「公私混同せず距離を取るべし」といった，精神科医療の世界における当事者を遠ざける傾向に対して反発する向谷地の姿勢があり，そうした姿勢は難病患者たちの「活動のなかからもらってたと思う」と向谷地は語った[註21]。

ほかにも「"笑いの力"ユーモアの大切さ」という当事者研究の理念がある。ここでいうユーモアとは，向谷地がAAのミーティングに初めて参加したときに，AAのメンバーが，まるで絶妙な自虐ネタを含めた漫談のように語る様子に衝撃を受けたことに由来するものであると向谷地は述べている（べてるしあわせ研究所，2018）。マクスウェルという臨床家が「アルコール症者は仲間のAAメンバーたちの影響を受けながら，狭量さ，嫉妬，恨み，自己憐憫，身勝手さ，うぬぼれ，失敗への不安といったアルコール症者の傾向を，謙虚さ，自信，感謝，喜び，正直さ，ユーモア，息抜き，そして心の平和に変えていく」と書いているように，ユーモアはアル

コール依存症者の回復のための1つの大切な要素となっているようである。そして，そのようなユーモアから生まれる笑いについては，以下のようにも述べられている。「AAで聞かれる笑いは，カクテルパーティーの表面的なお愛想笑いでも，酔っ払った時の引きつった笑いでもない。それは，腹の底から笑って癒されていく陽気な笑いなのだ」（ホワイト，2007，pp.147-149）。

また，AAの文化のなかには，「逆説」が広く行き渡っている。「勝つためには降伏しなければならない」「自分が手にできたものを持ち続けるには，次の人に手渡さなければならない」「自分は病気などではないと言わせる病気〔筆者注：アルコール依存症のこと〕」など，真実に満ちているが一見すると辻褄の合わないように思える知恵がスローガンとなっているのである（ホワイト，2007，p.149）。これは当事者研究の理念のうち，「主観・反転・"非"常識」に当てはまるものかもしれない。これについて向谷地は，当時，AAのミーティングに出た際，そのなかで語られている「突き破る感」みたいなものに，面白さとスカッとした感じを得たという。そもそも自分たちのなかにも，ダメと言われれば逆にやってみようと思うような感覚があったが，AAの突き抜けた感じに出会ったときに，「これはいける！」といった手応えと，「そうだよな！」と背中を押されたような感じがあった，と向谷地は語った[註22]。

さらに，「経験は宝」という当事者研究の理念は，「過去は宝の山だ」という依存症者がよく用いる言葉（信田，1999，p.65）に類似している。過去を振り返ることの重要性は，AAのプログラムにおいても強調されている点である。向谷地は，「過去の経験はすべてリソースだ」と主張するようなアプローチはほかにもいろいろあったとしつつも，こうしたひとつひとつの類似点は，べてるの活動に当事者文化が流れ込んできているなかで，自分たちの実感と一致する

ことから，育てられてきた感覚だと思うと述べた[註23]。このように，当事者研究の理念には，本稿で紹介した当事者活動の系譜がちりばめられているのである。

本稿では，支援者を中心とした援助法の系譜としてではなく，当事者活動とそれをとりまく非援助の援助の系譜として，当事者研究を歴史的に位置づけた。我々が受け継ぐべき理念と方法が，ここから見えてくるのではないかと筆者は考えている。

▶註

1 2019年4月23日に筆者が伊藤にインタビューを行い，4日後の2019年4月27日に伊藤が筆者宛のメールにて追記した。

2 2019年4月23日，筆者によるインタビューにおいて伊藤より語られた。

3 註2に同じ。

4 註2に同じ。

5 ロバーツは10代までは健常児であったが，14歳でポリオに罹患し，自力では肺呼吸のできない重度障害者となった（山下，2008，p.151）。

6 地域福祉論もまた，障害者自立生活運動の影響を受けたものである（山本，2017，p.5）。

7 2017年10月10日，筆者によるインタビューにおいて向谷地より語られた。

8 註7に同じ。

9 2017年12月2日，筆者によるインタビューにおいて川村より語られた。

10 札幌マック開設の時期については，1975年とする資料（近藤，2007；特定非営利活動法人アジア太平洋地域アディクション研究所，2006）と，1981年11月とする資料（近藤，2007）があったが，当該団体が公表していることから，特定非営利活動法人ジャパンマックHPより1982年3月を引用した（特定非営利活動法人ジャパンマック，n.d.）。

11 註9に同じ。

12 註9に同じ。さらに2019年6月6日，筆者による電話確認において，川村によって追加の話が語られた。

13 註9に同じ。

14 註9に同じ。

15 註9に同じ。

16 註9に同じ。

17 註9に同じ。

18 2017年10月10日，筆者によるインタビューにおい

て向谷地悦子氏より語られた。

19　註9に同じ。

20　註9に同じ。

21　2019年6月16日，筆者によるインタビューにおいて向谷地より語られた。

22　註21に同じ。

23　註21に同じ。

◉文献

AA北海道地域40周年記念集会実行委員会 (2017) 年表．In：AA北海道地域40周年記念誌――AAと私の出逢い，pp.30-36.

べてるの家の本制作委員会 (1992) べてるの家の本――和解の時代．べてるの家.

べてるしあわせ研究所／向谷地生良 編集協力 (2018) レッツ！　当事者研究3．NPO法人地域精神保健福祉機構・コンボ.

ヘルシー・ソサエティ賞事務局 (2014) 第11回受賞者（参照先：ヘルシー・ソサエティ賞 (http://www.healthysociety-sho.com/past/pdf/h26_ito.pdf [2019年5月29日閲覧])).

一般財団法人北海道難病連 (n.d.) 北海道難病連の紹介（参照先：一般財団法人北海道難病連 (http://www.do-nanren.jp/syoukai/ [2019年7月15日閲覧])).

近藤恒夫 (2007) 第24回 日本ダルク代表・NPO法人アパリ理事長 近藤恒夫 その2――今日一日のためだけに．Vol.90（参照先：人材バンクネット 魂の仕事人 (http://www.jinzai-bank.net/edit/info.cfm/tm/090/ [2017年9月10日閲覧])).

松田哲征 (n.d.) 列島縦断ネットワーキング 北海道・成人式を迎えた札幌いちご会（参照先：障害保健福祉研究情報システム (http://www.dinf.ne.jp/doc/japanese/prdl/jsrd/norma/n190/n190_060.html [2019年5月31日閲覧])).

向谷地生良 (2009) 統合失調症を持つ人への援助論――人とのつながりを取り戻すために．金剛出版.

向谷地生良 (2012) ソーシャルワークにおける当事者との協働．In：一般社団法人日本社会福祉学会 編：対論 社会福祉学4 ソーシャルワークの思想．中央法規出版，pp.245-273.

向谷地生良，辻信一 (2009) ゆるゆるスローなべてるの家．大月書店.

長屋敏男 (1992) 「べてる」の人たちとの出逢い．In：べてるの家の本制作委員会 編：べてるの家の本――和解の時代．べてるの家，pp.125-127.

信田さよ子 (1999) アディクションアプローチ――もうひとつの家族援助論．医学書院.

小山内美智子 (2017) おしゃべりな足指――障がい母さんのラブレター．中央法規出版.

特定非営利活動法人アジア太平洋地域アディクション研究所 (2006) フェローシップ・ニュース No.14 新年号（参照先：特定非営利活動法人アジア太平洋地域アディクション研究所 (http://www.apari.jp/fellowship/14.pdf [2018年8月3日閲覧])).

特定非営利活動法人ジャパンマック (n.d.) 特定非営利活動法人ジャパンマック (JMAC) とは――歴史（参照先：特定非営利活動法人ジャパンマック (http://japanmac.or.jp/about/history.html [2018年7月24日閲覧])).

ウィリアム・ホワイト [鈴木美保子, 山本幸枝, 麻生克郎, 岡崎直人 訳] (2007) 米国アディクション列伝――アメリカにおけるアディクション治療と回復の歴史．特定非営利活動法人ジャパンマック.

山本美香 (2017) 地域福祉とは何か．In：山本美香 責任編集, 福祉臨床シリーズ編集委員会 編：地域福祉の理論と方法 第3版（社会福祉士シリーズ9）．弘文堂，pp.1-18.

山下幸子 (2008) 健常であることを見つめる――一九七〇年代障害当事者／健全者運動から．生活書院.

財団法人北海道難病連 (1993) 北海道難病団体連絡協議会結成大会 難病患者・障害者と家族の全道集会 大会宣言・基調報告・アピール・集会決議 (1973～1993年).財団法人北海道難病連.

ダルク女性ハウスの当事者研究
多重スティグマを超える「記憶の共有化」

ダルク女性ハウス
上岡陽江＋ゆき

「わからない」から始まる当事者研究

　ダルク女性ハウスに来る前のメンバーたちは，いつも，自分だけで考えようとして失敗を繰り返してきてきた。家族や友人とのもつれた関係，うまくいかない学校や仕事のこと……一筋縄ではいかない緊張続きの毎日をずっと送ってきたから，学校の勉強から生活の知恵に至るまで，なかなか正確な知識がすっきりと頭に入ってこないし，記憶も時系列で整理されなくて，これまで生きてきた自分のストーリーもつながらなかった彼女たち。思春期の頃にハウスに入って「20歳を超えたら老化が始まる！」と信じ込んでいたメンバーも，「役所」「銀行」「投票」という言葉の意味がまったくわからなかったメンバーも，病院は虫歯の治療と中絶のためだけにあると思っていたメンバーもいる。「ゆき」は，なぜかいつまでたっても「○○駅集合」というイベントの呼びかけに応えなかった。話を聞いてみると，ずっと学校でいじめられていて，自分で作ったおべんとうを隠しながら食べていたから，誰かといっしょにイベントに参加したいと思ったことなんて一度もなかったと教えてくれた。

　こんなふうにゆっくりと解きほぐしてみなければ，どこに問題があるのか，そもそも問題が問題であることさえ，スタッフにもメンバーにも，そして本人にもわからない。だからハウスでは，まずは口に出して語り，みんなで考える。本人が忘れていても，私（上岡陽江）たちが覚えているからだ。日々積み重ねられてきたささやかな実践は，やがて当事者研究と出会い，少しずつ形になっていった。

　もちろんハウスの当事者研究は，はじめから順風満帆だったわけでもなければ，誰かがレールを敷いてくれたわけでもない。自分ではわからないし，今まで誰も教えてくれなかった，だからこそ知りたい。これまで手にすることのなかった答えを求めるメンバーたちの純粋な無数の問いが，ハウスの当事者研究の原動力だった。「わからない」から始まる当事者研究，「わからない」から参加する当事者研究──いつの間にか中心に，「ゆき」がいた。

世界との見えない糸

家族との生活

　私（ゆき）が生まれたのは1971年，7歳になった1978年に母親が自殺した。母親の自殺を知ったとき，なぜか周りの他の人たちより冷静だった。ずっと「そんなに大変なことじゃない」と感じていた。いや，そもそも自分の感情というものがよくわかっていなかったし，身体にチェックインできていなくて，どこか別次元にいるようだっ

た。ハウスの仲間が亡くなると，メンバーたちは涙を流して死を悼むけど，泣いているメンバーを見ていると怒りが湧いてくることもあった。凍りついていた自分の感情との落差があったからかもしれない。

母親の自殺のことは，高卒で建築士をしていた父親に口止めされて，誰にも話せなかった[註1]。母親がいなくなった後は，高学歴の人が多かった母方の実家とも疎遠になっていた。

母親がいなくなった後も，幼少期からの父親による性虐待はずっと続いていた。そういうときには決まって，頭のなかで，自分より小さな女の子が虐待されるストーリーを創作していたことをよく覚えている。それでも私は，妹が父親から虐待されないように，その後も家で暮らしつづけた。妹が彼氏をつくって家出をした後，私も18歳で家を出て，父親と離れて暮らすようになった。フィリピンの人と再婚した父親が住む家には，その後もシンナーや薬物を使って居場所がなくなると時々戻ることがあって，そのたび父親から性虐待を受けていた。

ちょうどその頃，1994年から1995年にかけて精神科病院に入院。"そうだ，母親は精神科に入院したまま自殺してしまったんだった"……そんなことを思い出しているうち，病院にいるのが怖くなって，病院から脱走した。精神科病院には，もう二度と戻りたくなかった。あのときの私は，ダルク女性ハウスの人たちに出会ってはいたけれど，うまく利用できずにいた。

私がまだ「ゆき」と出会う前の1990年，忘れもしない12月27日，女性薬物依存症者のための回復施設「ダルク女性ハウス」を支援者たちと設立した。ハウスがこの世に生まれるには，女性薬物依存症者のための回復の場所がないこと

を憂慮していた仲間たちの協力が欠かせなかった。でも一体なぜ，あの時代だったのだろう。

私が1989年のドイツでベルリンの壁が崩壊したことを知ったのは，滞在先のニューヨーク。冷戦構造がいよいよ解体されようとしている歴史の転換期に，「共依存」という言葉，そして「AC（アダルト・チルドレン）」という言葉を知った。ロサンゼルスの仲間たちからは，性虐待加害者のためのグループという当時の日本ではとても考えられないものが存在することを教えてもらった。当時，子どものいる親が再婚して築かれる新しい家族「ステップファミリー」には父から子への性虐待が渦巻いていたことも，仲間たちが教えてくれた。薬物依存症の自助グループのなかでは，当然のように性虐待の話をしていた。

ハウスを開くときに私たちを助けてくれた人たちのなかに田中美津さんがいた。私たちの活動を理解してくれる人は，はじめはそんなに多くなかった。本当に薬物依存症の女性なんて，そんなことを表明するだけで，周りは静かになり聞かなかったことにするか，まったく無視されるか，説教されるかだったが，田中さんはそんな私たちに簡単なストレッチや，お灸を教えてくれた。できたばかりの小さな施設にもお灸をしに来てくれた。彼女が性虐待のサバイバーであることは，仲間たちは知っていた。身体に良い食べ物や身体のケアやおしゃれを教わった。この頃，字が読める者たちは『いのちの女たちへ』（初版1972年）をひっそりと読んでいた。

そのとき，日本社会では何が起こっていたのだろう。1986年から1991年まで続いたバブル経済で，日本社会はかつてない華やかさに彩られていた。その片隅でひっそりと，ハウスはこの世に生まれている。同じ年の1990年に出版された，上野千鶴子『家父長制と資本制』[註4]のことは，今でもよく覚えている。何が書いてあるのかさっぱりわからなかったけれど，私たち

を救う「魔除け」になってくれるんじゃないかという直観が働いた。あの頃，私は援助交際をしているメンバーの話を聞きながら，なぜ彼女たちの身にこんな訳のわからない不条理が降りかかっているのか，確かな理由や説明する言葉を探していたからかもしれない。

　私が直面していた問題は援助交際だけではなかった。それまで家族内に隠されて決して表面化することのなかった親から子への虐待事件も，私のまわりにはあふれていた。「デートクラブ」や「ダイヤルQ2」による援助交際を論じた宮台真司の『制服少女たちの選択』[註5]の出版と，虐待された子どもの保護措置を締結国に命じた「子どもの権利条約」の批准[註6]——言葉にならない思いに駆られて，いつもジリジリしていた。ハウスで出会うメンバーたちから援助交際のことも虐待のことも聞いていた私には，とても偶然の一致とは思えなかった。同時に，ハウスという小さな世界で出会ったメンバーたちの経験，彼女たちそれぞれから聞いたエピソードが，決して世界から切り離された特殊な出来事ではないと感じはじめていた。ばらばらだった彼女たちの言葉や経験は複雑に絡み合っていて，仲間たちがスティグマにまみれていくのを，とめることができずにいた。しかし，それが生き延びることにつながっているのだと後で知ることになる。

スティグマを超える

刑務所の生活

　入院していた精神科病院から脱走したあとの私は，24歳（1995年）から37歳（2008年）まで，出たり入ったりを繰り返しながら，ずっと長いこと刑務所生活を送っていた。1995年，1回目の刑務所生活は，シンナーを使っていたのが見つかって数カ月間

の収容。薬を使って1年半収容された5回目の刑務所生活は，子どもを産んだ後だったのに，子どもに会うこともできないし，刑務所から子どもに直接連絡を取ることもできなくて，すごくさみしかった。はるえさんはあのときのことを振り返って，「ハウスに来ればいいのにと思ってたんだよ」と言ってくれる。私はもうはるえさんと出会っていたけれど，身元保証は認められなかった。半年くらいハウスに入寮したことはあって，セックスのない女だけの生活は，私にとってはじめての経験で，なんだかとても落ち着かなかった。それにハウスは薬をやめるところだと思っていたから，本気で薬をやめる気持ちになるまでは絶対に利用しないと心に決めていた。

　最後の刑務所生活は6回目で，2006年から2年半くらいの収容。刑務所では作業にもまじめに取り組んで，算数を教えてくれた刑務官にもほめられて，自己評価はすごく満たされていた。5回目の刑務所生活では，三親等以内の家族しか連絡が取れないという刑務所の規則があったから，ヤクザの人を内縁の夫にして差し入れをお願いしたりしていた。でも前とは違って6回目の刑務所生活では，家族じゃない人とも連絡が取りやすくなっていた。

　内縁の夫からは，なんだか夢物語のような日々がつづられた手紙が届いていたけれど，ハウスのメンバーからの手紙は，ちょっと違った。顔も知らないメンバーが，一人ひとり，きれいな色紙に色ペンを使って，私のためにメッセージを書いてくれていた。「それまで会ったこともないのにどうして？」と不思議だった。この手紙を送ってくれたのは，身元保証人にもなってくれたはるえさんと，ハウスのメンバーたちだった。

ハウスを立ち上げた90年代からは，薬物を使ったことで刑務所生活を送っていた女性たちと出会うことも多くなっていた。刑務所にいる仲間からは，困ったことや悩みごとを聞かされていた。もちろん，「ゆき」もその一人。私が出会う女性たちの背後には，夫のことや家族のこと，はなればなれになっている子どものこと，出所してからの生活のこと……そして家族や男たちによる暴力の影や，決してつぶさに語られることのない貧困も仄見えていた。

彼女たちとの接触は，決して楽な仕事ではなかった。わたしたちハウスのスタッフと彼女たちの間に，法の壁が立ちはだかっていたからだ。「ゆき」のように，子どもを施設にあずけて刑務所生活を送っている女性たちも多かったが，彼女たちの家族の多くは犯罪に手を染めたり貧困に苦しんだりして絶縁状態にあった。そして民間施設のハウスは，監獄法の前に撤退を余儀なくされることが続いていた。

しかしその後，状況は大きく転回する。2006年5月24日，かつての監獄法が「刑事収容施設及び被収容者等の処遇に関する法律」へと改正されたことをきっかけに，「女子の被収容者」の養育権が大幅に見直されることになったからだ[註7]。さらに監獄法では家族に限定されていた「面会の相手方」の定義も大きく改められ，わたしたちハウスのスタッフも刑務所内のメンバーと面会できるようになった[註8]。私が「ゆき」に連絡しやすくなった時期は，まさにこの旧監獄法と監獄法改正のちょうど境界線上にあたる。5回目の刑務所生活では旧監獄法が適用され，6回目の刑務所生活は監獄法改正後のことだったから，私から「ゆき」にハウスのメンバーの手紙を届けることも，施設にあずけていた「ゆき」の子どもから手紙をもらうこともできたというわけだ。

ここで視点をもう少し社会のほうへと移してみると，この2000年代に，監獄法をはじめとする福祉関連法制度の整備・改正が，まるで雪崩を打つように続いていたことがわかる——児童虐待の防止等に関する法律（虐待防止法）施行（2000年），配偶者暴力防止法（DV防止法）施行（2001年），監獄法改正（2006年），自殺対策基本法施行（2006年），そして薬物依存症当事者の支援を格段に容易にした障害者総合支援法施行（2013年）。この「大転換」は，ただでさえ社会からこぼれ落ちそうな女性たち，特に暴力や性虐待や薬物使用によってますます社会で周縁化され，スティグマを色濃く刻まれていた女性たちを支援する私にとって，それまでだったら断念していた支援が実現されるという意味では，たしかに「朗報」に違いなかった。しかし同時に，私はこんなことも考えていた——「もしあのとき，この法や制度があったら，あの救えなかった彼女だって救われていたかもしれない……」。こんな行き場のない悔悟の念が，いつまでも私の脳裏から消えなかった。

あの頃の私がふと手にした本のひとつに，ガヤトリ・スピヴァク『サバルタンは語ることができるか』がある。スピヴァクが描く，南アジアの植民地統治下で抑圧された「サバルタン」と呼ばれる人々が，私には刑務所生活を送っている女性メンバーたちの鏡像に思えてならなかった。本で記述された登場人物の一人ひとりが，まるで身近なメンバーたちを生き写しにしたのではないかと思えるほどだった。たしかに監獄法の改正によって差別は一部解消され，自由がもたらされたように見えるが，それでも社会から転落していく人たち，そして社会から転落したことさえ忘れ去られていく人たちがいた。日本国籍ならざる出自，貧困，暴力被害，障害を抱え，そして本人の口から苦境が語られることも，誰かに聴き取られることもないまま，彼女たちは消えていくのではないか[註9]——暴力や法という個人の力を超えた力によって社会から疎外され，スティグマを背負わされながらも，

だが彼女たちは私のすぐそばで息づいていた。

日常を取り戻す

刑務所生活からハウスの生活へ

　刑務所から出たばかりの私にとって，仕事の行き帰りに出会う社会の普通の男性たちは，なんだかものすごくギラギラしていたし，私は私ですぐに彼氏をつくろうと必死だった。今までもずっとそうだったから。メイクや服が目に入ると，「きれいにならなくちゃ！」と焦って，そわそわしていた。刑務所の外は，ルールが決まっていた刑務所生活とは全然違って，とても「自由」だった。でも，何をしてもいいし，何をするのか自分で決めていいという「自由」が，とても不安で，いつも私の頭は混乱していた。刑務所の外にひきこめる場所がなくて，保護会の施設にいるのも，人の輪のなかにいるのも苦しかった。それなのに，いつもテンションはちょっと高めで，過呼吸状態みたいに走りつづけて，つねに路上を放浪していた（出所後3年間くらい，ずっとそんなことが続いていた）。

　もしかしたら私みたいな長期刑を体験した人と，それ以外の人の話はちょっと違うかもしれない。刑務所生活が長くなると，生理不順になったりして身体の状態も変わるし，その後の社会復帰だって難しくなっていく。それに，いつの間にか刑務所生活のペースが当たり前になって，刑務所以外で生活することから縁遠くなっていた。それでもどこかで，人生に区切りをつけたい，時間だってうまく使いたいと考えていた。

　6回目の刑務所生活を終えて，2008年に出所してからは，保護会に所属しながらハウスの入寮費を稼ぐのに明け暮れた。携帯部品の組立作業で，たしか稼いだのは3カ月で20万円くらい。ハウスに正式に入寮することになるのは2009年。家族には頼れない私にとって，出所のとき，はるえさんが身元保証人になってくれたのが，とても大切なことだった。刑務所にいる間はずっと会えなかった子どもとの関係は難しかったけど，はるえさんたちハウスのスタッフが助けてくれて，ハウスが開催したプログラムを通して，子どもと再会することができた。最初は一瞬だけの入寮のつもりだったけど，本心では，社会のなかに居場所がほしかった。

　長く経験してきた刑務所生活のペースのほうが当たり前になっていた「ゆき」にとって，「日常を取り戻すこと」が何より大切だった。ただ，暴力や虐待やいじめに加え，刑務所生活を繰り返してきた彼女にとって，「日常＝ふつう」というものは遠く見えなくなっていた。当たり前の「日常」を取り戻そうとすることは，けわしい崖を必死でよじのぼろうとするようなものだ。さらに，暴力を受けて気持ちや身体のダメージを負っているのに誰にも気づかれないまま，当たり前の「日常」を奪われてきたから，他人のケアを素直に受け入れることも簡単ではなく，近づいてきた相手を攻撃してしまうこともある [註10]。暴力を受けている初期にサポートを受けてさえいれば，こんなことは起こらないはずなのに……

　だからこそ「ゆき」をハウスに迎えるうえで目指したのは，誰からもサポートされずに追いつめられないで生活が送れる「安全な場所と適切なケア」の提供だった [註11]。「ゆき」がハウスに来たときには，もう当事者研究は始まっていた。KJ法を使ったり，模造紙を使ったり，色ペンを使ったり，シールやスタンプを使ったりしながら。さらに子どもがいる「ゆき」や他のメ

ンバーのために，法改正で二転三転する支援体制の変動に振り落とされないための「母子支援」も始めた。利用者の女性と子どもの安全を第一に考えて，暴力を振るう男から逃れる女性をかくまったりもするから，心配する人もいるけれど，24時間対応が求められる地図のない手探りのなか，わたしたちスタッフは支援を模索していった。ハウスにつながりながら子育てをするための方法論は，『親になるってどういうこと?!──シラフで子どもと向き合うために』[註12]という冊子にまとめられた。子育てにおいて家族のサポートを一切受けないこと，そして地域のすべての資源を使って生き延びることの大切さは，同じように『子育てサポートBOOK──子どもといっしょに暮らすために』[註13]という冊子にまとめられた。こんなふうに自分たちの活動を公開することも，私たちは大切にしてきた。先行く仲間がたどりついた知恵を，後追う仲間たちに贈りたかったからだ。

　専門家から与えられた知恵ではなく，メンバーたちが持ち寄った小さな知恵の果実──ダルク女性ハウスの当事者研究のかけがえのない収穫も，彼女たちが生き延びることなくしてありえなかった。当事者研究を通じて仲間たちは生き延び，彼女たちが生き延びることで当事者研究というひとつの果実は実を結んでいく。彼女たちの残した痕跡は，少しずつ撚り合わされて糸になり，後追う仲間たちへ，そっと手渡されていく。

道ばたの知・野生の知

日常生活と人間関係

　ハウスで生活するようになってからの私は，2011年に東洋大学社会学部に入学して，社会学の勉強を始めることにした。どこにも居場所がなくて，人の輪のなかにい

るのが苦しくて，まるで放浪しているみたいだった出所直後に比べると，仕事をしながら学校にも通っていた頃は，同じ放浪でも「目的がある放浪」。でも刑務所生活が完全には抜けない。刑務所生活が長かった私にとって，規則正しい刑務所生活がベースになっていて，もちろん人に強制されない自由も欲しいけれど，生活のペースを整えてくれる場所もやっぱり欲しくなる。仕事は終わりがないから慣れるのが難しいところもあるけれど，学校みたいに通う年数も授業時間も決まっているところは居心地がいい。

　何年か前に，熊谷晋一郎先生のところで聴覚の検査を受けたときの話を少し。高音があまり聞こえていないことがわかって驚いた。今まで人一倍聞こえているから困っていたと，そのときに言った。熊谷先生からは，聞こえが良くないから聞こうと耳が頑張るために耳が反応して辛くなる，といった説明があって，「子ども時代に暴力や怒鳴り声などありませんでしたか？」みたいな質問をされて，そんなことと関係があると知って驚くのと同時に，私には虐待を証明できる証がないので，ひとつ証明できる傷跡のようなものできた気分になった。

　4年間通った大学も2015年に卒業した。刑務所からダルク女性ハウスに生活の中心を移していった，私自身の個人史と仲間たちのヒストリーを言葉にしたくて，卒業論文のタイトルは「薬物依存症女性の〈回復〉における新しい関係性作り」とした。大学を卒業してからの私の課題は，「日常生活と人間関係」になっているような気がする。きちんと社会生活を送ること，友だちとの上手な付き合い方，そのほか生活のありふれたことが，今の私の関心事になってきた。はるえさんは「それって，虐待被害者の回

復ではいちばん大切な変化なんだよ」と教えてくれた[註14]。「相談相手はたくさん見つけてね」と言ってくれたのも，はるえさんだった。

　それから，その後に入学した社会福祉専門学校に進学する前に，2日間かけて心理検査をしたことがある。IQ = 74，精神障害者手帳2級（複雑性PTSDあり）と診断された。IQ = 74は，知識3（平均10），記憶4（平均10）と出て，この2つが極端に低くなっていた。たとえば太陽はどこから昇るかとか，アメリカの場所はどこかなど，小学校低学年くらいで習うことが答えられない。学校時代に1 + 1 = 2とか手を上げて元気に言うなんて，そんなことやってる場合じゃなかったので，引き算もやり方がわからない。主治医の斎藤学先生は，知識は伸びるし，IQも10〜20はアップすることもあると言ってくれた。

　「ゆき」はハウスで仲間と生活を共にしながら，仕事を始め，やがて大学にも通うようになった。それまでの生活とは違う新しい生き方を，たくさんの葛藤とともに送るようになる。生活リズム，身体のケア，お金のため方，メイクの仕方といった「生活に関するノウハウ」と，「わからないことを気軽に聞ける関係性」が，「ゆき」の支えになっていた。どちらもメンバーとの当事者研究を通じて「ゆき」の血肉になっていったものだ[註15]。時に怒りを「爆発」させることもあったが，それでもスタッフはつきあっていて，現実に着地しているから説得力がある当事者研究の知が，一歩前へ進もうとする彼女を，いつもそっと後押ししてきた。

　ひとつひとつが分断されていた自分の経験や仲間のエピソードは，やがてメンバーとの当事者研究を通じて形を成していく。参加した当事者研究の成果をまとめた冊子を手にすれば，自分とメンバーとハウスのことを伝えるパスポートにもなっていく。実際，「ゆき」は大学生活を通じて，大学教員や同級生を相手にそれを実践してきた。当事者研究の公開という地道な実践が，学生はもちろん専門家の教員も知らないストーリーを語る「路傍の社会学者」へと，彼女を変えていった。福祉の専門学校のレポートを書きながら，「社会学ならもっと書けるのに」とひとりごとを言っているのを聞いて，今まで彼女に関わってくれた人たちすべてに，ありがとうと言いたくなった。

当事者研究の遺産（legacy）
——すぐに，みんなで，オープンに

　「ゆき」の言葉とストーリーを通じてたどってきたハウスの当事者研究を，ここで別の視点から語り直してみたい。ハウスの当事者研究は，3つの大きな特徴で描き出すことができるのではないかと私は考えている。

*

　①「問題が生まれたら即実践」——自傷のこと，痛みのこと，生理のこと，人間関係のこと，恋人とのこと，生活のこと。きっかけはとてもシンプルで，自分ではわからないことや，自分ひとりでは解決できないことがあって，問いが生まれるときに当事者研究は始まる。そして，わからないことを気軽に聞ける関係があれば，当事者研究はいつでもすぐに始められる。ハウスの歴史と伝統，ハウスの当事者研究の実践哲学はすべて，いつも問いつづけることを決してやめなかったメンバーたちが，仲間から仲間へと継承しながらつくりあげてきた。

　②「役割分担」——メンバーごとに，そのときどきに役割分担が設定されていることは，ハウスの当事者研究の大きな特徴かもしれない。当事者研究に参加しているうちに強い感情がフ

ラッシュバックして，途中で退席してしまう
メンバーがいたら，「当事者研究の途中でいな
くなる役」を担当してもらう。「みんなに参加
を呼びかける役」，「おいしいコーヒーを淹れる
役」，「話の内容をまとめる役」，「内容がわから
ないと言う役」……それぞれの役割をもったメ
ンバーたちが集まれば，別々の意見が次々に飛
び出し，グループの予定調和も気持ちいいくら
いに崩れていく。たとえ役割分担が変わらなく
ても，当事者研究を繰り返すうちグループ全体
が有機的に変わっていけば，グループに包まれ
たメンバーもまた変わっていく。役割分担で大
切なのは，絶対にメンバー間に上下関係をつく
らないこと。支配関係と上下関係のあるところ
に回復なんてありえない。対等な関係こそが暴
力被害からの回復への第一歩なのだから。

③「公開性」——2005年から本格的に始まっ
たハウスの当事者研究は，『Don't you?——私も
だよ からだのことを話してみました』[註16]，『そ
の後の不自由』[註17]，『生き延びるための犯罪』
へと結実していった。自分たちが参加してきた
当事者研究が本になること，ページを開けば自
分について書かれていることを，メンバーたちは
喜んでいる。そして，社会に暮らすさまざまな
人たちと混ざり合っていくことも，貴重な経験
になる。坂上香による「NPO法人 out of frame
youth」や「メディア４Youth」の活動，「DVサ
バイバーキャンプ」への参加，後藤弘子の授業
をきっかけに始まった『生き延びるための犯罪』
の執筆……ひとりで社会に声を上げるのは難し
くても，それが「わたしたち」になれば，気持
ちはずっと楽になる。いくつもの差別や偏見に
さらされて多重スティグマを背負った彼女たち
の声が社会に届き，もし社会が少しでも変わる
なら，自分ひとりで苦しみを抱えこまずに回復
していくことができるかもしれない。当事者研
究を外へと開いていくことは，こんなうれしい
「副産物」までもたらしてくれる。

*

アカデミックな世界で築かれていく専門家に
よる専門知ではない，当事者研究という野生の
知。自分自身を助けて仲間をサポートしようと
始まるハウスの当事者研究は，かけがえのない
知となってふたたび自分自身に舞い戻り，そし
て先行く仲間の後を追う仲間たちを救っていく
だろう。仲間たちと紡いできた，誰かのもので
はないから誰のものでもある，当事者研究の遺
産（legacy）。

障害や貧困や暴力被害，特殊な家庭環境や
ジェンダーのこと……折り重なるように押し寄
せる「多重スティグマ」ゆえに，みずからの
パーソナルヒストリーを忘却している仲間がい
る。そして彼女たちが現在までの軌跡をふたた
びたどることは，時に忘れ去ったままにしてお
きたい過去を追想するがゆえに，強い痛みを伴
う[註18]。だがその傍らにはつねに，ずっとそば
で彼女が歩んできたヒストリーを想起してくれ
る別の仲間たちがいる。この当事者研究と呼ば
れる「記憶の共有化（co-memoration）」は，多重
スティグマとその傷跡を超えて，小さな希望を
約束するだろう。

[補遺] 多重スティグマをほどいて 社会に発信するための当事者研究

ここまで紹介してきた研究では，「ゆき」の
パーソナルヒストリーが，ハウスや私との出会
いを含む社会の出来事，とりわけ法制度とどの
ように同期していたのかを考えてきた。

彼女とは何度も仲間の前やさまざまな支援者
の前で，この方法を使って対談をしてきた。そ
して二人してやっとここにたどりついた現在で
ある。当事者研究のひとつでもあるこの方法を
振り返りながら，私は新たな当事者研究が生ま
れつつある予感がしている。「当事者研究的イン

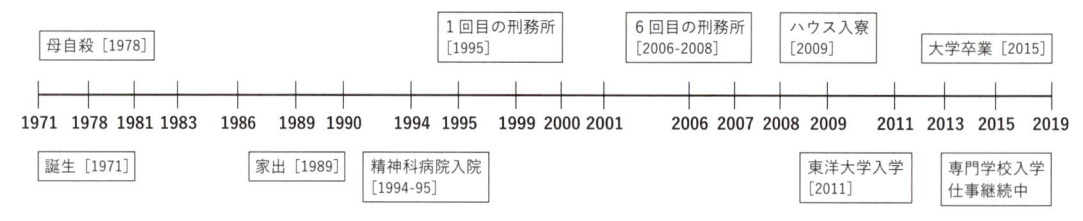

図1 レイヤーA（ゆきのパーソナルヒストリー）

タビュー」としてホワイトボードにお互いの生活史を書き表しながら，インタビューをし合うという方法も実験していた。あまりにも一般的な「インタビューの方法」がいびつだから，つい相手に聞くなら自分も相手を混乱させない程度に自分の物語も書き込んでみたのだ。もちろんホワイトボードはごちゃごちゃになったが寂しくなくなった。そして今回は，そこに法制度や自分とは関係ないと思われる社会的な出来事も書き入れてみた。そうすると「福祉の教科書」みたいになった。まだ生まれたばかりで幼いこの研究は，「多重スティグマをほどいて社会に発信するための当事者研究」とでも言えるだろうか。

研究目的

まず，この研究の「目的」を解説しておこう。家庭環境や経済状況や障害が織り成す「多重スティグマ」を抱えて生きる仲間たちは，過去から現在までが時系列に統合されておらず，自分で自分のパーソナルヒストリーを把握できていない。自分を苦しめている問題は本当に自分に原因があるのか，それとも他人や社会に原因があるのか，問題の起源さえ定かではない。だからこそ，インペアメント（個人に障害＝問題を帰責する病理モデル）とディスアビリティ（社会に障害＝問題が帰責される社会モデル）を切り分けていくことは，みずからの与り知らないところで強いられた多重スティグマをほどいていくことに通じる。ゆるやかだが着実な回復は到来

するだろう。だって「イジメにあっている子ども」は法制度によって守られているのかどうかなんてわからない。大人になりひどく生きにくく身動きできなくなり，そして目の前の問題があまりにも大きすぎてイジメの経験によってこのことが起きているなんてリアリティがないから（身体感覚は消失しているから），社会と自分が結びつきにくいのである。

研究方法

ホワイトボードや白い紙の上でお互いの人生が交じり合うのには不思議な一体感がある。果てしない孤独な長い時間がこんな小さな空間のなかで出会う。この作業は6つの段階を経て進められる──①1枚の白い紙（またはホワイトボード）を用意する，②そこに1本の横線を引いて研究対象者の誕生から現在までの年代を記入する，③研究者のパーソナルヒストリーを時系列で書き込む（レイヤーA），④社会の出来事（時代を象徴する事件，エポックメイキングな本や映画など）を書き込む（レイヤーB），⑤法制度を書き込む（レイヤーC），⑥最後にレイヤーA・B・Cを1枚の紙（またはホワイトボード一面）に重ね合わせる。先ほど紹介した「ゆき」のパーソナルヒストリーを実例にすると，先ほどの6段階のうち，③が「ゆき」のパーソナルヒストリー（図1），④がハウスや私が経験してきた社会の出来事（図2），⑤が同時代の法制度の変遷（図3）で，最後にこれらすべてのレイヤーを重ね合わ

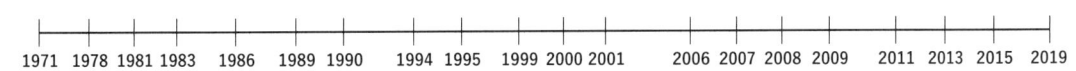

● 上野『家父長制と資本制』［1990］
● ダルク女性ハウス設立［1990］

● 上岡＝MAC 入寮［1983］
● 宇都宮病院事件［1983］　● 宮台『制服少女たちの選択』［1994］　● 宮地『環状島＝トラウマの地政学』［1997］

● 「おにゃん子クラブ」「テレクラ」流行［1986］

1971　1978　1981 1983　1986　1989 1990　1994 1995　1999 2000 2001　2006 2007 2008 2009　2011 2013 2015　2019

● AA 設立［1971］　● ベルリンの壁崩壊［1989］　● ハーマン『心的外傷と回復』［1999］
● 上岡＝NY 滞在［1989］　● 信田『アディクションアプローチ』［1999］

● NA 設立［1981］　● AC ブーム［1996］
● 深川通り魔殺人事件［1981］　● 斎藤『アダルト・チルドレンと家族』［1996］
● 「アムラー」「援助交際」流行［1996］
● 第 3 次覚せい剤乱用期［1996-］

図2　レイヤーB（社会の出来事）

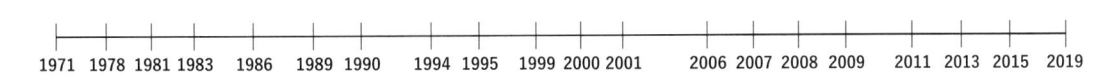

★ 男女共同参画社会基本法［1999］

★ 子どもの権利条約批准［1994］

★ 精神保健福祉法［1995］　★ 障害者自立支援法［2006］　★ 障害者基本法改正［2013］
★ 監獄法改正［2006］　★ 障害者差別解消法［2013］
★ 自殺対策基本法［2006］

1971　1978　1981 1983　1986　1989 1990　1994 1995　1999 2000 2001　2006 2007 2008 2009　2011 2013 2015　2019

★ 虐待防止法［2000］
★ DV 防止法［2001］

★ 障害者総合支援法［2013］

★ 障害者権利条約批准［2014］

図3　レイヤーC（法制度の変遷）

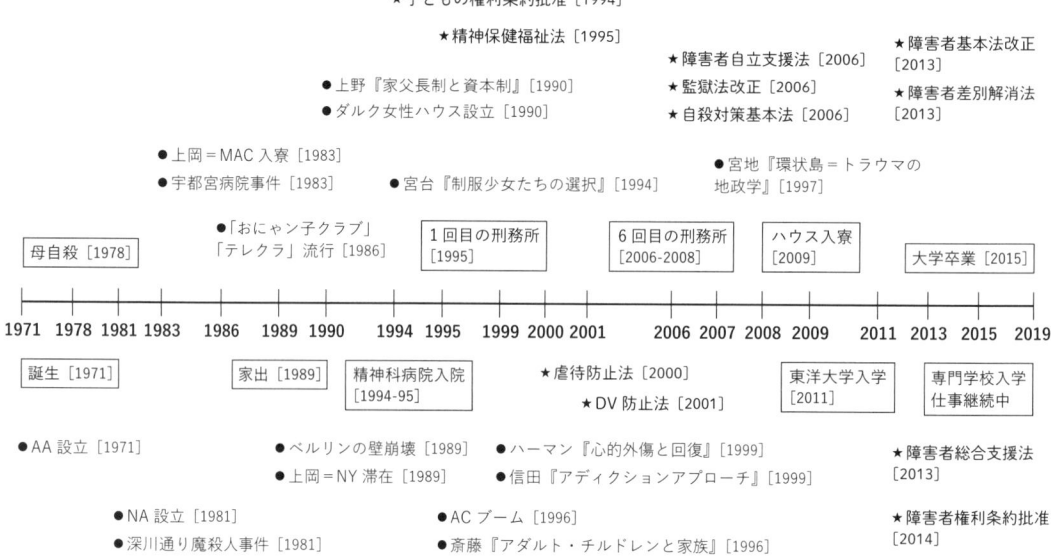

★男女共同参画社会基本法 [1999]

★子どもの権利条約批准 [1994]

★精神保健福祉法 [1995]

★障害者自立支援法 [2006]　★障害者基本法改正 [2013]

★監獄法改正 [2006]　★障害者差別解消法 [2013]

●上野『家父長制と資本制』[1990]　★自殺対策基本法 [2006]

●ダルク女性ハウス設立 [1990]

●上岡＝MAC 入寮 [1983]　●宮地『環状島＝トラウマの地政学』[1997]

●宇都宮病院事件 [1983]　●宮台『制服少女たちの選択』[1994]

母自殺 [1978]　●「おにゃん子クラブ」「テレクラ」流行 [1986]

1回目の刑務所 [1995]　6回目の刑務所 [2006-2008]　ハウス入寮 [2009]　大学卒業 [2015]

1971 1978 1981 1983　1986　1989 1990　1994 1995　1999 2000 2001　2006 2007 2008 2009　2011　2013 2015　2019

誕生 [1971]　家出 [1989]　精神科病院入院 [1994-95]

★虐待防止法 [2000]　東洋大学入学 [2011]　専門学校入学 仕事継続中

★DV 防止法 [2001]

●AA 設立 [1971]　●ベルリンの壁崩壊 [1989]　●ハーマン『心的外傷と回復』[1999]　★障害者総合支援法 [2013]

●上岡＝NY 滞在 [1989]　●信田『アディクションアプローチ』[1999]

●NA 設立 [1981]　●AC ブーム [1996]　★障害者権利条約批准 [2014]

●深川通り魔殺人事件 [1981]　●斎藤『アダルト・チルドレンと家族』[1996]

●「アムラー」「援助交際」流行 [1996]

●第3次覚せい剤乱用期 [1996-]

図4　レイヤーA＋B＋C

せたものが⑥に当たる（図4）。たったこれだけのことだが，すべての作業をひとりではなく複数で進めていくこと，パーソナルヒストリーを記憶していない研究当事者の記憶の「欠落」はファシリテーター／共同研究者が随時補完すること，伴走者全体も含め，いわば「記憶の共有化（co-memoration）」がポイントになることは強調しておきたい。

「周縁化された人々」は，自分の責任や能力を超えたところでみずからに何が起こっていたのかを，おそらくそれまで一度として見通せなかった多重スティグマを，一目で理解することができるだろう。そして，この仲間と共に実践するマッピングのプロセスそのものを通じて，多重スティグマはゆっくりとほどかれていく。さらに，この3層構造のワークシートは仲間や他者や社会に自分自身を発信していく証明書（ID）

にだってなるだろう。

考察と展望

ここで紹介してきた方法は，これまで家庭環境や社会状況や障害によってひとり苦境に立たされていた人々が，仲間との対話によって社会との接点を，破線から実線へと変化させつつ記憶を共有化していく，いわば障害の枠を超えた「クロスディアビリティ」の当事者研究となりうる。もちろん病理モデルに規定される狭義の障害をもつ人々に対象が限定されるわけでもない。たとえば，一念発起して足を洗ってはみたものの多数派社会に戻れるわけではないヤクザの当事者研究，同じ状況を経験した仲間が見当たらず自分の悩みを誰にも打ち明けられない依存症家族の当事者研究……時に正規の自助グループにおいてもサブグループにしか所属でき

ず，適切なサポートにアクセスできず，社会から二重三重にこぼれおちていく「周縁化された人々」にこそ，ここで紹介してきた当事者研究が有効ではないかと私は想像する。性にかかわらず，属性を問わず，誰にでも実践できる方法論だ。ずっと社会のなかで疎外されてきた私たちも，法制度の早期の転換があれば，あの亡くなった人たちを救うことができたかもしれないと思えてくる。

　もしかしたら今はまだ，ひとつの夢のような「実験」にすぎないかもしれない。どこまで詳細に事項を記載していくのか，ファシリテーターはどのようにマッピングをリードするのかなど，さらなる方法の検証も必要だ。だからこそ私はこれから，この希望ある当事者研究の実装形式を探っていくだろう。実験による仮説の生成と検証の絶えざる往還という研究一般の本義に適った当事者研究の遺産（legacy）を継承しながら，そして仲間たちと共に——同じ困難な日常はあるが，つながれる希望はある。誰でも自分が当事者だと感じれば，私たちは社会の一員である。

▶註

1　2000年施行「児童虐待の防止等に関する法律（略称：虐待防止法）」，その前後の福祉関連法整備の一環として2006年に施行される「自殺対策基本法」によって，家庭内の暴力や自殺が私的事象から公的事象へと移行することになる。

2　ジュディス・ハーマン［中井久夫 訳］（1999）心的外傷と回復［増補版］．みすず書房，pp.37-45．

3　ベッセル・ヴァン・デア・コーク［柴田裕之 訳］身体はトラウマを記録する——頭・心・体のつながりと回復のための手法．紀伊國屋書店，pp.312-314．

4　上野千鶴子（1990）家父長制と資本制——マルクス主義フェミニズムの地平．岩波書店．

5　宮台真司（1994）制服少女たちの選択．講談社．

6　「子どもの権利条約」第19条には次のような条文が明記されている——「締約国は，児童が父母，法定保護者又は児童を監護する他の者による監護を受けている間において，あらゆる形態の身体的若しくは精神的な暴力，傷害若しくは虐待，放置若しくは怠

慢な取扱い，不当な取扱い又は搾取（性的虐待を含む。）からその児童を保護するためすべての適切な立法上，行政上，社会上及び教育上の措置をとる」。

7　2006年5月24日，かつての監獄法が「刑事収容施設及び被収容者等の処遇に関する法律」（略称：刑事収容施設法，被収容者処遇法）により改正されたことに伴い，第66条「子の養育」において，「女子の被収容者がその子を刑事施設内で養育したい旨の申出をした場合において，相当と認めるときは，その子が一歳に達するまで，これを許すことができる」などの配慮が規定された。

8　「刑事収容施設及び被収容者等の処遇に関する法律」第111条「面会の相手方」では，受刑者の親族に限定されていた監獄法の規定が改正され，「婚姻関係の調整，訴訟の遂行，事業の維持その他の受刑者の身分上，法律上又は業務上の重大な利害に係る用務の処理のため面会することが必要な者」，また「受刑者の更生保護に関係のある者，受刑者の釈放後にこれを雇用しようとする者その他の面会により受刑者の改善更生に資すると認められる者」へと対象が拡大された。

9　ガヤトリ・スピヴァク［上村忠男 訳］（1998）サバルタンは語ることができるか．みすず書房．

10　上岡陽江＋ダルク女性ハウス（2012）生き延びるための犯罪．イースト・プレス，pp.122-125．

11　上岡陽江＋ダルク女性ハウス（2012）生き延びるための犯罪．イースト・プレス，pp.139-140

12　ダルク女性ハウス（2009）親になるってどういうこと?!——シラフで子どもと向き合うために．ダルク女性ハウス．

13　ダルク女性ハウス（2018）子育てサポートBOOK——子どもといっしょに暮らすために．ダルク女性ハウス．

14　ジュディス・ハーマン（1999）によれば——「回復の第三段階にもなれば，生存者はすでに適切な信頼の能力を取り戻しているのである。［…］自分以外の人たちと深い関係を結ぶ勇気が持てるようになっている。友人たちとは相互関係に立脚した友情を求めるようになる。［…］愛人や家族との親密性を深める心準備もできている」（p.324）。

15　上岡陽江＋ダルク女性ハウス（2012）生き延びるための犯罪．イースト・プレス，pp.142-143．

16　ダルク女性ハウス（2009）Don't you?——私もだよからだのことを話してみました．ダルク女性ハウス．

17　上岡陽江，大嶋栄子（2010）その後の不自由——「嵐」のあとを生きる人たち．医学書院．

18　「ネイティブ人類学者」においてひとたび忘却された過去の想起がそれに付随する「傷」をも再燃させる現象を，宮地尚子は「外傷的絆」という言葉で述べて

いる——「『外傷的絆』は，ふるさとのコミュニティや家族とも，読み書きを教えてもらった学校や教師とも結ばれているかもしれず，それは振りほどくことも，どちらかを選ぶことも簡単にできないしろものだ［…］当事者としての経験と学問的な言語能力を兼ね備えているのだから，本来なら環状島の〈尾根〉でどれだけでも雄弁に語れるはずなのに，『ネイティブ人類学者』は自分の発する言葉そのものが自分を裏切っているようで，『失語症』に陥るかもしれない」（宮地尚子（2007）環状島＝トラウマの地政学．みすず書房, p.184）

強迫的・排他的な理想としての〈強い障害者像〉

介助者との関係における「私」の体験から

京都大学教育学部教育科学科

油田優衣

日本で1970年代から始まった自立生活運動は，障害者の権利獲得に大きく貢献してきた。しかし一方で，従来の自己決定論や介助者手足論が要請するような障害者像は，「障害者としてこうあるべきだ」というドグマティックな理想に転じる。本稿ではそのような障害者像を〈強い障害者像〉と名付け，そのような理想が現代の障害者にとって，いかに強迫的で排他的なものになり，抑圧的に働きうるのかを，筆者の介助者との体験をもとに論じていく。そのなかで，〈強い障害者像〉という近代的主体観を乗り越える実践としての当事者研究や中動態という概念の可能性にも言及し，意志や自立概念の批判的検討を踏まえたうえで介助関係や障害者の主体性について再考する。

自立生活運動が残した功績と課題

自立生活運動の歴史

はじめに，自立生活運動の歴史を簡単に振り返っておこう。障害者の自立生活につながる運動のきっかけとなった出来事としては，1970年に始まる「青い芝の会」の運動や「府中療育センター闘争」が挙げられる（立岩，1990/2012）。

「青い芝の会」は，1970年に起きた母親による障害児の殺害事件やそれに対する世間の減刑運動が起こったこと，急進的な思想をもったメンバーが会の中心的存在になったことなどを契機に，運動的な色彩を強めていった。彼らは，世間に潜む障害者への差別意識を鋭く見抜き，障害のある人々を〈本来あってはならない存在〉とみなす「障害者抹殺の健全者社会の論理」（横田，1979/2015）を，力強い言葉と行動でもって糾弾し続けたのである。彼らはその後も，優生保護法の改定や養護学校の義務化に対して反対運動を行なっていった。

「府中療育センター闘争」は，1970年，新田勲を中心とする数人の入所者がセンター内での非人道的な扱いを告発し，抵抗運動（ハンガーストライキ）を始めたことに端を発する。この闘争はその後，障害者が施設から出て地域で生活するための生活条件の整備を求める運動につながっていく。そして，この運動の核となった介助料要求運動は，後に介護保障制度の確立として結実した。

これら2つの運動は，「健常者社会に対する障害者の強烈なアピールであるとともに，自分たち障害者の中にある刷り込みや常識と闘い，自分たちのありのままを取り戻す，解放への過酷な戦い」（樋口，2001）であり，日本で独自に生成・展開した自立生活への運動であった（立岩，1990/2012）。その後，日本の自立生活運動にアメリカの自立生活（Independent Living：IL）運動が合流することとなる。

アメリカにおけるIL運動は，エド・ロバーツがカリフォルニア州バークレー校に入学した

1962年に始まるとされている。その後，ロバーツや彼の影響によってバークレー校に入学した障害のある学生たちは，自らの経験や知恵をもとに，住居探しや介助者紹介などを含む障害学生の自立支援システムをつくり，それを母体として，地域に開かれた自立生活センター（Center for Independent Living : CIL）を設立したのだった。

アメリカIL運動は，1970年代末から日本にも知られるようになり，1980年代には，アメリカでIL運動やCILの理念と運営方法を学んだ障害者たちを中心として，日本でもCILが設立されはじめた。そのなかで，「日本の障害者運動は，［中略］自分たちが共有してきた認識を，言語として受け取っ」てゆき（田中，2005），国の障害者福祉施策との接合を果たしながら障害者福祉に多大な成果を残してきた。

自己決定論・介助者手足論の広まり

次に，そうした運動のなかで，どのような障害観や自立観の転換が図られてきたのかを確認していこう。自立生活運動のなかでは，従来の障害観や自立観に対して，「障害の社会モデル」や「自己決定による自立」という概念が提示されてきた。本節では，本稿に関連することとして「自己決定による自立」という事柄を取り上げよう。

従来，自立とは身辺的自立や経済的自立のことを第一義的に意味していた。そのような自立観の下では，障害者は「弱者」「不完全な存在」としか見られず，否定的なアイデンティティを付与されていたのだが，そのような「否定性」を払拭する戦略こそが，自立概念の転換であった（星加，2001）。運動のなかで障害者たちは，「自己決定」を行なうことこそが「自立」であると主張し，地域のなかで介助を受けながら，自らの責任と意志によって「自己決定」をし，自らの生活を主体的に営んでいく「自立生活」を実践したのである。

そして，「自己決定による自立」という理念の下，実際に1970年代頃から地域で介助を受けながら生活を送る障害者が増えるなかで，「介助者との関係はこうあるべきだ」という言説の一つとして「介助者手足論」が広まった。介助者手足論とは，「介助者は障害者が『やってほしい』ことだけをやる。その言葉に先走ってはならず，その言葉を享けて物事を行うこと。障害者が主体なのであるから，介助者は勝手な判断を働かせてはならない」（究極，1998）というものだ。このようなことが主張された背景には，親元や施設という抑圧的・支配的な場を脱して地域で生活を始めた障害者が，今度は介助者によって新たに抑圧や支配を被るという状況があったことが挙げられる。つまり，介助者手足論は，介助者によって侵犯されかねない障害者の主体性や自己決定権を擁護するためのテーゼとして機能してきたのだ。

自己決定論・介助者手足論への批判

一方で，運動のなかで広まった自己決定論や介助者手足論には，これまで多くの批判がなされてきた。

自己決定論に関しては，「それが過度に価値化されることの抑圧性，自己決定能力の高低による選別・秩序化の危険性」（星加，2007）が指摘されている。たとえば，岡村（1994）は次のように述べる。

> それは「決定する自己たれ」という要請を引き出すものとなっており，「決定者」に新たな脅迫的心性の源泉を生み出すものになっているという見方を可能にするものです。
> （岡村，1994）

自己決定という理念は，身体障害者に対しては新たな自立の道を開いたものの，それは徐々に「自己決定主義」（立岩，2000）に転じ，新た

な排除や抑圧を生み出すという問題を抱えているのだ。

さらに，自己決定論への批判は，しばしば介助者手足論の批判と関連づけてなされる。そこでは，「介助者を『手足』と捉える『自己決定』観には他者との関係のあり方を問う契機が存在しない」ことが指摘されてきた（星加，2007）。また，介助者手足論に関して，前田（2009）は自身のCILでの介助経験をもとに，手段と目的は相互補完的なものであり，「介助者は，利用者の行為目的を達成するための［中略］手段であるからこそ，目的を設定するレベルで，すでに介入していることになる」と述べ，障害者の自己決定に介助者が介入してしまうことの不可避性を指摘している。

本論の問題意識と目的

ここまでで紹介したのは自己決定論や介助者手足論に対してなされた批判の一部であるが，そこで共通となっている批判の要点は，それらの主張が，現実と乖離した面をもっており，障害者にとって抑圧的に作用しうるという点だ。本稿で焦点を当てて提起したい問題はまさにここにあり，この点に関して筆者は次のような考えを提示する——自己決定論や介助者手足論は，自立生活運動という同一の文脈のなかで広まってきたものであるが，これらの主張の背後には，ある一つの共通の主体像が措定されている。その主体像は，自立生活運動の歴史のなかで「障害者としてこうあるべきだ」という理想に転じ，その理想がドグマ化し，現代の障害者にとって抑圧的に働いているのだ——と。そこで本稿では，自立生活運動を担ってきた人々に象徴され，また彼らによって世間に広められてきた従来の自己決定論や介助者手足論が要請するような障害者像を〈強い障害者像〉と名付けたい。そして，ここでは，これまで語られてきた「障害者の主体性」というものを，「介助者

に影響されることなく，障害者の意志や判断だけに基づいて自分のやりたいこと・すべきことを決定し，それを介助者を『手足』のように扱いながら実現していく態度」であるとしたうえで，そのような「確固たる主体性」を有する主体像や理想が，現代の障害当事者に対してもつ抑圧的な面を問題にしたい。

なお，このような問題意識は，現代の障害者のコミュニティのなかでは何も目新しいものではない。たとえば最近では，自身も脳性まひであり障害者の自立生活の支援に20年以上携わっている小泉浩子が，「座談会 障害者運動のバトンをつなぐ」（大野ほか，2016）のなかで，自立生活という理想や，リーダー的な障害者の存在がもつ抑圧性を指摘している。また，「座談会 世代間継承①——身体障害・難病編」（熊谷ほか，2018）のなかでも，「先行世代から受け継がれた価値観が，現役世代の『こう生きたい』を抑圧する状況」（熊谷，2018）が当事者の間で語られており，熊谷晋一郎はそのような問題を「自立生活イデオロギー」という言葉を用いて捉えようとしている。

しかし，実際にそのような〈強い障害者像〉という理想が，それを絶対化してしまった一人の障害者——なかでも，自立生活運動を中心的に担ってきた「身体障害」に分類される者——にとって，日常の介助者との関わりのなかでどのような意味をもったものとして立ち現れてくるのかという体験を詳細に追った記述は，筆者の知る限り本邦にはない。そこで本稿では，障害当事者である筆者自身の体験を詳細にたどりながら，確固たる主体性を有して自立生活を送る〈強い障害者像〉が，現代に生きる障害者にとってどのような意味をもちうるのかを考察する。それによって，〈強い障害者〉という理想が強迫的で排他的なものになりえ，当事者の苦しみの語りを閉ざしてしまう可能性があることが明かされるだろう。また，近代的な主体観を

背後にもつ〈強い障害者像〉を乗り越えるための，当事者研究や中動態という概念がもつ可能性も同時に明らかにしたい。本研究は，障害者と介助者の関係性や，障害者の主体性を考える新たな可能性を開くことにつながるだろう。

筆者の体験

本節では，〈強い障害者〉を目指して生きてきた筆者自身の体験を記述していく。

筆者は，脊髄性筋萎縮症の当事者として，約22年の人生を送ってきた。この病気は筋力低下や筋萎縮を示す先天性かつ進行性の難病であり，筆者は物心ついた頃から日常生活のほぼ全ての動作——寝返りや着替え，排泄，ベッドと車椅子間の移乗など——に全介助を要した。

筆者が〈強い障害者〉という理想と現実とのギャップを感じはじめたのは，大学に進学して，24時間の介助サービスを利用しながら一人暮らしを始めてからであった。次ではまず，筆者が自己決定論や介助者手足論を自分のなかに取り込んでいき，〈強い障害者〉という理想を作り出していくきっかけとなったエピソードから紹介していきたい。なお，本節の以下の記述では，筆者である「私」が感じたことを，「私」から離れることなく，「私」の実体験に即した言葉で描くため，筆者のことを指し示す一人称に「私」を用いることにする。

私も〈強い障害者〉に
CILの人々との出会い

私は中学生の頃から地域のCILの人々と関わりはじめた。それまで身近に自分と同じくらい"重度"の障害のある大人が一人も存在せず，将来のイメージが全くもてなかった私にとって，地域で自立生活を営んでいる彼らは最初のロールモデルとなった。彼らは「全介助が必要な私でも，留学したり，一人暮らしをしたり，何でもできるのだ！」という大きな希望を与えてくれたのだ。

ちょうどその頃，私は普通高校進学という問題に直面していた。当時私が住んでいた県では，義務教育ではない高等学校での公的な人的支援はできないとされていた。つまり，私のように介助を要する者は，家族の全面的な協力がなければ普通高校に通うことはできないということだったのだ。私はこのとき，「家族の付き添いなしでも普通学校で学べる」という"当たり前"の権利を自分が有していないことを思い知らされた。そして，人生で初めて，「障害者」という人々が未だ社会から隔絶されている存在であり，その「障害者」のなかに私も含まれているのだということを痛感した。この経験は「障害者としての自分」を私に自覚させるきっかけとなり，私は一障害者としてこの問題に立ち向かおうと決意したのだった。

その際に，私の行動や考え方を支えてくれたのが，CILの人たちの考え方や運動の姿勢だった。「障害が社会によってつくられるものだとすれば，変わるべきは社会の側であり，身体が不自由で介助が必要な私が悪いわけではない。『権利』として私たちも必要な支援や配慮を積極的に求めていいのだ」というCILの人たちの考えや運動の姿勢に身をもって触れ，自分のなかにもそれを取り込んでいった私は，高校や教育委員会，行政に対して配慮の必要性を訴え，自分にも皆と平等に学ぶ権利があることを主張していった。その結果，私は高校に入学して半年ほどして，校内で公的な人的支援を受けられるようになった。この事実は，私の障害者としての「運動」の成功を意味した。CILの人々も，私が支援を獲得したことを賞賛してくれた。このとき私は，自分もやっと「あるべき障害者」の姿に一歩近づいたと感じ，喜びを覚えた。これで私もCILの人たちのような「立派な障害者」の仲間入りの第一歩を果たせたのだ——と。

「自立生活」に向けて

そんな私の次なる挑戦は，大学進学に伴う「一人暮らし」であった。私が一人暮らしを始めたのは3年半ほど前のことだが，その当時も現在と同じように，24時間介助が必要な人が一人暮らしをするのはハードルが高いことだった。しかし，私は大きな壁があることを承知で，一人暮らしをするという選択をした。もちろんそこには，親元から離れた生活をしてみたいという動機もあったが，私を突き動かしていたのは，それだけではなかった。「私もCILの人々のように『自立』したい。私なりの『運動』の一環として，一人暮らしを成功させ，『障害があっても一人暮らしは可能なのだ』ということを世間に対して証明したい。自分も障害者の自立生活の道を切り開く一助になりたい」――このような「障害者としての使命感」のようなものも，裏で私を強く動かしていた。

大学進学が決まり一人暮らしをすることが決まった直後，私は，CILの自立生活プログラムの一つとして，一人暮らしのための講習を受けた。私がこの講習から学び取ったことは，おおよそ次のような内容である。特定の介助者だけに頼みごとを集中させないこと（というのも，いざその人がいなくなったときに困るのは障害者の方だから），介助者は「手足」であって「お手伝いさん」ではないこと，等々。

私は，この講習で学び取ったことや，それまでに耳にしてきた自己決定論や介助者手足論をもとに，自分のなかで「目指すべき障害者の自立生活のあり方」を構想していった。それは，「自立生活というのは，介助者に影響されることなく，障害者の純粋な意志に基づく『自己決定』によってつくられるものであらねばならない」というものだった。それを実現するためにも，介助者によって頼み事を変えず，どの介助者に対しても同じように接し，自分のやりたいことを自分がやりたいと思ったタイミングで行

なわねばならないと考えるようになっていた。

一人暮らしでの体験①
――消えた「私」の主体性？

大学に入学し，初めて10人以上もの介助者と接する生活を経験している只中にあった私は，あるとき，「自分」というものがわからなくなる出来事を体験した。それは私にとってショッキングな出来事であり，このときから私は一人暮らしをする前に抱いていた「理想」に苦しめられることになった。

私が「本当に」したいことって？

ある日，大学から帰宅した私は，「今日の夜勤の介助者はAさんだったなぁ」と思いを巡らしていた。ところが，予定の変更があったようで，交代の時間にやってきたのはBさんだった。Bさんは，私の介助がとてもうまく，また会話の波長も合う，私の大好きな介助者だった。

玄関から聞こえるBさんの声を耳にした途端，私は少々の驚きとともに喜びを感じ，自分の心と身体がフッと軽くなるような感じを覚えた。そして，Bさんと「今日もよろしくお願いします」と挨拶を交わして，少し経った後のこと――。Aさんが夜勤だと思っていたときには全く感じていなかった「やりたいこと」が，Bさんという介助者を前にすると，私のなかに湧き上がってきたのだ。具体的に言えば，Aさんが夜勤だと思っていたときは，「昨日も湯船に浸かったことだし，今日はシャワー浴だけにしよう」と決めていたのに，今晩の介助者がBさんとなった途端に，「浴槽にも浸かりたい」という欲求が湧いてきたのである。そのほかにも，Bさんの顔を見た途端，「スーパーに買い物に行きたい」という気持ちが生じてきた。Aさんが夜勤だと思っていたときには，「スーパー」の「ス」の字も思い浮かばなかったのに，である。

それからというもの，私は，「今私のなかに湧

き出てきた『やりたいこと』（あるいは今は「やろうとしていないこと」）というのは、"本当に"私のなかに存在している欲求なのだろうか。それは、介助者が誰であろうと結果的に取る行動なのか、それとも、ある特定の介助者がいるからやりたい（あるいはやりたくない）と思うことなのか、どっちなのだろうか」と、ある自分の行動や欲求が、自分の"純粋な"意志によるものなのかどうか、わからなくなってしまった。

直面した「自分のなさ」

このとき、私がこの点になぜこだわっていたのかというと、私のなかで「障害者の自立生活というものは、障害者の主体性の下に行なわれるべきものであって、介助者に影響されてはならない」という信条があったからである。そんな私にとって、「介助者によって変わる自分」は受け入れがたいものだった。いや、この表現では正確さに欠ける。私が受け入れられなかったのはそのような「自分」ではなく、そもそもある介助者を前にしないと「自分」が現れ出てこないという、「自分のなさ」だったのだ。

それまで、私は当たり前のように、「自分」というものが「確固たる個」として存在し、「自分のやりたいこと」は、自分の純粋な欲望として自分のなかに存在していると、一切の疑いなく思っていた。それゆえに、介助者が誰かによって自分の「やりたいこと」がダイナミックに変化し、なおかつ、その欲求が、その介助者を前にして初めて私のなかに湧き上がってくるという事実を前にして、私は非常に困惑した。

> 介助者にこんなにも影響されるということは、私の「主体性」は損なわれているのでないか。そもそも私には、「自分」というものが存在せず、自立生活をする上で必須の「主体性」を有していないのではないか……。

そんなことを考えながら、私は、自分は全く「理想」に近づけていない、むしろ「あってはならない自立生活」の方へ近づいていると感じ、そんな自分を「ダメな障害者」だと思ったのだ。

一人暮らしでの体験②
――「障害者失格」の私

私には、もう一つ、自分が「ダメな障害者」であり、「自立生活を送る障害者失格だ」ということを考えるまでに至った出来事があった。このとき私は、かつてないほど「指示出し」を面倒なものに感じ、そんな自分を「自立生活をする障害者失格だ」と感じたのだ。

指示出しの煩わしさ

それは朝、大学へ行く身支度をするために、パジャマを脱いで着替えようとしていたときのことである。その日の介助者は、私の支援に入って数カ月目くらいの人だったのだが、彼女は、私にとって通常のやり方とは違う仕方で私の腕を服から抜こうとした。私の更衣介助を苦手としていた彼女は、まだ服の脱がせ方のコツを習得しておらず（もっとも、私の更衣介助のコツを得るのはなかなか難しいのだが……）、脱がせ方がわからず迷った末に、そのようにして腕を服から抜こうとしたのであろう。

私は心のなかで毒突いた。「まだ服の脱がせ方のコツを覚えてないの!?　この数カ月、何度も頑張って（服の脱ぎ方を）伝えてきたのに……」と。

その日の睡眠時間が短かったのと朝の体のだるさが、私の不機嫌さに拍車をかけていたのだろう。しかし、私はその本音を抑え込んで、「こうしたら腕がすっと抜けるよ」と、介助のやり方を修正するための指示を出した。その瞬間だった、私のなかにどす黒い感情が襲ってきたのは。

> なんで私は朝っぱらから、こんな指示出しをしないといけないんだ？　なんで朝か

ら介助者の動きに神経を注がないといけないんだ？　なんで自分の「手足」にいちいち細かく指示を出さないといけないんだ？　あーもう最悪！

コトバに取りつかれた運命

　介助の仕方を修正するための指示は特段大変なものではなかった。にもかかわらず，介助者に一言指示を出したその途端，介助者に「指示出し」をしなければならないという事実に私は心底嫌気が差した。そして，一度私に取り付いたこの感情は，私の思考をよりいっそうネガティブな方向へとドライブさせてゆき，私は次のようなことを思った。

　　　私は自分の「手足」に動いてもらうために，ずっと，永遠にコトバを発し続けねばならないのか……。阿吽の呼吸では動いてくれない「手足」に，ずっと，コトバで伝えなければ，私は何もできないのか……。

　私には，常に，そして，永遠に，障害者として介助者を，そしてコトバを使っていかなければ生きていけない，つまり，コトバに取りつかれた自分の人生も，なんだか絶望的なものに思えてきたのだ。

自立生活を送る障害者失格

　また私が絶望したのは，自分の運命だけではなかった。そのこと以上に私が大きく絶望を感じたのは，こんなことを考えてナヨナヨしている自分自身に対してだった。

　　　身体の動かない私が親元から離れて地域で生活するために，介助者は絶対に欠くことのできない存在だ。そして介助者は他者である。他者に自分のしてほしいことが言語化されなければ伝わらないのは当然のこ

と。だから，介助者を必要とする私たちが彼らに「指示出し」を行なわねばならないのは，「絶対」なのだ。そして，介助者という人的資源を利用しながら，彼らに自分のやりたいことを伝え，自分の生活を組み立て，地域で生きていく——それが自立する障害者の使命なのだ。しかし，私ときたらどうか。しばしば介助者との関係のなかで躓き，悩み，憂鬱になる。そして，しまいには今朝，「指示出し」をするためのコトバを使うことさえ億劫だと感じてしまった。こんなふうでは，地域で自立生活をする障害者として終わっているんじゃないか……。

　このように，介助者に「指示出し」を行なうためのコトバを使うことさえ億劫に感じる自分を目の当たりにした私は，自分が「地域で自立生活をする障害者」として「失格」ではないかと思ったのだ。

〈強い障害者〉からの解放

　しかし，私はその後，自分のなかに絶対的なものとして存在していた「自立生活をする障害者としてこうあらねば」という理想を徐々に相対化することができた。それは，私が大学で，哲学や思想の分野における主体性に関する議論（次節を参照）や，自己決定論や介助者手足論に対する批判を知ったことや，それらの問題について語り合える人々と出会ったことが大きく影響している。さらに，身近に同じような悩みを共有できる障害当事者と出会えたことも，ガチガチに凝り固まった自立生活の理想像を描いていた私の心を解きほぐしてくれた。彼女たちは，私の悩みや苦しみを否定することなく受け止め，自身も介助者の存在に影響されることを開示してくれたのだ。大学での学びや書物，人との出会いのなかで，私は，自分の悩みや苦しみが，

私だけのものではなかったことを知り，自分の
なかの漠然とした苦しい感情に形を与えてくれ
る「コトバ」に出会った。そのとき私は，自分
の悩みが「然るべき悩み」として承認され，救
われた気持ちになった[註1]。

　これらの出来事があって，私は障害のある人
全てが，常に，「介助者に影響されることなく，
自分の意志だけで自己決定する」といったよう
な〈強い障害者〉を目指す必要はないのだと思
えるようになった。

筆者の体験の分析

　中学から高校時代の私にとって，介助者手足
論や自己決定論から導かれるような〈強い障害
者像〉は，「障害があっても，介助を受けなが
ら，自分の生きたい生き方を実現できるのだ！」
という希望を与えてくれるものであった。また，
これは，高校から"健常者"ばかりの世界で過
ごしてきた私にとって，しばしば周りから押し
つけられそうになる「かわいそうな障害者観」
「何かをしてあげる客体としての障害者観」を
跳ね除け，自分の権利を獲得するためにも重要
な，同一化すべき対象であった。このように，
権利を有する主体として自分をエンパワーして
くれ，また自分の将来を明るく照らしてくれる
〈強い障害者像〉を，当時の私は自分自身のなか
に求め，それに自分を同一化させようとしてい
た（そして，おそらくその試みはある程度達成され
ていたのだろう）。

　しかし，一人暮らしにおける2つの体験の両
方において私を苦しめたのは，まさに，そのよ
うな〈強い障害者〉という理想，つまり，「確固
たる主体性」を有して「主体的」な自立生活を
送る障害者という理想であり，それを徹底しよ
うとしていた自分自身であった。

　「自立生活を送る障害者は，介助者を自分の決
定に参与しない『手足』のように使い，自分の
意志だけで『自己決定』をせねばならない」と

思っていた当時の私は，それから逸脱するよう
な自分を認めることができなかった。介助者に
影響されず「主体的な」生活を営むという理想
と，介助者によって「自分」が変わってしまう
という現実のギャップが存在するとすれば，そ
れは，介助者と"上手に"関わることのできな
い自分の能力や性格に問題があるからであり，
努力してなんとしてでも〈強い障害者〉という
理想に近づかねばならないと思っていた。また，
私は当時，常に他者がそばにいる生活を送らね
ばならないことや，介助者に自分のやりたいこ
とを言語化して伝えねばならないことに対して，
自分のなかに湧き起こる否定的な感情をも否認
し抑圧しようとしていた。自分がその理想から
外れたり，自立生活に伴うしんどさや否定的な
感情を認めたりしてしまえば，自立生活する障
害者として「失格」になるからと思ったからだ。
そして，〈確固たる主体性〉を獲得できていな
い自分や，コトバに取りつかれた介助者との生
活を絶望的に思ってしまった自分を前にしたと
き，私は自分の「弱さ」を問題視し，介助者を
使いながら自立生活する障害者として「終わっ
ている」と途方に暮れたのだった。

考　察

「確固たる主体性」を有する
近代的当事者観

　「確固たる主体性」を有する〈強い障害者像〉
を想定するならば，前述の「一人暮らしでの体
験①」で紹介したような，介助者との関係にお
いて「自分」が変化すること，ましてや，介助
者の存在を前にしないと「自分そのもの」が立
ち現れてこないなどということは，あるまじき
ことであろう。

　実際に，自立生活運動やその成果としての現
在の障害者福祉の理念においては，障害者の主
体性が前提とされている。自立生活運動では，

"Nothing about us without us" というスローガンに表れているように，当事者主権ということが叫ばれてきた。当事者主権とは，中西・上野（2003）曰く，「私が私の主権者である，私以外のだれも——国家も，家族も，専門家も——私がだれであるか，私のニーズが何であるかを代わって決めることを許さない，という立場の表明」である。このような当事者主権という考え方は，現在の障害者福祉の理念に受け継がれており，そこでは，障害者が「自分で」主体的に決定を行なっていくことが当然のごとく期待されている。

当然のことながら，障害者主体の自立生活という理想は否定されるものでは決してない。障害者は長らく自分で自分のことを決定する権利を剥奪されてきたのであり，その状況は現在においても依然として続いているのだから。社会に対して，障害者も「権利を有する一人の人間」であることを認めさせるためにも，障害者の主体性を主張し擁護していくことは必須であった。

しかし，筆者が問いかけたいのは，従来の自己決定論や介助者手足論がそのベースとしているような「確固たる主体性」など存在するのかということである。これは，とりもなおさず，近代以後の哲学者たちが問うてきたことではないだろうか。本稿では詳細な検討はできないが，現代思想と呼ばれるような思想や哲学が行なってきたことの一つは，デカルトに端を発しカントにおいて完成させられるような「近代的主体」を再考する作業だったと言える。このことを思い返すならば，1970年代からの運動家たちに象徴されるような〈強い障害者像〉を現代にそのまま当てはめ，〈強さ〉のみをもとに障害者の主体性や自立を語ることは時代遅れであろう。障害者の自立生活に関する議論においても，近代的な主体観に支えられた「確固たる主体性」を有する〈強い〉障害者観というものは相対化されねばならない。つまり，近代的主体性が問い

に付された後の障害者の「主体性」や「自立」を，私たちは新たに考える必要があるのだ。

近代的主体の脱構築の実践としての当事者研究

ここで私が着目したい実践と研究こそが「当事者研究」である。なぜなら，当事者研究はまさに，〈強い主体〉というイメージに支えられた近代的主体の脱構築の実践と言えるからだ。

このことはまず，当事者研究における「当事者」観から窺い知ることができる。当事者研究の発祥の地である「べてるの家」における当事者観とは，「自分のことは，自分がいちばん"わかりにくい"ことを知っている人」というものであり（向谷地，2009），「自分のことは，自分だけで決めない」（向谷地，2006）ということが当事者性の原則として受け継がれてきた。これは，近代的主体像をモデルにした自立生活運動における当事者観，すなわち，「自ら情報を駆使して判断を行う個人という強い決定主体」（星加，2007）という当事者観とは対照的である。

それに加えて，「弱さの情報公開」や「弱さを絆に」といった「べてるの家」の理念や，当事者研究の源流の一つである依存症のアノニマスグループの「自分の無力さを認める」といったスタンスからもわかるように，当事者研究における理念や実践からは，根底に「弱さ」や「脆さ」，「無力さ」を抱える存在としての人間観を見て取ることができる。このような人間の〈弱さ〉は，近代的な〈強い主体〉像の裏に置かれて表に出ることを閉ざされてきたものであり，当事者研究は，近代がその語りを抑圧してきた人間の〈弱さ〉に立ち返り，それについて言葉を紡いでいく実践として位置づけることができよう。

以上見てきたように，自分のことは自分だけでは決めず，根底に〈弱さ〉を抱えた主体として，身体の事実性——それは，弱くて，脆くて，

不安定なものである——に着目していく当事者研究は，自分のことは自分一人で決定し，〈強さ〉によって支えられた近代的な〈強い主体〉モデルに対するオルタナティブな主体像を提示していると言える。

　さらに，当事者研究が近代的主体の脱構築の実践であることは，中動態という概念を用いることによってより明確になる。中動態という概念と当事者研究が深い関わりをもっていることは，当事者研究に携わり，自身も脳性まひの当事者である熊谷晋一郎と，『中動態の世界』（2017）の著者である國分功一郎の間でしばしば述べられているが，その議論を見ていく前に，まず國分の『中動態の世界』の内容について簡単に振り返っておこう。

　現代の社会において，人間の行為を能動と受動の対立で捉える思考法は私たちに染みついており，「意志」や「責任」といった概念は，能動／受動という対立を前提としている。しかし，能動と受動を対立させるものの見方は普遍的ではなく，かつては能動／中動という対立があった。そこでは，「主語が過程の外にあるか内にあるか」が問題であって，「するか／されるか」といった視点や意志の有無は問題にならない。その後，能動と中動を対立させる言語は衰退していくのだが，國分によれば，この変化の歴史は意志の概念の勃興と関係している。つまり，「出来事を描写する言語から，行為者を確定する言語への移行」が生じ，行為の帰属先として，意志と責任が生み出されたと考えられるのである。さらに國分は，ギリシアに始まった西洋の哲学が中動態の抑圧の上に成立した可能性も指摘している。

　では，國分が『中動態の世界』のなかで紐解いていった中動態の概念と当事者研究はどのように接続するのか。熊谷と國分は，対談「来たるべき当事者研究」（熊谷・國分，2017）のなかで，「当事者研究の方法」と「具体的な当事者の

経験」が中動態という言語デザインによって記述可能であると述べ，次のような議論を展開している。まず，当事者研究では「外在化」という手法が用いられる。「外在化」とは，意志や責任の所在を一旦俎上にあげ，「ある感覚や現象が私に起こった」というように，ある問題を出来事として記述する手法[註2]だが，これはまさに意志や責任を強く問う「尋問する言語」から脱し，「出来事を描写する言語」によって記述することだと言える。そして，当事者研究は外在化という手法を用いて，「自分の肉体や経験のなかに一定の法則・秩序を見出す」ことを目指すものだが，これはまさに，外部からの刺激を受けながらも自閉的・内向的に変状する過程，つまり，中動態的な過程の解明を目指すことに等しい。

　このように，「意志という概念の不当な『政治利用』によって，さまざまなマイノリティが［中略］抑圧を受けている［中略］事態に対する中動態的な語り直し」の試み（熊谷・國分，2017）として捉えられる当事者研究は，意志や主体性に支えられる「近代的主体」を解体し宙吊りにする，まさに近代的主体の脱構築の実践として捉えられるだろう。なお，この実践は決して「自由」を否定するものではない。当事者研究は，「自らの必然的法則」（熊谷・國分，2017）を研究することによって，つまり，「中動態のもとに動いている事実を確認すること」（國分，2017）によって，「自由」を志向する実践なのである。

介助者との関係を再考する
——「変わる自分」を出発点に

　さて，ここまで当事者研究の可能性について述べてきたが，本節では，当事者研究から得られた具体的な成果の一つである自立概念についての熊谷（2014）の論考と，國分（2017）の意志に関する批判的検討をもとに，介助者との関係や自己決定，障害者の主体性について考え直してみたい。

一般に自立という概念は，依存してない状態（independence），あるいは，強制されていない状態（autonomy）として定義される（熊谷, 2014）。しかし，熊谷（2014）によれば，依存しない自立，強制されない自立など存在しない。ここでは，本稿に関連することとして，強制の反対語としての自立（autonomy）に関する彼の議論を紹介しよう。なぜなら，本稿が批判的に検討しようとしている主体性は，熊谷（2014）がここでいう"autonomy"に対応すると考えられるからだ。

熊谷は，自身が介助を受けた体験や，綾屋紗月による発達障害の当事者研究をもとに，「アフォーダンス」という「環境中のさまざまな物が持っている，行為を促す性質」（熊谷, 2014）を意味する生態心理学の概念を用いながら，"autonomy"を問い直す。

> 何ものにも強制されずに生きていける人など存在せず，われわれの生存，行為や思考は全て，身体内外の多くのものに宿っているアフォーダンスに強制されている。［中略］自動化によって，わたしの生存・行為・思考を強制する原因［中略］を見失うと，「わたし自身から生存・行為・思考が生じた」という感覚（senses of autonomy）［中略］が生じる。このように，依存や強制は自立の反対語なのではなく，依存や強制が自動化されて意識にのぼりにくくなったときに立ち上がる感慨が，自立というフィクションであるといえる。
>
> （熊谷, 2014）

私たちは実際には，自分の身体や他者，周りのモノなどから受け取ったさまざまな刺激に大いに影響されながら行為や思考を形成しているが，それに気づかないときに，"autonomy"という錯覚を感じられる，というわけだ。

以上のような熊谷の自立概念に関する議論は，國分（2017）の意志に関する議論と軌を一にしている。私たちは，自分の意志で自分の行為が生まれると思っており，「意志」というものを「私」のなかに存在する事態や行為の出発点のようなものとして捉えているが，國分（2017）が指摘するように，そのような見方は少しも妥当なものではない。というのも，私たちは行為している際に，自分の身体の動かし方を明瞭に意識し選択しているわけでもないし，また，どのような行為も（因果関係を無限に遡れる）さまざまな要因の帰結としてあるのであり，「無」から意志が起こることなどありえないからだ。行為は「意志の実現」ではなく，「〔私を取り巻くさまざまな〕諸条件のもとでの諸関係の実現と見なされるべき」ものなのである（國分, 2017／〔　〕内は引用者）。

これらのことは，介助者との関係にも当てはめて考えることができる。従来のいわゆる自己決定論や介助者手足論においては，介助者は利用者の「自己決定」に参与しない機械のような「手足」とみなされ，「自己決定」は利用者の「純粋な意志」たるものが表明されたものとして考えられてきた。しかし，利用者である障害者の心のなかに湧き上がってくる「やりたいこと」や実際に要求として表明する「決定」というのは，障害者の「純粋な意志」によって駆動されるわけではなく，介助者の存在や個別性などに影響を受けているのであり，それらを抜きにして，「これこそが自分の純粋な意志決定である」と決めることは不可能なのだ。そして，それは介助者が，仮にも私たちの「手足」となってくれる，すなわち，「身体」を共有する他者であるなら，なおのことである。このことを踏まえるならば，介助者との関わりのなかで自分が「生まれ」「変化する」のも自然なことだと言えるだろう。

では，そこにおける「自己決定」や「障害者

の主体性」とは何か，ここでは簡単に筆者の考え[註3]を述べておこう。これまでの自己決定は，「介助者に影響されることなく，自分の純粋な意志で決定したのか否か」という，いわば二分法的なものとして捉えられ，そこには意志の存在が前提とされていたと言える。しかし，本稿でこれまで見てきたように，そのような見方は現実とは乖離したものであり，そこに拘泥する限り私たちは袋小路に陥る。熊谷（2014）や國分（2017）が言うように，私たちの決定は常にさまざまな要因によって影響を受けているのであり，ある行為に対して一つの始まり（意志）が存在するわけではないからだ。では，どうするか。ここで筆者が提示したいのは，自己決定を，「介助者に影響されながらも，より私の望む仕方で，より私のやりたいこと（として感じられること）を行う」という，度合いを有するスペクトラム的なものとして捉えるという考え方である。そのような自己決定観にもとづいて，一人ひとり個別の介助者との関係のなかで，（「完全に」ではなく）より自分の意向が反映される自己決定をしていき，**より主体的になることを目指す**——これが，介助者を伴っての障害者の自立生活をより豊かな，居心地の良いものにしていくうえで重要だと筆者は考える。

〈強い障害者〉であらねばという強迫的・排他的な理想

　そして，筆者が本稿で強調したいもう一つのことは，従来の自己決定論や介助者手足論が要請するような〈強い障害者像〉というものが，現代の障害のある人々にとって強迫的で排他的な理想として迫り，障害のある人々の悩みや苦しみの語りを抑圧してしまう可能性をもっているということである。

　前節の「筆者の体験」で述べたように，「私」は，「自立生活を送る障害者としてこうあらねばならない！　でなければ，自立生活する障害者として『失格』になる」と，自分で自分を強迫し，その理想から逸脱するような自分のあり方や，自立生活に伴うしんどさや否定的な感情を認めることができなかった。ここから言えることは，「確固たる主体性」を有して自己決定し「主体的」な自立生活を送る〈強い障害者像〉が当事者に絶対的な規範として伝達されてしまうと，これまで障害者の権利獲得に大きな貢献を果たしてきたそれらの理念が，「障害者としてこの基準を外れてはならない」という過度な同一化を要求してくる「強迫的」，かつ，この基準を満たせない者には"ダメな障害者"という烙印が捺され，そこから逸脱するようなあり方を認めない「排他的」な理想となりうるということである。そして，〈強い障害者像〉を絶対的な理想とし，それに拘泥することは，そこから逸脱するような自分のあり方や感情の否定につながり，当事者の悩みや苦しみの語りを妨げ，抑圧してしまうことにもつながる[註4]。

　しかし，障害のある人が介助者との関係や自立生活のなかで苦しみや負担を感じるのは，一つの事実であり，そのように思ってしまうことに対しては，良いも悪いもない。その人が苦しみを感じているということは，歴然たる事実として目の前に存在するのであって，私たち——本人も周りの人も——はまずその事実をありのままに受けとめることが大切なのではないだろうか。介助者との関係において苦悩することを否定してしまえば，その人は自分の悩みやありのままの感情を表出できなくなってしまい，より一層孤立することにもなりかねない。当事者のありのままの体験や感情の語りを許し，その可能性を開くためには，〈強い障害者〉というものが果たしてきた役割を評価しながらも，一方で，現代においてはそれを相対化し，障害当事者のありのままの体験に寄り添えるような空間を開いていくことが私たちには求められている。

〈強い障害者像〉を相対化するために

　本稿では，〈強い障害者像〉という理想が現代の障害者にとって強迫的で排他的なものになりうることを論じてきた。そのなかで，「他者との関係のなかで変化する自分」を出発点にして，障害者の「主体性」や「自己決定」を再考する必要性を述べてきた。

　もちろん筆者は，自立生活運動の文脈を否定するわけでは決してない。障害者は〈強く〉あらねば，「主体」とみなされず，"当たり前"の権利を獲得することすらできなかった（そして，今なおできない）のであり，自己決定論や介助者手足論も政治的必要性ゆえに取らざるをえなかった論法だったと言える。そして実際に自立生活運動は，障害者の権利獲得に大きく貢献し，後世の人々にかけがえのない財産を残してくれた。しかし，私たちはかつての自立生活運動とそれが残したものを単に称揚し受け入れるだけでなく，それらが有する負の側面にも目を向け，批判的に継承していかねばならない。綾屋・熊谷（2010）が指摘するように，マイノリティのコミュニティは，それまでマジョリティによる同化的圧力に苦しんできた人々に居場所を与えるものである一方，今度は徐々にコミュニティ内の多様な人々に，コミュニティ内での同化的・排除的圧力を生む可能性をしばしばもっている。現代の障害者のコミュニティ内で起こっているのは，まさにこのような事態である。障害のある人は，「健常者」の世界に不当に同一化させられる時代を未だ生きざるをえず，そこから脱しようとしているのに，それに加えてさらに「障害者としてこうあるべきだ」という同一化を強制されるという，二重の抑圧的な事態が続いているのだ。

　私たちは今，そのような同一化の圧力，すなわち，本稿で言う〈強い障害者像〉を相対化すべき段階に来ている。障害のある人誰しもが，常に，〈強く〉あるべき必要はない。私たちは，このような当たり前の事実に立ち返り，これまで〈強い障害者像〉の裏で抑圧され閉ざされてきた当事者の苦しみやありのままの体験を語れる空間を開いていく必要がある。そして，それと並行して今後私たちは，〈強さ〉に依拠したものとはまた別の，「当事者主体」の理念や障害者の「自立」を考えていかねばならないのである。

▶註

1　このように「コトバ」に出会うことによって「救われ」ていく筆者の経験は，渡邉（2018）が言う，目を塞ぎたくなるような辛い体験や記憶に「言葉をあてがい他者と共有していく」ための「『つながり』の言葉を見つけていく」経験であり，また，熊谷（熊谷・國分，2017）の言葉を借りれば，「自分の経験を解釈したり人と共有したりする」ための「言語資源」を探し求め，自分の苦しい体験に「意味」を取り戻していく作業だったと言える。

2　たとえば，「べてるの家」では，「忌まわしい幻聴を〈幻聴さん〉と呼び，［中略］本人ではなく幻聴さんの体調や気分を聞いたり」（向谷地，2009），「また火をつけちゃったんです」という発言を「放火現象が起きた」と言い換えたりするという（熊谷・國分，2017）。

3　ここで提示している筆者の考えは，國分（2017）の能動と受動，自由と強制の考え方を大いに参考にしている。

　私たちは一般に，能動と受動を行為の方向として考えているが，國分（2017）はスピノザを引きながら，能動と受動を「質の差」，つまり，「二者択一としてではなくて，度合いをもつもの」として考える見方を提示している。それによると，「私の行為や思考が，私の力としての本質によって説明されうるとき，それらは能動的であ」り，逆に，「外部からの刺激によって圧倒されてしまっている」とき，それらは受動的である。私たちは，常に外部の刺激を受けているため，「純粋な能動になることはできないが，受動の部分を減らし，能動の部分を増やすことはできる」。そして，この「能動」と「受動」という言葉は，スピノザの『エチカ』における「自由」とその対義語としての「強制」という言葉に置き換えられる。自由や強制も「自らを貫く必然的な法則に基づいて，その本質を十分に表現しつつ行為」しているかという質の差として考えられねばならない。したがって，「自由は必然性と対立しない」のであり，「自由を追

求することは自由意志を認めることではない。［中略］その信仰はありもしない純粋な始まりを信じることを強い，われわれが物事をありのままに認識することを妨げ」，「自由になる道をふさいでしまう」からである。

4　本稿では，介助者との生活において様々な問題を経験する障害当事者が，〈強い障害者像〉を規範化した自分自身によって否定される可能性があることを述べてきたが，彼らが否定されるのは，運動を担ってきた（あるいは担っている）他の障害者によってでもある。実際に，介助者との関係における問題を解決できないことが障害者の能力や性格などの個人的な問題に還元され，彼らが他の障害当事者から否定的な視線を向けられることはあるように思われる。

◉ 文献

綾屋紗月，熊谷晋一郎 (2010) つながりの作法——同じでもなく違うでもなく．NHK出版．

樋口恵子 (2001) 日本の自立生活運動史．In：全国自立生活センター協議会 編：自立生活運動と障害文化．現代書館，pp.12-32.

星加良司 (2001) 自立と自己決定——障害者の自立生活運動における「自己決定」の排他性．ソシオロゴス25；160-175.

星加良司 (2007) 障害とは何か——ディスアビリティの社会理論に向けて．生活書院．

國分功一郎 (2017) 中動態の世界——意志と責任の考古学．医学書院．

熊谷晋一郎 (2014) 自己決定論，手足論，自立概念の行為論的検討．In：田島明子 編：「存在を肯定する」作業療法へのまなざし——なぜ「作業は人を元気にする！」のか．三輪書店，pp.16-35.

熊谷晋一郎 (2018)「知の共同創造と再配置」のための編集後記——「当事者共同研究」への応答．In：熊谷晋一郎 責任編集：当事者研究と専門知（臨床心理学増刊第10号）．金剛出版，pp.154-164.

熊谷晋一郎，川合千那未，川﨑良太，白井誠一朗，廣田喜春 (2018) 座談会 世代間継承①——身体障害・難病編．In：熊谷晋一郎 責任編集：当事者研究と専門知（臨床心理学増刊第10号）．金剛出版，pp.39-52.

熊谷晋一郎，國分功一郎 (2017) 対談 来たるべき当事者研究．In：熊谷晋一郎 編：みんなの当事者研究（臨床心理学増刊第9号）．金剛出版，pp.12-34.

究極Q太郎 (1998) 介助者とは何か？．現代思想26-2；176-183.

前田拓也 (2009) 介助現場の社会学——身体障害者の自立生活と介助者のリアリティ．生活書院．

向谷地生良 (2006) 安心して絶望できる人生．NHK出版．

向谷地生良 (2009) 技法以前．医学書院．

中西正司，上野千鶴子 (2003) 当事者主権．岩波書店．

岡村達雄 (1994) 自己決定権とは何か——法と現実の間で考える．ノーマライゼーション研究1994年版年報，pp.8-14.

大野更紗，尾上浩二，熊谷晋一郎，小泉浩子，矢吹文敏，渡邉琢 (2016) 座談会 障害者運動のバトンをつなぐ．In：日本自立生活センター 編：障害者運動のバトンをつなぐ——いま，あらためて地域で生きていくために．生活書院，pp.129-164.

田中耕一郎 (2005) 障害者運動と価値形成．現代書館．

立岩真也 (1990/2012) はやく・ゆっくり——自立生活運動の生成と展開．In：安積純子，岡原正幸，尾中文哉，立岩真也：生の技法——家と施設を出て暮らす障害者の社会学（第3版）．生活書院，pp.258-353.

立岩真也 (2000) 弱くある自由へ——自己決定・介護・生死の技術．青土社．

渡邉琢 (2018) 障害者の傷，介助者の痛み．青土社．

横田弘 (1979/2015) 障害者殺しの思想（増補新装版）．現代書館．

当事者研究グループの立ち上げと維持
—— ゼロからはじめるインフラ整備

グループが生まれる
「恨み」と「コーヒーカップ」

はじめに

　私は，薬物依存症当事者として12ステップを使う自助グループ[註1]にコミットしながら，ダルク（Drug Addiction Rehabilitation Center）というリハビリ施設でスタッフとして働いている。一時，夜学で社会福祉学を学び精神保健福祉士も取得したので，ソーシャルワーカーとしての自覚も少しある。とはいえ，人生の半分以上を自助グループとダルクで過ごしてきたので，本稿では依存症当事者の目線からテーマに関して経験したこと，感じたことを伝えたい。なお，自助グループに関する記述は私自身の個人的見解であり，グループを代表するものではない。

グループが生まれるプロセス

　表題の"恨みとコーヒーカップ"とは，正確には「新たにグループを始めるには，恨みとコーヒーポットがあればいい」（Alcoholics Anonymous, 1993）という，昔から12ステップグループのなかで語り継がれてきた言い回しであり，日本では「コーヒーポット」が「コーヒーカップ」に変形して伝えられてきた。アメリカで始まった12ステップグループは，ミーティング[註2]とステップ[註3]とスポンサーシップ[註4]を三本柱に，当事者同士が支え合うという価値を育みながら，社会から逸脱した多くの依存症者を回復に導いてきた。今では世界中に広がりを見せるようになったが，グループが増えていくプロセスは主に二通りからなっていた。ひとつはグループが大きくなりすぎて各メンバーがアクセスのしやすさなどを求めて発展的に小グループに分かれていくプロセス，もうひとつは対立によって新しいグループが誕生するプロセスである（William, 1998）。グループを運営するためのルール設定が何ひとつなされていなかった時代は，運営方針を巡ってメンバー同士の諍いが絶えなかったという。メッセージの運び方，お金の使い方，外部との付き合い方など，火種はそこら中にあり，それぞれ独善的な考えに固執するのでグループ運営は混沌とし，分裂を招くようなことが多かった。自分の意見が通らなかったことへの怒り，頑張りを正当に評価されなかったことへの怒り，不当な行為，侮辱されたことへの怒り，これらが鬱積して，もはやそのグループにいられなくなったとき，たいてい新しいグループができあがった。

　依存症者にとって，恨みというマイナス感情を抱えたまま生きていくと，再飲酒の危険が常に付きまとう。グループからはじかれたメンバーは，以前ならこれを言い訳にしていとも簡単に元の生活に逆戻りしたが，もうすでに新しい生き方を手に入れつつあったので，そうなるわけにはいかなかった。対立や分裂があっても自助グループがあれば飲まないという生き方を学ん

でいたのだ。こうして新しいグループが次々に生まれ，その原動力になったのが "恨み" というわけだ。

恨みの手放し方

恨みという感情に関して，福沢諭吉 (1978) は「およそ人間に不徳の箇条多しといえども，その交際に害あるものは怨望より大なるはなし」(『学問のすゝめ』) と記して，恨み (怨望) こそ最大の悪徳と評している。実は，12ステップグループにおいても恨みは最上位の欠点とされ，クリーンな生活を維持するためには，これを真っ先に手放さねばならないとされている。深い恨みを抱きながら送る人生は，空しさと不幸以外，何も生み出さず，最終的に以前の暮らしに逆戻りしてしまうからだ。どのように手放すかといえば，恨みを抱いた人物や場所，制度，社会的状況などのリストをつくり，そのときどういう行動をし，自分自身の何が傷ついたのかを洗いざらい書き出していく。躊躇なく徹底的に書き出すことを要請されるので，非常に骨の折れる作業であり，私の場合，最初にこれをやり遂げるのに4年を費やした。しかもこの作業は書き終えるだけでは不十分であり，書き出したものを他人 (理解者であり，口の堅い人物) に口頭で話さなければならない。できれば墓場まで持っていきたいような秘密を自分以外の人間に吐露しなければならないのである。まさに苦行であり，滝に打たれるような覚悟が必要だが，終えてみると意外にも晴れ晴れとした気持ちに私はなった。ずっと背負ってきた重荷を下ろしてほっと一息つけるような安堵感が訪れ，怒りや恨みに足を引っ張られて生きてきた自分自身が，これでようやく世の中とまともに向き合えるような心持ちになった。こうして我々は恨みから解放され，健康に生きていく術を学んでいくのだ。

正しい恨みの晴らし方
——薬物依存症者たちの奮闘の歴史

ところで，恨みは依存症の専売特許というわけではないだろう。そもそも恨みはそんなに悪いものなのだろうか。悪くない種類の恨みもあるのではないか。人は誰でも集団のなかにいれば，怒りや恨みの感情から逃れることはできないが，それらのマイナス感情をプラスに変えて成功した人の例は数えきれない。メジャーリーガーの野茂英雄しかり，青色発光ダイオードでノーベル賞を受賞した中村修二教授しかり，恨みをポジティブな方に向けて新しい世界にチャレンジして成功を収めた人は枚挙に暇がない。この先人たちの例からも，恨みは正しく晴らそうすれば人が生きていくための強力なエンジンになることがわかる。実は，日本の薬物依存症の自助グループにも，草創期に活躍した先人たちは，この種の恨みを原動力にして次々と新しいグループを立ち上げてきた歴史がある。

日本の薬物依存症の自助グループは，今から40年近く前にアルコール依存症の自助グループから派生した。当時は自助グループと言えばアルコール依存症のそれしかなかった時代であり，薬物依存の当事者たちはアルコール依存のグループに "間借り" する形で回復を模索していた。あるとき，海外では薬物依存だけの自助グループがあることを知った処方薬依存のOというメンバーが，わざわざハワイまで視察に行き，そこのメンバーたちに強く魅了されて日本で薬物のグループを立ち上げる決意をし，彼らの協力も取り付けて帰国した。1981年，日本初の薬物依存症の自助グループがここに産声を上げた。ただし，このOは怒りや恨みに突き動かされたわけではなく，純粋に薬物依存症当事者同士の分かち合いを求めていただけであって，アルコール依存のグループに回復の軸足は置いていた。スタートしてからしばらくはメンバー

が集まらず，ミーティングも週に2回しか開催できなかった。特に女性メンバーの定着が難しく，薬物依存の女性であっても，陰気臭い薬物のグループより気品あるアルコールのグループに魅力を感じて流れていった。

あるとき，会場にメンバーが男性ばかり4人しか集まらず，何とも侘しいミーティングがいつものように行われていた。メンバーの一人，覚せい剤依存のJは，タバコ休憩時に隣の部屋で行われていたアルコールの自助グループをふと覗いてみた。すると驚くことに50人の男女が集まっていた。Jにはこれがショックで，悔しくてたまらなかったという。明るく華やかな雰囲気のなかで回復を謳歌しているアルコールの人たちに激しく嫉妬した。以前から抱えていた薬物依存症が弱小扱いされていることへの怒りと，メンバーがアルコールのグループに引き抜かれていくという妄想は，いつの間にか彼のなかで恨みに昇格した（俺たちだってもっと仲間を増やしたい）。翌週からJは教会や公民館を回ってミーティング場を確保し，週2回だったミーティングを週7回毎日行えるようにした。マイペースで慎重な性格のOはミーティング場を増やすことに懸念の声を上げたが，Jは聞く耳を持たなかった。週末は各地にくすぶっている薬物依存症者を探して病院や留置所，福祉事務所を訪問した。どこかの病院にシンナー少年が入院していると聞けば会いに行き，どこかの警察に覚せい剤のやくざが捕まっていると聞けば会いに行き，手弁当で回復のメッセージを運びつづけた。怖いものなど何もない，あるのはアルコールの人たちに負けたくないという一途な想いだけだった。1年もすると，4人しかいなかったメンバーが20人に増えた。その20人で手作りのセミナーを開催したら，医療や福祉，司法の関係者が100人も来てくれた。そのなかにはJに以前，執行猶予判決を下した裁判官の姿もあった。参加者全員の前で喜びのスピーチをしたと

き，抱えていた恨みが感謝に変わったことをJは実感した。同時にそれは，薬物依存症者の回復にすべてを捧げる決意を固めた瞬間だった。

次にJが考えたのはメンバーの定着のことであり，自助グループに通う習慣を身につけるためにはクラブハウスのような場が必要だと考えてリハビリ施設を設立した[註5]。「薬物依存の回復を私は信じません」——当時日本のアルコール依存症当事者たちに対して最も影響力を持っていた人物にそう言われたことも，Jの闘争心に火をつけた。日中は施設スタッフとして，夜は自助グループの一員として，「2つの帽子」をかぶり分け，昼夜を問わずこの活動に尽力した。

そして，鎮痛剤依存のFというメンバーが加わったことで薬物の自助グループはさらに大きくなった。FもまたJと同じ種類の恨みを抱えていた。アルコールのミーティングに参加しつづけながら，「アル中の回復こそ王道だ，薬物は引っ込んでろ」という雰囲気に，忸怩たる想いを抱えながらいた。どうしたら這い上がれるか，王座を狙う一兵卒のように虎視眈々と息をひそめていたところ，Jに声をかけられた。所帯持ちであったが，熟慮の末，単身Jの活動に加わる決心をした。普段は自閉気味で口数少なく，人と交わろうとしないFだったが，ミーティングでの彼の語りには誰もが魅了された。「ミーティング場にはすべてがある」というのがFの口癖で，何をおいてもミーティング至上主義を貫いた。「ミュージシャンにはステージ，野球選手にはグランド，俺たちヤクチュウにはミーティング場がある」。静かに語りながら言葉の一つひとつが熱を帯びていて，メンバーたちはまるで矢沢永吉のライブを見ているような錯覚に陥った。この人のようになりたい，回復したいと思わされるのである。

もう一人，Tというメンバーも重要な役割を果たした。彼は職業が神父だったので，ミーティングでの話には，メンバーたちをフワッと包み

込むような優しさがあった。布教に出向いた先では信者を増やすより薬物依存者を探すことに注力し，遠い北の大地で何もかも失ってやさぐれていたJをミーティングに誘って回復に導いたのも，ほかならぬTだった。恨みという感情にはユニークな対処をした人で，机にすねをぶつけたとき，電車内で足を踏まれたとき，人間関係につまずいたとき，決まって「畜生！　感謝します！」と言って切り抜ける人だった。神父なのに時々汚い言葉を使うので，逆にそれが人間臭くて魅力的だった。

　J，F，Tたちの奮闘によって，最初の10年で薬物依存症の自助グループは着実に地盤が固められた。東京で始まったグループも横浜，名古屋，大阪へと各地に広がっていき，4人しかいなかったメンバーも100人近くまで増えた。彼らは強烈な個性とリーダシップを発揮して次々に新しいグループを生み出したが，いつも意識していたのは自分たちの居場所を確保することであった。当時は「覚せい剤やめますか，人間やめますか」という標語の全盛期であり，薬物を使った人間に社会は居場所を与えない時代であった。唯一の当事者グループであったアルコール依存のグループに救われる者もいたが，ここでも薬物依存は部外者であった。ここから先は刑務所か病院か墓場しかないというギリギリのラインに立たされたとき，転機が訪れた。怒りや恨みに汚れている暇はなく，むしろこれを養分としてがむしゃらに自分たちの自分たちによる自分たちのための居場所を作り上げて，これを守っていく。ほかに薬物依存者が生き延びる道はなかったのだ。起死回生，粉骨砕身，無私無欲，この時代の先人たちを彩る言葉がいくつも浮かんでくるが，これも恨みの効用というべきか，彼らの生き様は強くて清々しい。

「生きることも死ぬこともできないのなら，コーヒー係をすればいい」

　ここまで私の見聞をいろいろと述べてきたが，コーヒーカップについてもふれておこう。依存症の自助グループとコーヒーは切っても切れない関係にあり，個々人の回復にコーヒーが意外にも大きな役割を果たしている。まず第一に，コーヒーの成分というよりもあの香りである。コーヒーの香りにはリラックス効果があり，渇望抑制に効くと言われている。次にコーヒー係の存在である。世界中どこのミーティングに行っても必ずコーヒーが用意されているが，インスタントではなくドリップコーヒーでもてなしているグループも多い。その場合，コーヒーを淹れるためだけに，ミーティングに参加しているメンバーもいる。「生きることも死ぬこともできないのなら，コーヒー係をすればいい」（Alcoholics Anonymous, 1993）と，再飲酒してどうにもならなくなったメンバーを正気に戻すために，スポンサーが声をかけるという逸話も残されている。90分間コーヒーだけを淹れつづけるのは大変な作業だが，それだけに没頭していると，ほかにとらわれることがなくなってかえってスッキリするのだ。皆に奉仕しているという充足感もある。私が初めてアメリカの大きな自助グループのイベントに参加したとき，4日間のイベント中ずっと一人でコーヒー係をしているメンバーがいた。200人ぐらい参加者がいたので休む間もなく給仕していたが，はじめはニコニコしていたものの3日目ぐらいになるとさすがに表情が険しくなって，「f○○k！」とか「sh○t！」とかつぶやきながらポリバケツを蹴飛ばしていた。それでも最終日を迎えてクロージングのミーティングでひときわ大きな拍手とハグを参加者全員から送られると，表彰台に上がった金メダリストみたいに満たされた顔をして去っていった。これを見たとき，"俺も金メダ

ルが欲しい"と思い，翌年日本で行われた同じようなイベントでコーヒー係に立候補した。もう一人の仲間と2人で3日間600人分のコーヒーを淹れつづけたが，皆がおいしく飲んでくれているか気になって全く気が抜けなかったし，他のプログラムを楽しむ余裕もなかった。最終日を迎えて，期待したほど盛大な拍手はなくて拍子抜けしたけれども，やり切った充足感があった。人に注目されないし，人がやりたがらない仕事のほうが，やり切ったときの満足度が高いことがわかった。

　私自身が初めてグループを立ち上げたのはクリーンタイム[註6]が2年のときだった。それまで都内の一番大きなグループに所属していたが，ある日，地元の先輩でもあったメンバーに「一緒に新しいグループをやらないか」と誘われた。特に何も考えずに，地元でミーティングをできるならとOKしたが，よくよく話を聞いてみると，この先輩は5年ぐらい大きなグループに所属していたものの，グループの代表ともめてからミーティングに行かなくなってしまって，さすがにこのままでは具合が悪いのでグループを立ち上げたいという。「最高のコーヒーメーカーをハワイで買ってきたからさ」と得意げに話す先輩を見て，"この人も恨みとコーヒーカップか"とほくそ笑んだ。その後，私が新しいグループを始めると聞きつけた所属グループの代表者に「ろくに回復もしてないのに10年早いだろ」と皆の前でこき下ろされたとき，期せずして私も恨みを抱えてグループを立ち上げる当事者になってしまった。グループ発足初日は，「こん畜生あん畜生」と2人でつぶやきながら1時間かけてコーヒーをドリップし，最高の準備をしてミーティングに臨んだ。1年目は先輩が，2年目は私がコーヒー係をやり，毎週おいしいコーヒーが飲めるミーティング場と評判になった。それから少しずつメンバーも増え，グループ運営も軌道に乗った。

おわりに

　仲間が増えていくということは，自助グループを運営していくうえで一番の醍醐味である。昭和の時代に4人からスタートした薬物依存症の自助グループは，平成で大きく発展し，令和のこの時代には全国約200グループ，2,000人近くのメンバー数をほこるようになった。現在でも怒りや恨みは自助グループ内に大きく渦巻いているのは確かだが，怒りや恨みの矛先を，それを与えた人や社会に向けても私たちはよくならない。こんなままならない思いを抱えながらも，新しい何かを手にして自分を変えていくほうがよいということを自助グループの先人たちは教えてくれている。ままならないこの世界で生きなければならなかった依存症者たちは，どのように苦しんできたのか。そして，私たち当事者はどのような態度で生きていけばよいのか。この切実な問いに，自助グループはきっと応えてくれるに違いない。

▶註

1　所属する自助グループでは，公の場で発表するとき，個人名を伏せなければならないという決まりがある。すでに氏名を明かしている私は規則違反になってしまうが，苦慮を重ねて，自助グループの名称のほうを伏せることとした。
2　グループの定期的な集まり。当事者だけのクローズド，当事者以外も参加できるオープンミーティングがあり，運営に関わる話し合いはビジネスミーティングと呼ばれる。
3　12段階からなる回復の指針。第1ステップの「無力」から始まり，第12ステップ「霊的目覚め」まで，順を追って取り組んでいく。
4　より経験を積んだメンバーに助言や提案をしてもらう相互援助システム。
5　1985年6月に創設された東京ダルクを指す。
6　薬物をやめている期間。アルコールのグループではソーバー（sober）という。

◉**文献**

Alcoholics Anonymous (1993) The Home Group : Heartbeat of AA.（AA日本ゼネラルサービス 編訳 (2013)「ホームグループ」——AAの鼓動．AA日本ゼネラルサービス）

福沢諭吉 (1978) 学問のすゝめ．岩波書店．

William LW (1998) Slaying the Dragon : The History of Addiction Treatment and Recovery in America. Chestnut Health Systems.（ジャパンマック 訳 (2007) 米国アディクション列伝——アメリカにおけるアディクション治療と回復の歴史．ジャパンマック）

グループを始める・続ける
場所・資金・仲間づくり

Tiny（タイニー）／名古屋マック

井上浩美

　私は摂食障害，虐待のサバイバーです。現在，摂食障害とアルコール依存症からの回復を願う女性のための居場所で仕事をしています。今回，グループに初めてつながってから現在の仕事に至るまでの20数年間を，この場をお借りして振り返ってみたいと思います。

　もともと，グループ自体がわずかしかない地方の出身で，20数年前にあるグループに通っていたのですが，当時の私は全くダメで，どうにもならなくなって施設に入りました。それから地方の都市に移り，ある施設で働いていたときに摂食障害の仲間たちと出会い，自分たちが生き延びるために，グループを立ち上げることになりました。

グループを始める

いつどこでグループを開く？
――場所と時間の設定

　まず，「どこでグループを開くか」。ここでは，私が最初に立ち上げた「グループ（A）」の実践を振り返ってみます。最初に多数派グループが使用している会場を調べましたが，私たちのメンバー数では会場費を払いつづけることが困難ということで断念。ならばと，ほかを探したところ，女性を支援する公共の会館があり，そこは女性が半数以上だと1回の会場費が半額の400円で，一般団体より1カ月早い，3カ月前に予約

できるシステムでした。摂食障害には男性もいますが，やはりグループにつながるのは女性が大半だったこと，また，交通の便もよく，駅から徒歩3分という好立地だったので即決でした。そして，部屋数も多く，夜間はそれほど混んでおらず，ごくまれに部屋が変わることはありますが，今まで借りられなかったことは一度もありません（できれば抽選ではなく確実に借りられる場所がよかったのですが，なかなか見当たらず，抽選にもれない日時を探しました）。予約方法も現在はネットで1カ月分の仮予約をし，ミーティングの際に窓口で会場費を支払い，本予約をして完了です。ちなみに，私たちのグループではチェアマンが会場予約をしていて，そのほか会計係やコピー係，メール係など，すべての役割は定期的に交代しています（役割によっても違いますが，グループに通いはじめて3〜6カ月経ってから本人の希望により役割を担います）。立ち上げ当初は，私ともう一人のメンバーで役割を分担していて，少しずつ新しいメンバーに手伝ってもらい，サポートしながら役割を渡していきました。

　次に，「いつグループを開くか」。日時を決める際には，まずは立ち上げメンバーの参加可能な日時ということで，毎週月曜日の19時からにしました。はじめは1時間のミーティングでしたが，メンバーが増えたこともあり，また，私たちは毎日どこかでグループを開けるほどの人

数がおらず，当初は週1回だったので，1度の
ミーティングで参加メンバー全員が，ある程度
の荷物をおろせるようにということで，1時間
半に延長しました。

　続いて，会場が休館の場合（祝日の月曜）で
すが，当初は施設に会場費を支払い，場所をお
借りしていましたが，しばらくして「月曜日は
都合が悪くてミーティングに来られない」とい
うメンバーがあらわれ，「週にもう1回ミーティ
ングがあればいいな」という声が上がり，毎週
金曜日にも違う場所で19〜20時半のミーティ
ングを開くことにしました。こちらの会場は，
青少年を支援する公共の施設で，34歳以下のメ
ンバーが半数以上だと半額の400円になるとい
うシステム，予約方法も月曜日の会場と同様で
す。この会場も，交通の便が良く，駅から徒歩
10分以内で通いやすく，月曜日の会場の休館日
には，こちらを使用しています。ただ，当初は
メンバーたちの年齢も若く，34歳以下のメン
バーが多数を占めていたのですが，十数年経つ
と，つながりつづけているメンバーたちも歳を
とり，また，以前に比べて新しくつながるメン
バーの年齢層が少し高くなってきたこともあっ
て，今年度より一般登録団体として800円の会
場費を支払っています。それでも，おかげさま
で現在はメンバーも増え，会場費の支払いに困
ることはなくなりました。

グループが変わっていったら？
──変化への柔軟性

　それからしばらくして，メンバーたちの結婚，
妊娠，出産，育児，介護などに伴う生活の変化
があったり，さまざまな症状が大変で自宅で一
日を過ごしているメンバー，また家族から夜に
家を空けてミーティングに参加することを快く
思われていない，あるいは「夜は食べなきゃい
けないからミーティングは無理！」（笑）という
メンバーもいて，レギュラーメンバーで話し合

い，「平日の昼間のミーティングなら参加しや
すいのでは？」ということで，毎週木曜日の10
時半〜12時までのミーティング場を，金曜日と
同じ会場で開くことになりました。私たちのグ
ループは子ども連れでも参加でき，母（本人）が
話をするときは，ゆっくり話せるように，長く
つながっているメンバーが部屋の外で子どもと
遊んでいます（ロビーにおもちゃ有）。

　また，隣県から5年くらい毎回グループに参
加してくれるメンバーもいて，「いつか隣県にも
『グループ（B）』を作りたいね！」と話してい
ました。最初に「グループ（A）」を立ち上げて
から10年経ち，長くつながっているメンバーも
数人いたので，「そろそろ作ろうか！」という話
になり，こちらは公民館（駅から徒歩10分）を借
りて「グループ（B）」を始めました。本当は，
他のメンバーにも立ち上げを経験してほしいと
思っていたのですが，仕事の関係などで誰の手
も挙がらず，仕方なく私と隣県の仲間で立ち上
げることになりました。その仲間も子どもが保
育園に行っている平日の日中の都合がよかった
ので，毎週火曜日の10時半〜12時のミーティン
グにしました。その公民館の前には託児所があ
り，小さい子どもがいるメンバーも通いやすく
なっています。また，この「グループ（B）」が
できたことで，「グループ（A）」がちょっとし
んどくなった（人間関係など）メンバーがグルー
プから離れてしまわずに，少し違った顔ぶれの
なかでつながりつづけることができるというメ
リットもありました。

お金はどうする？
──定期開催のための資金づくり

　続いて，「グループを定期的に開くために必
要な資金について」ですが，私たちのグループ
はメンバーからの献金（ミーティング時に袋を回
し，各自が可能な金額を袋に入れます）のみで運営
されているので，立ち上げ当初は会場費やミー

ティング・ハンドブック，案内チラシのコピー代などを初期メンバーの献金でしのぎました。月に一度，グループの会計報告を含む運営についての話し合いをもち，グループのお金の流れやその他の問題などについても検討します。また，「献金は自分の回復にも，まだ苦しんでいる仲間のためにも大切であること」も伝えています。たまに千円札をカサカサさせながら献金袋に入れて，皆に対して献金額への関心を引かせるという小技も駆使します（笑）。おかげさまで，立ち上げ当初以降，資金が足りなくなったことはありませんが，メンバーが少ない時期などは，各メンバーが頑張って献金をしてくれていたのだと思います。グループがなくなってしまうと一番困るのは私たちだということを，皆実感しています。

仲間をどうする？──メンバー集めの工夫

次に「メンバー集め」ですが，各ミーティング会場にグループ案内を置いてもらったり，医療・行政・福祉・教育・司法関係などへの案内の郵送，また，それらの施設に出向いてお話をさせていただいたり，HPを活用したりしています。また，年に一度オープンスピーカーズ・ミーティングを開催し，当事者やご家族，関係機関の方々などが参加されています。また，行政主催のアディクション関連イベントやグループ支援事業への参加などメッセージを運べる場に参加させてもらっています。

それに加え，不定期ですがニューズレターを発行し，当事者やさまざまな機関などに発送しています。かなり読みごたえがあり，好評をいただいています。私たちは，グループにつながりたいけど，「どんな人たちがどんなことをしているんだろう？」「症状を止めさせられちゃうんじゃないか……」などの不安が強く，最初の一歩を踏み出すのにものすごい勇気が要ります。グループの存在を知り，案内やニューズレ

ターを何度も読み，ほんのちょっとだけ安心してからも，実際にグループに足を運ぶまで数年かかるメンバーもたくさんです。

また，グループのメールアドレスを公開し，グループに初めて参加を希望する方やご家族，関係機関などからの問い合わせがあり，こちらも担当メンバーが他のメンバーと相談しながら対応しています。初めての参加の場合，駅などで待ち合わせて一緒に会場に入ることもあります。そして，新しく来てくれた仲間には，連絡先を教えても大丈夫なメンバーが連絡先を渡します。私たちのグループでは，特に新しいメンバーを大切にする努力をしています。また，グループでの分かち合いのほかに，個人的にも分かち合いや相談をする関係も大切にし，できるようになったら役割をもつことも，メンバーの定期的な参加やつながりつづけるための大きな支えとなっています。また，ミーティング前後も，気になるメンバーに声をかけたりする大切な時間です。時々，帰りにお茶を飲みに行ったり，お花見やカラオケに行ったりもします。また，東京や地方のイベントにも参加し，時には一泊したりして修学旅行気分を満喫しています（昔は楽しめなかった仲間が多いので）。そのようなときに，すごく大切な分かち合いができることも多いです。

摂食障害者は表面的にはおとなしい感じなので，これまで大きなトラブルはほとんどありませんが，問題が起こったときはメンバーでじっくり話し合ったり，経験の長いメンバーが対応したりします。なお，外部からの批判や中傷については反応しない姿勢をとっています。

グループを続ける

ここまで，グループの立ち上げや運営に関してお伝えしてきましたが，ここからはグループやメンバーと共に歩んだ（というか歩んでもらっ

た），とっても大変だった私のこれまでを，地方都市で摂食障害という少数派のグループを運営・継続することの苦労とともにお伝えしたいと思います。

少数派グループを運営・継続するという苦労

　私は摂食障害の症状が止まり，施設を出て地方都市に住むことになったのですが，当時は自分は話せないけれどメンバーの話は聞けるグループに時々参加させてもらっていました。ほどなく妊娠出産のため参加は少なくなり，地域でつながっている仲間もなく完全に孤立状態になり，遠方の仲間と連絡を取ったりしていました。そんなとき，「新しく女性の施設ができるから手伝ってもらえないか」と声をかけていただいたのですが，「以前お世話になった施設でも大変な迷惑をかけた私がやれるはずはない。まして子どもも生まれるのに……」「正直なところ，もうグループとはつながらず，家族とひっそり幸せに暮らしたい！」と思っていました。ですが，「0歳の娘を連れてきていい」と言われ，不安のほうが大きかったのですが，仲間から背中を押してもらったこと，グループやメンバーの大切さを少しは理解していたことから，一番は自分が大変だったので，恐る恐る引き受けさせてもらいました。今思えば，大変な私にこそプログラムが必要だったんですね……（笑）。

　最初は私のほかに女性スタッフが3名いたのですが，さまざまな事情で辞められて，気づけば私1人になってしまい，悪戦苦闘の日々を送っていた頃，女性依存症者を支援する女性のネットワークにつながり，ダルク女性ハウスの上岡陽江さんと出会い，いろいろな相談に乗ってもらうようになりました。摂食障害のグループを立ち上げたのもその頃です。まずは関係機関などに手当たり次第チラシを送ったり，持参して話を聞いてもらったりしたのですが，そんなな

か，「摂食障害者には無理でしょ」と言われることが何度かあり，「くっそー！　何としてでもやってやる！」と固く決心したのでした。当時は早朝から夕食の下ごしらえをして，娘を保育園にあずけて施設で働き，夕方娘を迎えに行ってダッシュで夕食を仕上げて食べ，夫に娘を託してミーティングに行き，時々仲間と一緒に東京など遠方のイベントに参加したり（私にはこの地域での出会いやつながりだけでは足りないと感じていたので）という，何とも強迫的な生活を送っていました。そんな生活が続き，自分が疲れていることに気づけない，休めない状態だったので，うつっぽくなり，怒りでどうにもならない私になっていきました。

　当時の私は，メンバーからの個人的な相談に乗ることも多く，娘も溺愛していたので，昼夜問わず自分の時間はほぼない状態でした（リラックスすると過呼吸になってたし）。メンバーには「休んでね」と口では言えても，自分には言えず，常にいっぱいいっぱいで生きているので，怖い人になっていたと思います。そして，次第に自分の弱さや苦しさがグループのなかで話せなくなっていき，ちゃんとやっていないように見えるメンバーが許せなくなっていきました。また，私の地位を奪われる怖れから意地悪したり，それを何とか抑えようとしてさらに具合が悪くなるという最悪の状態でした。

　そんな折，突然，働いていた施設が閉所することになり，社会での仕事，子育て，家事，グループの運営をすべて全力でこなすことに拍車がかかりました。そんな私の強迫ぶりのため，グループを離れてしまうメンバーも当然出てきて，自分に嫌気がさして何とかしようとしても，自分ではどうすることもできませんでした。私は仲間のなかで孤独を感じ，「もう，やめようかな」と何度も思いながらも，（「摂食障害者には無理」と言われたことを執念深く覚えていたので）先行く仲間に相談しながら，仲間のなかで自分の

問題に向き合ううちに，少しずつメンバーとの関わり方を変えられていきました。また，施設で働いていたときに出会ったこの地域の専門家や関係者の女性たちがいつも応援してくれたことも大きな支えになりました。また，上岡さんとの出会いにより，心身の調子が悪いときの対処や，育児中の仲間への対応を始め，女性の回復の過程でどのようなことが起こりやすく，どのような支援が必要なのかなど，たくさんのことを学ばせてもらったことも大きかったです。この頃，仲間への怒りは抑える努力をしていましたが，世間の人にキレまくっていて，5年ほど前からサバイバーの相談は上岡さんにするようになり，やっとカウンセリングにもつながることができ，仲間との関わり方も含めた相談を続けています。私は，症状が止まってから10年以上，心身の具合の悪さが続き，死にたいと思うこともあり，「なぜ私はこんなにも苦しいんだろう。何が足りないんだろう」と長く思っていたのですが，上岡さんからさまざまなことを分かち合ってもらい，「私がこんなに長く苦しいのは，大変ななかを生き延びてきたんだから当然なんだ。不要なことは手放し，今の私に必要な治療を受けよう」と安心することができました。それらの関係を続けさせてもらっているうちに，なぜだかわからないのですが，怒りの感情が小さくなり（消えはしませんが，そのつど出さなくてもよくなった），やっと心穏やかな生活が続くようになりました。

それでも，つながりつづける

グループにつながりつづけるなかで，その時期や状態によって必要なもの，優先すること，人や場所とのつながり方も変わっていくことを学びました。私の場合は，家族の問題や表面に現れる症状がどうにもならなくなって，孤独の極致になってグループにつながり，その後，グループのなかで過去を含め，少しずつ自分の問題や感情に気づきはじめ，心身の痛みや不安がかなり強い時期はしっかり密に関わってもらえる人や場所とつながって，過去をある程度整理することで生き延びてきました。それから，怒りが激しく表出した時期にカウンセリングにつなげてもらい，グループや個人的な関わりの頻度は減りましたが，大切な人や場所との関係や，私自身との関係が深く静かになってきたという感じです。

地方で，摂食障害という少数派（それに加え，ほぼ女性メンバー）のグループを継続してきたなかで，メンバーの妊娠出産や育児が重なったり，真夏や真冬にメンバーが激減したりしたときは，「グループ（A）」の会場数を減らそうかという意見も出ましたが，そのたびに残っている皆で踏ん張り（私はいつでも出動できるようシフト制のパートでスタンバイ！（苦笑）），危機を乗り越えました。なぜか，その後に，数年ぶりに再びつながってくれるメンバーが現れることが何度もあり，メンバー皆で「大変だったけど，グループを開きつづけて本当に良かったね！」と泣きそうになりました。また，年に一度のオープンスピーカーズ・ミーティングは，極端に参加者が少ない回もありましたが，そのたびに「参加者が私たちだけでも，開催できればOKだよね！」と励まし合いながら開催しつづけるうちに，それが全国の他のグループにも広がったり，何よりも私たち自身が楽しめるようになっていきました。

当初は，「多数派のようにやらなければ！」と思っていましたが，これまた上岡さんに「なんと高慢な！（笑）」と言われ，少数派の私たちなりのやり方を試行錯誤しながら見つけ，そのなかで，普遍的なものを疑ってみることも必要だと思うようになりました。また，当初からグループの限られた短い時間だけでなく，せめて日中だけでもゆっくりできる居場所が必要なメンバーもいて，当時はどうすることもできず無

力感を感じていました。東京では近年男性メンバーが多く定着していて，こちらも地方との差を感じます。また，メンバーや専門家の圧倒的な数の差に伴う資源や情報量の少なさ，グループ間および関係機関などとの連携を含む横のつながりの希薄さも実感しています。

そんななか，10数年来の願いが叶い，娘も手を離れ，今年の4月から古い小さなアパートで，女性の摂食障害やアルコール依存症の仲間たちが1日を過ごす居場所が与えられました。摂食障害のグループメンバーもミーティング帰りに昼食を食べに来て司会をしてくれたり，ふらっとお茶を飲みに来て，新しい仲間と分かち合ったりしてくれています。10年前くらいに上岡さんから「とにかく生き延びろ！」というメッセージをもらったことがあり，それまでの私の考え方や生き方が大きく方向転換するきっかけとなり，以後，私の座右の銘となっています。

そして，仲間や私のモットーとして「とにかく生き延びよう！」の頭文字（？）を取って，居場所の名前を「Tiny」にしました（調べると「とても小さい」という意味で，ピッタリ！）。ここではミーティングのほかに，手芸や軽い運動，そしてお昼寝など，のんびりする練習もしています。長い間，仲間と関わるなかで，私たちは家族や社会が求めていると信じていた完璧な有り様を探しつづけ，多様性という迷路にはまり込んでしまったように感じますが，グループにはそこから抜け出すヒントがたくさんあると，仲間たちの姿から確信しています。

*

最後になりましたが，私がとっても大変だったときにそばにいてくれた仲間たちへ──本当にごめんなさい。そして本当にありがとう！　これからもよろしくお願いします!!

グループをつなぐ
縦の系譜と横のつながり

倉田めば

縦の系譜の骨格

依存症の自助グループにおける縦の系譜は金太郎飴である。いつどこで飴を切ってもそこには同じ顔，同じ表情の金太郎が現れる。AA（アルコール依存症の自助グループ）やNA（薬物依存症の自助グループ）などの回復のためのドグマ「12のステップ」と，グループを運営していくためのマニュアル「12の伝統」が，金太郎飴の背骨をもった骨格を形成している。その頭部には「ハイヤーパワー」と呼ばれる目に見えないより大きな力をもった存在が据えられている。

私自身，入院していた病院から依存症のリハビリ施設に通いはじめた頃，「貴女には薬物をやる自由もあるし，やめる自由もある」と言われてやっと自分のなかのやりたい気持ちとやめたい気持ちを横に置いたままハイヤーパワーの統べるひとつの方向性に導かれるのを感じた。ウィリアム・ジェイムズが『宗教的経験の諸相』のなかで述べている "more" の力と言って良い。「人は自分自身のより高い部分が，それと同じ性質をもったより以上のものと境を接して連続している，ということを意識するようになる。そのより以上のものとは，その人の外にある宇宙で働いていて，彼がその働きに実際に接することができるものであり，彼の一切の低い部分が難破して砕け散ったときに，そこにしがみつくことで，かろうじて救われることができるよう

なものである」（伊藤，2009）。それは私自身の内にも外にもある力だった。自助グループやダルクのミーティングに出つづけていると，薬物をやめつづけたい自分の気持ちを自ずとキープできるのである。

スープ派と味噌汁派

しかしながら一神教的な宗教のバックボーンのない日本においては，ハイヤーパワーといっても信仰に基づくレベルでの理解はむずかしい。その代わりオールドタイマーと呼ばれる回復者たちや回復施設の施設長がカリスマ化されたり，権威主義に陥ることもしばしばある。縦の系譜は1本であるが，人を通して現れる限り，それは人の数だけ存在する。

私が自助グループや回復施設につながって間もない頃，大阪のアルコール依存症の自助グループの仲間が数人集まって，読書サークルなるものが何度か開かれた。当時の回復施設の日本的権威主義を「味噌汁派」と揶揄し，自分たちは「スープ派」と自称しているリベラルな感覚の回復者たちが集っていた。私は回復施設に大変お世話になりながらも，興味半分で読書サークルに顔を出していた。第1回の課題図書は遠藤周作の歴史小説『沈黙』だった。日本人が神やハイヤーパワーを理解し受け入れることの困難さについて，『沈黙』を通して意見を交わした。

振り返ると，この読書サークルへの参加は回復施設における縦の系譜にクロスする最初の横のつながりの経験だったのかもしれない。縦の系譜のプログラムは効くが，しばしばカルト的な息詰まりを感じることもあり，息抜きの場をこっそり求めていたのだろう。

オールドタイマーとニューカマー

日本では，オールドタイマーというと「先ゆく仲間」などとも称され，自助グループで長期間にわたって回復のプログラムを実践している古いメンバーのことを指して狭義に使われることが多い。ところが，ダルクの創立にも深く関わった故ロイ神父に直接聞いたことだが，オールドタイマーとは，たとえば今日初めて自助グループに参加したメンバーから見たら，昨日初めて自助グループに参加したメンバーは，オールドタイマーなのだという。わずか1日早いだけでもオールドタイマーなのだ。ここでも縦の系譜が金太郎飴である性質が見て取れる。

自助グループにおいては，本来今日初めてミーティングに参加した仲間や，薬物をやめて間もない仲間が最も尊重される。オールドタイマーは回復が進むと同時に「可能性」を狭められていくのに比して，ニューカマーは「可能性」を秘めている。ハイヤーパワーは主にそこに宿るのだ。こうして自助グループは，絶えず新しく訪れる仲間によって，単なる仲良しグループに堕することなく「新陳代謝」を繰り返していく。

役割によるステップアップ

依存症のミーティングでは，つながって3カ月くらいを目安に，ミーティングでの司会進行やミーティング場のセクレタリー（会場責任者）の役割が回ってくる。私もビギナーの頃，ミーティングで司会を振り当てられると，自助グルー

プ内での自分の立ち位置が，突然変わったように思えた。1時間のミーティングを仕切るためには，仲間の話に今まで以上に耳をそばだてていなければならない。ニューカマーが訪れると率先して話しかけ，ミーティングの概要やグループについて説明したりするようになった。突然ある日，大人になってしまった感じだった。と同時に，今までミーティングやスポンサーシップのなかで聞かされていた言葉があっという間に自家薬籠中のものとなった。

スポンサーシップ

縦の系譜のなかでもうひとつ触れておく必要があるのが「スポンサーシップ」である。そもそもスポンサーシップの起源は，AAの創立者であるビルが，もう一人のアルコホーリックであるボブと出会った時点に遡ることができる。ビルとボブの子どもたちの子どもたちの子どもたち……それが私たちなのだ。ニューカマーである「スポンシー」は先ゆく仲間である「スポンサー」を見つけ，12ステップの水先案内人になってもらう。また，日々の生活のなかでの悩みや人間関係のトラブルなどについてスポンサーに相談をしたりする。

スポンサーシップとは「私の問題」を2つの頭で考える双方向性の縦の関係性のことだ。もちろん，スポンサーがスポンシーに悩みを打ち明けることだってある。複数の参加者によって開催される自助グループのミーティングは，このスポンサーシップの発展形態だということもできる。

モザイク状≒パッチワーク状のコミュニティ

薬物依存などの12ステップミーティングでは，多様なクリーンタイムのメンバーが一堂に会している。そこでは，幾本もの縦の系譜の糸

と，フェローシップと呼ばれる仲間同士の横の
つながりの糸がクロスし，モザイク状のコミュ
ニティを形成している。さらに横のつながりは，
グループ同士，地域同士，国同士のグローバル
な回復者コミュニティに発展し，自分もそのな
かの一員であるという帰属意識が回復にとって
重要なスピリチュアリティを高めている。

　ここで視点を変えて，このモザイク状のコミュ
ニティを，一人のメンバーの立ち位置から見た
らどう感じられるだろう？　モザイク状のコ
ミュニティを巨きなパッチワークの一枚の布に
置き換えてみる。そうするとオールドタイマー
もニューカマーも，この巨大なパッチワークを
構成する同じ大きさの小さな一片の布の切れ端
に過ぎないことがわかる。大切なのは，ニュー
カマーが自助グループにつながった初期の頃か
ら，自分がこのパッチワークの布片のひとつだ
と感じられることである。縦の系譜も横のつな
がりも後からついてくるのだ。最初から薬物が
とまらなくても，薬物をやめたいのかやめたく
ないのか自分でもよくわからなくても，縦の系
譜のなかで伝授されるプログラムがちんぷんか
んぷんでも，しばらく薬物がとまっていたのに
再使用してしまっても，コミュニティの一員で
あるという自覚は縦糸と横糸によって"more"
の力の基盤につなぎとめられる。

　私が心の底から自分が薬物依存者であること
を認めたのは，こうして回復者コミュニティに
属するようになってから，2～3年くらい経って
からのことだったように思う。少しずつ浮かび
上がってくる自分の回復のイメージを，たくさ
んの仲間の話を聞きながら，言葉にしたり行動
に移したりするのはとても長い時間がかかる。
依存症者の私は何につけても依存することが実
に下手くそで，適切な依存度というものがわか
らないし，そもそも回復は目的ではなく始まり
だからだ。

時代は変わる

　26年前に開設した初期の大阪ダルクに名づ
けられることもなく最初から必然的にあったの
は，自助グループ譲りのピア・サポートと，解
毒先がほとんど見つからない環境ゆえのハーム
リダクションと，薬物依存者への社会資源がな
いことからくる崖っぷちからのソーシャルワー
クだった。ないものは自分たちで作るしかない。
それがダルクだった。当時の私は薬物依存者へ
の専門家や公的機関による支援の充実・拡大を
どれだけ待ち望んだことだろう。だがそれはな
かなか叶えられなかった。ヤクザな怖いお兄さ
んに脅されたので，警察にダルクのパトロール
をお願いしに行ったこともあるが，パトカーは
あまり来てはくれなかった。

　しかし，時代は変わった。現在ではダルクな
どで仕事をしていると，当事者として社会の依
存症回復支援ネットワークに関わらざるをえな
くなってきている。依存症について行政も予算
を割き，刑務所や保護観察所でも認知行動療法
を中心とした薬物依存者向けのプログラムが実
施されるようになってきた。かって待ち望んだ
ことが表面的には実現してきているのである。

　特に，「薬物使用等の罪を犯した者に対する
刑の一部の執行猶予に関する法律」が2016年に
施行されてからは，刑務所を出所した薬物事犯
者向けに，薬物再乱用防止プログラムである認
知行動療法のグループが保護観察所で実施され
るようになり，私も月に何度か赴くようになっ
た。保護観察官がファシリテーターを務めるグ
ループのなかでは，薬物依存者としての体験的
な発言を求められ，グループが終わってからの
保護観察官との振り返りのなかでは，スーパー
バイザー的なアドバイスを求められる。

金太郎飴の金太郎が語りかけてくること

しかし，私はこのような横のつながりのなかで，当事者と専門家の狭間で，時々傷ついている。涙が溢れてくることがある。自分に嘘をついている気がする。制度にニコニコ笑いかけられながら利用されていると思うときがある。自分の力を失ってきている気がする，否，自分の力を出す機会を奪われている気がする。口を塞がれながら自分の舌が二枚に割れている夢を見る。たまに切れそうになって，どこかで強い口調で何か言い終わると，それは「彼ら」の代わりに言わされていたんだと気づく。「彼ら」とは強制的にプログラムに参加させられている当事者たちだけではなく，それを仕切っている専門家たちのことでもある。

誰もが本当のことが言い出しにくい統治構造をもった処遇プログラムに協力しながら，"もう放棄しよう"と何度も思った。プログラム参加者がダルクにつながってくることもほとんどないし，続ける意味を問うて頭を抱え込むと，いつも金太郎飴の金太郎さんが口を開いて私に囁くのだ——"どんなに意にそぐわない場所でもやめる方法を知らない薬物依存者がいるところだったらどこにでも行け／誰もつながらないのはお前のせいじゃない／とりあえず広範囲に種を蒔け。実がなるかどうかはハイヤーパワーの業だ"。横のつながりでの行き詰まりをいつも正してくれるのは縦の系譜であり，昔から聞かされてきた仲間の言葉だ。それは私の心にいつも効く。燃料補給に帰って行く場所があるのだと胸をなでおろす。

だからといって，私は制度の矛盾への指摘を止めるわけじゃない。自分自身への攻撃を止めるだけだ。

おわりに

世代という言葉を最近よく耳にする。東京で始まって33年以上も経つ回復施設ダルク（ダルクは自助グループではない）で，新旧のスタッフ間に世代意識が生まれてくるのは，主に制度や法律や社会的ネットワークの変遷との相関関係において生じた意識の相違が原因なのかもしれない。そう考えると，世代とは縦の系譜のなかで生じるものではなく，横のつながりのなかで感じられるようになった感覚なのかもしれない。自助グループの縦の金太郎飴の系譜のなかでは，プログラムの秘儀伝授は，日々金太郎飴の金太郎の表情が変わらないように，淡々と伝えられることこそが日常なのだ。それに縦の時系列の系譜のなかで世代を特定してしまったら，私自身がスリップ（薬物の再使用）をして一からやり直しをせざるをえなくなったときに，ますます行き場がないではないか。

横のつながりのなかで，当事者の感情を揺さぶり，当事者性をおびやかす圧力に対し，私を守るのは縦の系譜の思想であった。片や私たちを守るのは当事者と専門家，支援者が緩やかに横並びにつながっているネットワークだと思う。だがそれは決して表立った，どこかから簡単に予算を引っ張ってこられるような，ホームページに年度の終わりに活動を報告できるような公式の表のネットワークでは決してないだろう。表のネットワークに対し斜に構えた，個人的な人脈のつながりが影のネットワークとなって密かに力を蓄えながら，自分の周りに小さくあることにいつも感謝している。

◉文献

伊藤邦武（2009）ジェイムズの多元的宇宙論. 岩波書店.

情報保障の普遍化
クロスディスアビリティのために

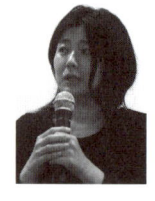

東京大学先端科学技術研究センター
綾屋紗月

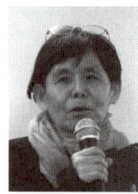

ダルク女性ハウス
上岡陽江

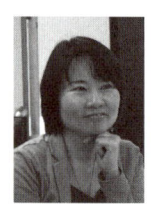

東京大学先端科学技術研究センター／
シアター・アクセシビリティ・ネットワーク
廣川麻子

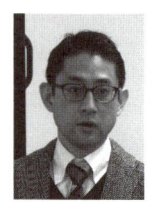

宮城教育大学
松﨑 丈

廣川　はじめまして，聴覚障害当事者の廣川麻子と申します。2018年10月から東京大学先端科学技術研究センター・熊谷研究室で，ユーザーリサーチャー[註1] として働きはじめました。研究テーマは文化芸術の情報保障で，シアター・アクセシビリティ・ネットワークの活動にも携わり，演劇の情報保障の実践活動を始めて6年になります。今日はよろしくお願いいたします。

松﨑　宮城教育大学に勤めている聴覚障害当事者の松﨑丈です。大学では主に教員養成を担当し，教員を目指す聴覚障害学生の養成に従事しています。大学生のときから情報保障の活動にも携わり，聴覚障害学生も人それぞれで，個人にとって妥当な支援を探り当てることの重要性もわかってきましたので，後ほどその観点から話題提供をしたいと思います。みなさんに比べて当事者研究の経験は浅く，3年前から聴覚障害当事者研究を始めたばかりですので，今日はみなさんの経験から多くを学びたいと考えています。

上岡　ダルク女性ハウスの上岡陽江です。私はアルコール依存症，薬物依存症，そして摂食障害の回復者で，34年前から自助グループ活動に関わってきました。今では仲間たちとの

活動は海外にも広がり，最近は韓国の仲間たちとも交流するようになりました。今から34年前，女性の依存症の情報はゼロに等しく，少なくとも日本ではまったく手に入らず，自分たちの知恵をみんなと分かち合うことしかできなかった──それが当事者研究を始めたきっかけです。ずっと女性の支援に関わってきたけど，ここ2年間は依存症の男性とも当事者研究をするようになり，その過程で本が読めない人たちが多いこともわかってきて，さまざまな研究結果を聞くうち，徐々にその理由もわかってきました。今日はダルクの当事者研究について報告しながら，一緒に情報保障のことを考えていきたいと思います。

綾屋 東京大学先端科学技術研究センターの綾屋紗月です。私はものごころついたときから，うまく話せない，人波のなかで動けなくなる，友達と一緒に遊べない，話の輪のなかに入れない，すぐ疲れて寝込みがちであるなど，さまざまな困難を抱えてきました。大学時代，講義の情報保障を求める聴覚障害学生のグループで，彼らと共に活動しながら手話を覚えていきました。廣川さんに出会ったのもその頃のことです。そのため当時から，情報保障という考え方は知っていたのですが，それはあくまで視聴覚による情報取得に困難を抱えた人たちのためのものであり，何の診断もなく「原因不明の虚弱体質」でしかないその頃の自分には，残念ながら関係のないものでした。しかしその後，31歳のときに自閉スペクトラム症の診断を得たことで，ようやく「自分も『情報を取ることに困難がある』と言ってもよいのかもしれない」と考えられるようになりました。

発達障害をもつ仲間と取り組む当事者研究会を主催するようになったのは，2011年のことです。当初，私は参加者の発言を聞くだけでは意味を把握できなかったので，単に研究会の発言内容を記録するためだけでなく，自分がその場の内容を理解するという個人的な目的のためにも，仲間の話す内容をパソコンで打ちつづけて記録していました。それを見ていたある参加者から，「私たちにも見えるように，そのパソコン画面をプロジェクターで映し出してくれないか」と提案されました。早速やってみたところ，「とてもわかりやすくなった」というフィードバックが数名から返ってきました。そのときから「原因はそれぞれ違っても『情報の取りづらさ』という意味では私と似ている人たちがいるのかもしれない」と思い，パソコン画面で記録する様子を文字情報として会場に映し出しながら，当事者研究会を進めることになりました。つまり，発達障害者のグループでありながら，聴覚障害の情報保障である，パソコンによる「要約筆記」を提供することになったのです。数年後，その方法は変更され，ホワイトボードに発言内容を要約して書き出すまとめ方になりましたが，最近は，「UDトーク[註2]を使ってほしい」という要望が始まっています。今まさに，この座談会でも使っていますよね。今日は当事者研究会を運営するうえで，参加者にとってどのような情報保障が必要なのかということをテーマに，みなさんと話し合っていきたいと考えています。

レクチャー① 情報保障の概念・方法・技術──視聴覚障害の実践に学ぶ

聴覚障害の情報保障

廣川 私からは情報保障の定義と技術について，まず基本的な部分をご説明します。情報保障とは，聴覚障害者や視覚障害者など支援がなければ情報が入ってこない人を対象に，情報がスムーズにインプットされる方法を使って情報の形態を変え，情報を届けることです。

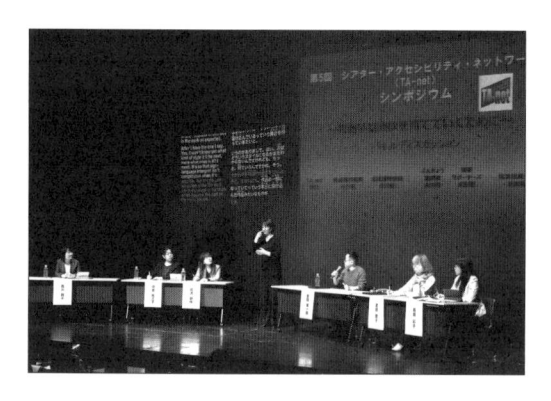

図1 イベントでのディスカッション風景

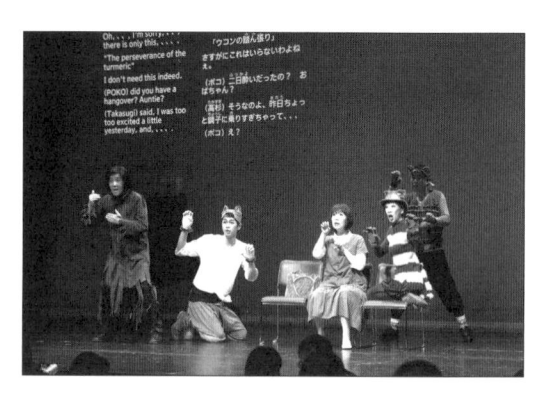

図2 演劇舞台上の手話通訳者
（「ぶんきょう演戯塾」上演作品の1シーンより）

聴覚障害への情報保障として，音声情報を手話という言語に変換して通訳していく手話通訳という方法があります。このほか誤認識の文字に修正をかけながら情報を伝達する「UDトーク」などの音声認識アプリを利用する方法もあります。ただ，これらすべての手段があると逆に混乱する人もいて，必要な情報をまとめてほしいという要望もあるので，その場合には，先ほど綾屋さんも触れていた「要約筆記」という方法で対応します。「要約筆記」は，音声を聞いた人が内容を要約したものをパソコンに入力してプロジェクターで表示する，いわば情報をパソコンに集約させる方法です。もともとの情報に対して手書きの場合は10%から15%ほどの精度になると言われており，パソコンなら精度も上がって提供できる情報量は多くなりますが，それでも細かい部分で情報が落ちてしまう可能性は否めません。

あるイベントでのディスカッション風景をもとに，具体例を紹介していきます（図1）。ろう者も聞こえる人も参加していて，中央に手話通訳がいることがわかると思います。聞こえる人は自分の声で話して，それが手話通訳者に伝わり，同時に音声認識アプリのUD

トークを使って適宜修正をしながら文字を表示しています。ここではUDトークの表示とは別に要約筆記の内容もスクリーンに投影していて，UDトークによって細かいニュアンスまでわかるけれど逆に情報が多すぎて内容がつかめないという人のニーズに対応しています。一方，言い方のニュアンスを知りたい，あるいは，発表者の「人となり」がわかるので全部表示されるほうが良いという声もありました。こうして実装してみると，方法によって受信者の情報取得に違いがあることもわかってきました。

次の写真は，舞台上のろう者の手話を日本語に読み替えている手話通訳者の様子です（図2）。ここでは手話がわからない聞こえる人への情報保障をしていることになります。さらに，演劇の上演をしている場面で，左上に字幕を表示して，ろう者に情報保障をしています。

聴覚を活用した方法として，特に難聴者の場合には補聴器を使うことがあります。さらに自分の耳で聞きたい人のための支援方法として，より聞きやすくなる環境をセッティングする「ヒアリングループ」という方法もあります。ループアンテナを一定範囲に張り巡

らせ，ループで囲んだなかに誘導磁界を発生させることで，音声磁場をつくり，ループ内にいる人の補聴器に音声を届けるシステムです。ほかにも「ロジャー」という補聴を支援する機器があります。実際には，ここまで紹介してきた手段を1つだけ使うのではなく，手話通訳と要約筆記など複数の手段を併用する場合が多いです。

　さらにもうひとつ，「電話リレーサービス」と呼ばれる新しいサービスもあります。聞こえる人が電話をするのと同様に，ろう者も電話を使えるサービスです。聞こえない人がパソコンやスマホのアプリを使って手話または文字情報を通訳オペレーターに伝え，通訳オペレーターは伝えられた情報を通話相手に音声で伝えていきます。一定程度まとめて情報を伝えるのではなく，聞こえる人が話したことをほぼ同時にろう者に伝えることができます。それまでは，メールやファックスで言いたいことを書き記して送信し，それを見た相手から返事が来て，それを見てまたメールやファックスを送る……というように，コミュニケーションにタイムラグが生じていました。ですがこのサービスによって，送信者と受信者が言いたいことを同時に伝えられるようになるというメリットが生まれます。もちろん完全に相手の雰囲気をつかめるわけではありませんが，今までと比べれば相手の雰囲気や状態や状況まで伝わります。そのため相手の雰囲気や状況に応じて，自分の言いたいことや伝えたいことを変えられるようになりました。たとえば相手が怒っていたり困っていたりする雰囲気なら，それに合致する対応方法に変えられるというように……これもひとつの情報保障の形でしょう。

視覚障害の情報保障

廣川　次に，視覚障害の情報保障についてです。点字，音声ガイド，触覚を使った支援が代表的ですが，書いた文字を音声で読み上げる機器など，ほかにもさまざまなサポート方法があります。ここでは触覚を使った支援を少し詳しく紹介します。私が関わっている演劇の情報保障には「触る模型」という方法があります（図3）。視覚障害者が装置などを含む舞台の雰囲気を把握できるように，舞台美術のミニチュア模型に触れてもらう試みです。ゴツゴツしているとかザラザラしているといった感覚もできるだけ伝わる模型を作って，観劇前に情報をインプットすることで，視覚情報がなくてもイメージがつかみやすくなるわけです。実はまったくの偶然なのですが，日本舞台美術家協会という専門団体が主催の展示会に参加したとき，展示されていた舞台美

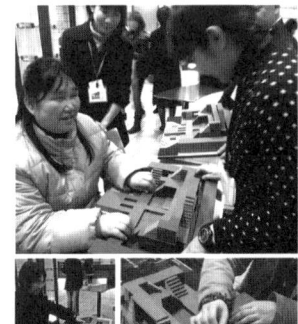
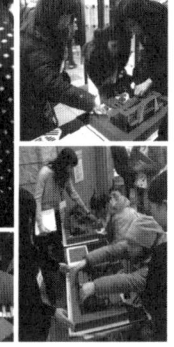

図3　触る模型（資料出典元：日本舞台美術家協会「触る模型」委員会）

術の模型を見て，「実際に触れるようになれば視覚障害の方も演劇を楽しめるのではないか」とコメントしたところ，協会のメンバーも同意してくれて模型制作が実現したという経緯があります。当初の模型は紙で作った簡単な試作品でしたが，その後，もっと耐性のある素材を使った精巧な模型のほうが精度の高い情報をサポートできるという発案があり，「触る模型」委員会が立ち上がって本格的に活動がスタートしました。4年間で作った模型は合計6つ。この試みの思わぬ副産物は，視覚障害のない人も模型に触れて，視覚だけでなく触覚も使って演劇を楽しんでもらえたことでした。

視聴覚障害の情報保障

廣川　最後に，視覚障害と聴覚障害の二重に障害をもつ方の情報保障についてもご説明いたします。もともと見えなかった方が聴覚障害を抱えるようになった場合を「盲ベース」，聴覚障害だった方が視覚障害をもった場合を「ろうベース」と呼び，それぞれ支援方法が異なります。点字ができる「盲ベース」の方には，点字による支援が主になります。一方，「ろうベース」の方には，通訳者の手に触れて手話を読み取る「触手話」，さらに全盲ではなく視野狭窄の方には，普段より小さな形の手話を使って，本人にとって見やすい角度で手話を見てもらう「接近手話」という方法を利用します。ほかにも拡大文字や補聴器など，個人の障害のタイプに合わせた方法を使用していきます。先ほど紹介したシンポジウムには視聴覚障害の方が参加していたため，このときは「触手話」を使用しました。舞台に背を向けて座ることになったのですが，ここでも思わぬ副産物に気づかされました。背中で振動や空気の流れを感じられると，ご本人がおっしゃるんですね。また近いものは見える

けれど遠いものは見えない弱視ろうの方には，隣に座って「接近手話」を試みました。この方には方角がわからないのでサポートしてほしいというニーズがあったため，本人の手に触れながら実際の方向を指示することにしました。

*

上岡　廣川さんのお話を聞いていて，私はずっと，依存症の仲間たちのことを思い浮かべていました。海外の仲間たちに「せっかく重要な文献が日本語に翻訳されているのに，なぜ日本の薬物依存症グループの人たちは本を読まないのか？」と質問されることが多くて，そのたび「だって読まないんだもん，みんな」って私は言っていたんだけど，それでも私自身は小さい頃から病弱で本の世界しかなかったから，本を読むのが好きでした。でも仲間たちは絶望的に本が読めない，人の話を長く聞いていられない，講演もずっと座って聞いていられない……こんなふうに問題はさまざまで，当時は解決策があると思えなかった。

　ところが，ある講演会に出席したとき，会場のスクリーンに「要約筆記」が映し出されたら，小学校から授業にまったく参加できていなかった仲間たちが，はじめて最後まで参加して，そのうえ内容も理解していて，とても驚きました。同時に，じゃあどうして今まで本が読めないことや話が聞けないことを伝えられなかったんだろうと疑問に思いました。薬物依存症当事者は違法薬物を使っていることもあるから引け目があって，不自由があっても誰かに伝えることができない。それにダルクの男たちと話していると，学校の授業についていけなくてばかにされた記憶，話についていけないことへの諦めなど，恥の記憶がフラッシュバックして，とても講演会の会場で座っていられないっていうんですよね。自

分にもわかるように説明してほしいと相談できなかった背景には，どうやら恥の記憶とフラッシュバックがあって，それがどれほど深く根づいているのかもわかってきました。

「要約筆記」の効果がわかって，今度はみんなが意見を伝えやすい方法も考えはじめました。たとえば文章の代わりに気持ちを表すシールを使うとか，「気持ちわかるよ！」っていうスタンプを使うとかね。文字の形が反転した「鏡文字」を書いてしまうから人前で字を書きたくない，でもパソコンを使えば意見を伝えられるというメンバーもいるので，メールを利用したプログラム参加など，聞いたことに返答しながらコミュニケーション方法を工夫しているところです。やっぱり大切なのは，個々によって何を使うのが一番いいのかを考えることかな。

松崎 あと情報保障を考えるときには「情報の質」も重要だと思います。上岡さんと綾屋さんが登壇されていたシンポジウム[註3]には私も参加していましたが，あのときのパソコン要約筆記は全国的に見て非常に高い水準の技術を備えていたんです。だから私は上岡さんたちの話題提供の内容，論点や日本語のニュアンスを的確に受信でき，満足もできた。要約筆記は，厚生労働省のカリキュラムを1年あるいは2年で養成し，登録試験に合格してから現場で経験を積みながら技術を高めていきます。先ほどのパソコン要約筆記を行った団体は，そのなかでも非常に高い水準に到達している方です。逆に「情報の質」が低下しそうなら，低下する分の情報をどうやって補うのかというふうに情報保障を考える必要もありますね。

上岡 そうか！　トップレベルだったんだ〜（笑）。参加したメンバーが「希望を感じた」と言っていたのが印象的でした。わからないから教えてほしいと要求してもいいんだって，新しい世界が広がった気がしたんですよね。

松崎 その意味ではそうして初めて出会えた情報保障と同じ水準のものが今後も受けられるのか，また高水準の情報保障に出会えたことで自分に合った情報の質とは何か，その質を保証できる情報保障をどうやって選ぶのか，

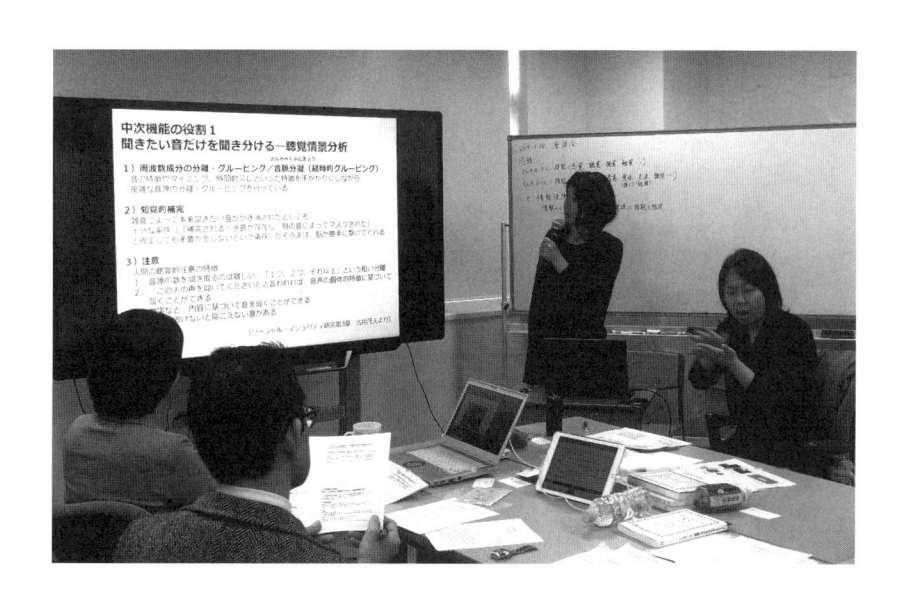

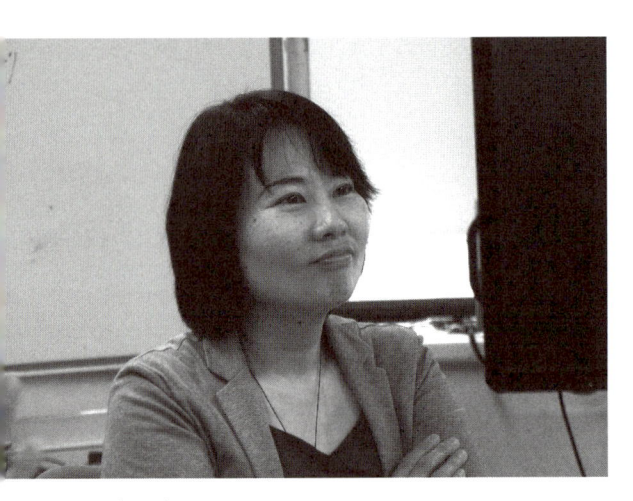

廣川麻子

ということがテーマになってくるのではないでしょうか。

綾屋　あの講演会で何名かの薬物依存症の仲間たちが要約筆記を初体験したんですよね。終了後に上岡さんが「要約筆記だと，難しい言葉をわかりやすい言葉に直してくれるし，長い文章はある程度まとめてくれるから，みんなの理解にとても役立った」と嬉しそうにおっしゃっていたのが印象的でした。

廣川　文字は消えずに残りますから，少し前に話されたことも確認できます。要約筆記の効用として，記録されて残ることの意味も大きいのではないでしょうか。

上岡　これまでは難しい言葉が出てくると，うんうん考え込んで，集中が切れて，あきらめていたけど，要約筆記であれば表示された文字情報を見ればいい。はじめて理解することをあきらめなかったって，あのときみんなは言っていました。

松﨑　文章を読むときには，難しい言葉があっても前後の文脈から意味を推測しますよね。その意味では，情報が次々に入ってくる手話通訳では難しいのですが，要約筆記ならもう一度見返しながら前後の文章を確認できるとい

うところに，文字による情報保障の特性があると思います。また，聴者と聴覚障害当事者とでは，日本語文章の読み方が違うのではないかという研究がありますが，これは聴覚障害の有無だけでなく日本語能力なども関連しているようです。聴覚障害当事者のなかに日本語を読むことが困難な者がいて，熟達している聴覚障害当事者と比べて，文章を注視する時間が長くなったり視線を前に読んだ文章に戻すといった逆行の回数が増えたりするそうです。そう考えると，聴覚障害当事者を一括りにせず，個々が必要とする要約筆記などで出される字幕の呈示方法は何かを考えることが大事になってきますよね。たとえば個々のスマートフォンで自分が求める文字情報の呈示方法を変えて読むといったことも考えられます。

▌レクチャー②　マルチモーダル情報保障　──意味を絞り込む

中次機能の多様性

綾屋　私はこれまで聴覚障害の情報保障の世界を知りつつ，自分には適さない部分もあることを経験してきました。また2008年からは，自分の聞こえがどのように多数派と異なるかを当事者研究してきました。私の場合，周囲からは表面的かつ大雑把に「コミュニケーション障害」と解釈される行動のズレの背景に，少なからず，この聞こえの差異が影響を及ぼしているだろうと考えてきました。しかし聴力が低いわけでもないことから，非常に微妙な周囲との聞こえの差異をうまく表現することができずにいました。そのようななか，2014年に開催した「ソーシャル・マジョリティ研究会セミナー」で，聴覚の微妙な個人差を表現する概念が，専門知のなかに存在していることを知りました。

聞こえの個人差や障害を扱う診療科には，耳鼻咽喉科と神経内科があります。耳鼻咽喉科は，聴力に関わる音の聞こえといった基本的（＝低次）な機能を扱い，神経内科は音を処理する最終段階（＝高次）に位置する言語や記憶といった機能を扱います。しかし，両者の中間にも多様な機能が存在しており，講師の古川茂人さんはそれらを「中次機能」とくくったうえで，その詳細を説明してくださいました [註4]。

中次機能は脳幹や聴覚野という部位が担っているのですが，研究会では中次機能の4つの具体例を紹介してもらいました。その講義を聞いていて，これらの機能における個人差は，これまでうまく表現できなかった発達障害の仲間と定型発達者との聞こえの差異を捉えている可能性があると感じました。以下，簡単にその4つの機能を説明します。

1つ目の中次機能は，聞きたい音だけを選択的に聞き取る「選択的聴取」です。居酒屋など，さまざまな音があふれる騒々しい場所で，目の前にいる相手の話し声だけを抽出するとき，この選択的聴取という機能が無意識のうちに使われています。選択的聴取ができるためには，聞こえてくる音を，音源の種類ごとに分離する音脈分凝という機能や，聞きたい音源の音が雑音に一部かき消されてしまったときに，推測によってかき消された部分を補完する知覚的補完と呼ばれる機能，分離できた複数の音源から1つの音源を選択する注意機能などが必要とされます。

2つ目の中次機能は，音の「感度調整」です。これは，弱くて聞き取れない音は大きく聞こえるように調整する，逆に，大きすぎて不快な音はブロックする，自分の声を自分でうるさいと感じないように小さく調整するなど，その場の音響条件に合わせて聞き取る感度を調整する機能のことです。

3つ目の中次機能は，「先行音効果」です。これは，部屋や壁に音がぶつかって反響音が生じたとき，その音と最初に発した音を聞き分け，反響音が意識に上らないようにする機能のことです。最初に聞こえた先行音だけが意識に上るようにし，少し遅れてやってきた反響音はシャットアウトする機能なので，先行音効果と呼ばれています。

4つ目の中次機能は，「音源定位」です。同一の音源が右耳に届くタイミングと左耳に届くタイミングの時間差や，両耳に聞こえる音量の差を使って，音源の左右方向を判断したり，耳介での音の反響パターンから上下・前後の方向を判断したりする機能のことです。単に音源が聞こえるだけでなく，音源の方向を知ることも，実はとても重要なのです。

発達障害は個人差が大きいので一概には言えませんが，発達障害者の一人ひとりの聞こえの特徴を，この「選択的聴取」「感度調整」「先行音効果」「音源定位」といった中次機能の働きの個人差によって説明できるかもしれないというのが，多くの仲間の語りを聞いてきた私の感想です。おそらく，「聴力的には問題なく聞こえているはずなのに，何らかの聴覚情報が得られていない」という状況に置かれている人々が，私も含めて少なからず存在し，そういう発達障害者に対しても情報保障を考えていく必要があると考えています。

視聴覚レベルの情報保障

綾屋 次に，発達障害者への情報保障の一例として，私自身の当事者研究をふまえて，自分にとって必要な視聴覚レベルの情報保障をどのように整理し，表明してきたかをご説明します。従来の情報保障の例としては，音声を文字に変換する方法や，マイクで音声を大きくする方法などがあるのですが，私の場合，聴覚情報では音が大きすぎたり，反響して曖

味になったりして，音は聞こえるけれど意味がわからなくなりがちです。また音声を文字に変換して視覚情報で代替したとしても，黒と白のコントラストが強すぎる，行間が狭い，文字がチカチカするなど，形ばかりが気になって文字の意味が取れなくなりやすいのです。そこで私は，たとえば英語の文章が読みにくいという私の困難については，パソコン画面の背景色を変える（綾屋の場合は薄茶色），読みやすいフォント（字体）に変える，行間を開ける，文字を大きくするなど，設定を工夫して，文字がちらつくのを抑えています。かつて，高校時代の私は，自力で文字を読めるようになろうと努力した結果，体を壊してしまいました。ですから，自分を変えるのではなく，こうして自分に合った情報保障の方法を知り，自分を取り巻く環境側を変えることで自分を助けることができるようになることは，とても重要だと感じています。

また，情報保障というと，手話や文字のように聴覚情報を視覚情報に変換したり，点字や音声のように視覚情報の代わりに触覚や聴覚情報を用いたりと，いずれにしても単独の感覚で代替する情報保障がわかりやすい例なのかなと思いますが，私の場合，複数の感覚（マルチモーダル）を同時に使用することが情報の絞り込みを助けてくれています。たとえば私は，単独の感覚から得る情報だと曖昧でわかりづらいことが多いのですが，「文字と音声」「文字と手話」というように，2つの感覚情報を同時に得ると，意味が格段にわかりやすくなるのです。発話者の声が聞きとれないときでも，テレビであれば字幕を付けたり，雑踏のなかであれば話している人の喉元を触って振動を感じたりすると，不思議とはっきり聞こえるようになります。ほかにも，手話をモデルにしたサインを音声言語と一緒に使用するイギリスの「マカトン法」のように，私

には日本語の音声と日本語対応手話を同時使用することが役に立っています。実際，「マカトン法」は自閉症児の一部に有効で，成人後もそのニーズをもつ人がいるという報告もあるようです。発達障害の仲間全員に当てはまるわけではないのですが，私と似たニーズをもつ人が少しはいるのかもしれません。

情報の絞り込みというテーマについて少し補足します。たとえば「一面に咲くシバザクラの花」という表現があったとします。私がシバザクラを知らない場合，音声や文字だけだと，精査されないままのたくさんの推測情報が大量に想起され，苦しくなってしまいます。しかし，もしここに手話が加われば，「一面」というものがなだらかな丘であること，「シバザクラの花」は小さくて低い位置でたくさん咲いていることなど，より精度の高い情報を取ることができます。そのおかげで，たとえば「平らな土地に自分よりも背が高くて大きい花が咲いている」ヒマワリ畑のような情景ではないことが明らかになり，情報を絞り込めるようになるのです。ほかにも音声と日本語対応手話の同時使用の効果としては，音声や文字だけではわかりづらい時間的経緯や空間的配置の情報を得られることが挙げられるかなと思います。たとえば「田中と山本が私の家に来て3人で学校に行った」という音声・文字情報と同時に手話情報も得ることで，「まず，田中と山本と私が集まり，『そのあと』，学校に行ったんだな」という時間的経緯や，「田中と山本の家より私の家のほうが学校に近いんだな」という空間的配置の情報を，視覚的に，よりわかりやすく得られることになります。

＊

廣川　綾屋さんからは，手話通訳で気をつけるべきポイントの話題提供がありました。「田中

と山本が私の家に来て3人で学校に行った」という例文を手話に変換するとき，田中と山本のどちらが先に「私の家」に来たのか，あるいは2人同時に来たのか，時間差の表現という問題が生じます。もしかしたら，手話通訳者が間違った情報を提示する場合もあるかもしれません。「一面に咲く芝桜の花」という例も，本当はなだらかな丘ではなく急な坂で，そこに芝桜が連なって咲いているかもしれませんよね。情報保障では音声を聞いた手話通訳者が自分のイメージを投影する可能性もあって，注意が必要なポイントだと思います。

上岡 手話通訳者のイメージによって情報の内容が変わってくるなんて思ってもみませんでした！ 「おでん」も関西と関東で違うじゃないですか（笑）。それが手話通訳者のイメージに左右されるというのはおもしろいね。

松﨑 ここまでの話は「情報保障という言葉に含まれる"情報"とは一体何か？」とまとめることができそうです。情報保障を担う人が「情報」の範囲を決めていて，この領域内の情報を伝えている。先ほどの「おでん」の例でいうと，地域文化差も「情報の範囲」に含まれますよね。となると，情報保障という言葉を使っていても，そもそもこの「情報」とは何か，定義や意味が十分には確認されてきていないわけですから，「情報の範囲」も含めた「情報」を巡る議論が必要だなと改めて痛感しています。

廣川 もちろん，聞こえる人も「おでん」という言葉から特定のイメージを抱きます。もしかしたら発言した人は「沖縄のおでん」のつもりで話しているかもしれないので，はじめから「沖縄のおでん」と伝えるべきだったという可能性もありますね……

松﨑 それから，発表者と参加者との間に「情報」の意味について共通理解があっても，手話通訳者のように情報保障を担う者だけがわ

かっていなくてモヤモヤすることもあります。その意味では，情報保障を担う者もまた「情報」を巡る当事者の一人といえるでしょうし，情報保障を担う者が当事者研究に取り組むことでまた興味深いことが見えてきそうだと思います。また，発表者や参加者などその場にいる者が情報保障を担う者の存在も考えて「情報」を全員で共有できるシステムをどのように作るか，ということも重要ですね。

上岡 「情報」というものが果たして何を意味するのかというテーマは，ものすごくおもしろいですね。だって一人ひとりイメージが違うんだから。私は刑務所で再犯防止プログラムを担当することも多いのですが，たとえば刑務所に入っている人たちが思い描く「家庭」や「家族」のイメージはみんな違うし，刑務所の外で生活をしている人がイメージする「家庭」「家族」「子育て」「老後」ともずいぶん違う。刑務所で話をするとき，同じ言葉を使っているのに，人によってまったく異なる文化圏にいると感じることはよくあります。だから刑務所にいるメンバーの文化になるべく合わせて話すように心がけています。たとえば刑務所にいる女性薬物依存症当事者のなかには，親子三代にわたる覚せい剤の売人の家に育っている人もいて，「良いお母さん＝刑務所に行かないお母さん」という意味だったりもする。「これからは刑務所に入らない良い母親になります」って彼女たちは言うんだけど，それって普通に考えれば全然「良い母親」じゃない（笑）。だけど彼女たちにしてみたら売人はしていても捕まらないことが「良いこと」で，一般的な価値観とはちょっと文化が違う。彼女たちと話すときには，彼女たちの使う言葉が本当は何を意味しているのか，じっくり耳を傾けて理解するようにしています。そうじゃないと彼女たちとのコミュニケーションは前進していかないからね。

綾屋　依存症の仲間からは、「隣に住む友人が風邪を引いて寝込んでいたので、覚せい剤をもってお見舞いに行った」というエピソードを聞いたことがあります。

上岡　はじめて聞いたときはさすがに私もびっくりした（笑）。「いやいや、そこはフルーツでしょ？」って言いたくなるけど、その人が慣れ親しんできた文化圏では「風邪を引いたら注射器に覚せい剤を入れてお見舞いに行く」のが一般的だったということだよね。売人の家に育って他の文化を知らないから、自然にそうなっていたんだよね。ただこの話にはちゃんと続きがあって、その後の話し合いを経て、今では彼女も「はるえさんが風邪を引いたら、お見舞いはレモンだよね」と言ってくれます。イメージやコミュニケーションがすれちがったら、話し合って、確認して、その結果を記憶に残していく……大切なのはやっぱりそういうことかな。

▌レクチャー③ マルチレベル情報保障①
──語用論的情報保障

パラ言語的情報保障

松﨑　私からは語用論からみた情報保障というテーマで話してほしいということでしたが、その前にひとつ音声情報の特性に着目した情報保障について話題提供させてください。聴覚障害者への情報保障で音声から手話や文字に通訳する方法がありますが、聴者が音声で発信した情報に注目してみると、「言語情報」と「パラ言語情報」という2種類に分類されます。たとえば「おはようございます」という音声を文字に変換すると、「お／は／よ／う／ご／ざ／い／ま／す」という文字列になります。これが「言語情報」です。もうひとつ、「言語情報」とは違って文字に変換できないイントネーションやアクセントが音声には埋め込まれていて、コミュニケーションにおいて重要な役割を担います。たとえば文字に書き起こすと「何かを買う」という文字列になった情報で、最後にイントネーションが上がると、「何かを買う？」という質問になります。イントネーションが平坦であれば「（自分が）何かを買う」と説明していることになります。

　このように発話者の意図が埋め込まれたイントネーションなどの情報を「パラ言語情報」と呼びます。情報保障では、その「パラ言語情報」も受信できるかどうかが重要になります。たとえば、発信者が「買う？」と言っているのに、「買う」という言語情報のみが文字化されたら、受信者は単に説明しているだけと受け取ってしまうわけです。補聴器や人工内耳では「パラ言語情報」が十分に取り込めないことが多いので、情報保障は音声言語における2種類の言語情報をいかに受信するかを考える必要があります。一方、情報保障を担う者は、「言語情報」と「パラ言語情報」の両方とも受け取れますから、手話通訳なら文法情報を示す顔の動きなどで、要約筆記なら「？」のような記号で「パラ言語情報」を伝える工夫はできるわけです。

発語内行為的情報保障

松﨑　次は語用論からみた情報保障についてです。コミュニケーションにおいて人間が言葉を発するという行為には、3つのレベルの行為があります。「発語行為」、「発語内行為」、「発語媒介行為」です。発語行為は、文法にかなった文を述べる行為です。発語内行為は、特定の状況において特定の構成的規則にもとづいて発語行為をなすことによって成立する行為です。たとえば、命令する、約束する、質問する、依頼するなどの行為があります。発語媒介行為は、発語行為や発語内行為の結果

として相手に対して成し遂げられる行為のことで，怖がらせる，安堵させる，心配させる，確信させるなどが挙げられます。ある状況を例に挙げると，暑くなった部屋に入ったAが，窓際にいるBに「この部屋は暑いね」と言ったとしましょう。これは発語行為です。それによってAが「窓を開けてほしい」と依頼しているのが「発語内行為」，そして，Bが「実際に窓を開けた」行為が「発語媒介行為」になります。

　従来，聴覚障害領域の情報保障に関する議論は，主に音声によってなされた発語行為をいかに文字や手話に変換するかに重点が置かれていました。しかしそれだけでは難しいと感じた経験があります。以前，私が大学院生だった頃，ゼミや研究発表会で発表をするときは，手話通訳や文字通訳を利用していました。質疑応答で指導教員や先輩がこちらに発言するとき，訳出された内容を見ると，一見感想を述べているかのような文章になっているので，単に感想として伝えてくれたものなのかと思ったら，そうではなくて，質問を期待していたり，意見として出されたものだから，こちらも意見を出さないといけなかったりする。こういったことに，こちらの発言を待っているようなフロアの態度や行動で気づいたり，通訳者から「これは質問かも？」と通訳者なりの解釈を添えられてわかったり，こちらから「これは質問ですか？　説明したほうがいいですか？」と発語内行為の中身を確認したりしていました。そのたびに，発語内行為が容易に把握できるような発語行為をしてほしいといつも思っていたのですが，聴者はすでにこういうことは当たり前のようにやっているわけですよね。

　私たち聴覚障害当事者は，聞こえる親のもとで生まれることが多く，周囲の音声会話を集中していなくても獲得できるような聴覚活

用ができていなければ，発語行為だけでなくそこに埋め込まれた発語内行為も推論する経験や知識が得られにくいのです。また，聴覚活用に限界があるがゆえに，相手側も発語内行為が容易に把握できるように発語行為をわかりやすく発信しがちです。そうして人間が言葉を発する行為を分析して理解する機会が限られたまま成長することが少なくありません。ですから，当事者研究をやるとなると，発語行為だけの情報保障で十分とは言えないと思うわけです。現在，私が担当する演習では，聴覚障害のある学生と聞こえる学生がディスカッションするのですが，やはりそのときも聞こえる学生が，説明なのか質問なのか発語行為だけでは明確に判断できないような発言をし，聴覚障害のある学生はその発言に潜む発語内行為を把握できず，「どう答えたらいいかわからない」状態になることがあります。ですから，発語行為だけでなく，発語内行為に関する情報獲得もサポートされてこそ相手の意図が理解でき，そこではじめて相手に対して適切なリアクションを考えられるとすれば，「発語内行為的情報保障」というものも必要になるのではないでしょうか。

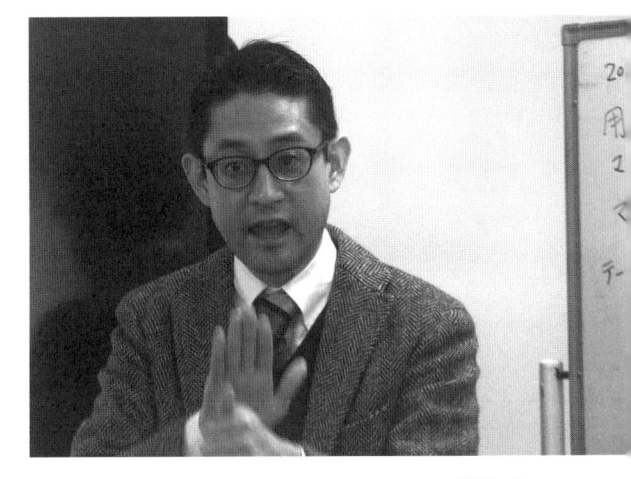

松﨑 丈

発語媒介行為的情報保障

松﨑 ここから派生する「発語媒介行為的情報保障」についてもご紹介します。たとえば先ほどのように，大学のゼミで聴覚障害のある学生が発言をしたとします。聴覚障害のある学生は「自分がこう言えば（発語行為），相手にはこのように受け止めて（発語内行為），行動してくれるだろう（発語媒介行為）」と想定して発言したのに，聞こえる学生がそのように行動してくれなかった。このような失敗経験は，聴覚障害の有無に関係なく起こるものですが，聴覚障害当事者においては，自分が望む発語媒介行為に少しでも近づけるような発語行為は何なのかを知る機会が子どものときから限られていたことも関連していると思います。そこで私から「聞こえる学生には君の言いたいことが伝わっていないかもしれないよ」と指摘します。さらに発語媒介行為に関する情報保障として，聞こえる学生から具体的にどのような内容や意図として受け止めたのか，わからないと感じた部分は何かを話してもらったり，私からも「さっき，内容A

と内容Bを結びつけて説明したつもりかもしれないけど，2つの内容がどう関連しているかが伝わっていないみたいだよ」と伝えたりします。それで，聴覚障害のある学生は，何がどのように起こっていたのかを知り，説明する方法や内容などを工夫するわけです。こうして発語媒介行為の中身も具体的に情報保障すれば，発信する側が望む発語媒介行為を結果的に引き出せるような発語行為を考えることができる。このような「発語媒介行為的情報保障」も大事だろうと考えています。

グライスの格率

松﨑 また，「グライスの格率」という会話を進めるためのルールも，聴覚障害当事者研究のテーマに関わります。「グライスの格率」には「量のルール」「質のルール」「関連性のルール」「様態のルール」という4つがあります[#5]。後ほど綾屋さんからそれぞれについて詳しい説明がありますので，聴覚障害に関連するものとして2点を取り上げて説明します。

　聴覚障害当事者のなかには，日本手話を用

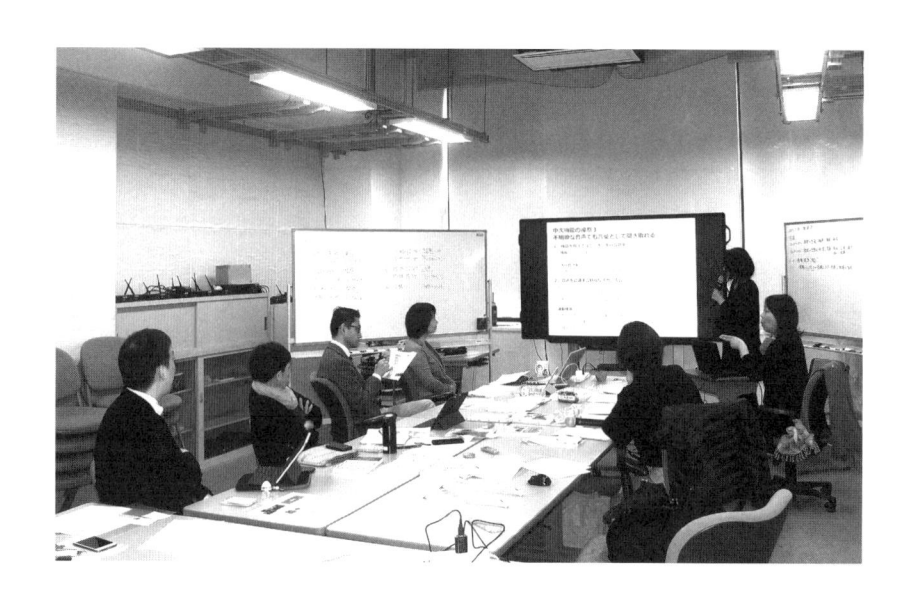

いるろう者がいます。日本語と日本手話は別々の言語ですから文化も異なり，それゆえに会話のルールも異なっています。まず「量のルール」です。これは「適切な量で話したほうがいい」といった会話の「内容」のルールを指しています。ろう者の木村晴美さんは，聴者とのコミュニケーションの経験をもとに，聴者とろう者では，依頼するときにどこまで言語化するか，ということについて特徴が異なるのではないかと考えています[註6]。グライスの格率でいえば，「量のルール」をどう運用するか，ということです。たとえば，電灯を交換しなければいけないとき，日本手話だと「部屋の電灯が切れたので交換するように担当部署に連絡していただけますか」というふうに，相手に何をしてほしいのかを最後まで言語化します。しかし同僚の聴者からの助言で，日本語ではそこまで言語化はせず，「電灯が切れています」とだけ伝え，後は聴者が察して動いてくれるだろうと期待しているのだと知ることになる。木村さんは，この例だけでなく他の聴者との会話でも同様の経験をし，日本語と日本手話にはそれぞれ「察する文化と言語化する文化」があるのではないかと考えているとのことです。

次に，「様態のルール」です。これは，「順序立った言い方のほうがいい」「簡潔な言い方のほうがいい」といった会話の「方法」のルールを指しています。この「順序立った言い方」について，日本語と日本手話には異なる特徴があります。日本手話の場合，結果や結論を先に言ってから，その経過や背景などを話します[註7]。たとえば，／GW　帰省　親会う／（日本語訳：親に会うため GW に帰省する）と結果や結論を先に述べる語順になります。一方，日本語の場合は，「親の顔を見るために帰省する」のような語順が自然です。しかし日本手話でも同じ順番で表現してみると，

日本手話話者の感覚では不自然という判断になるのです。このように日本語を使う聴者と日本手話を使うろう者との間では，「順序立った言い方」に違いがあるわけです。

このような違いをお互い知らないままだと，聴者とろう者にはコミュニケーションギャップが生じます。たとえば，「量のルール」でいえば，聴者が考える適切な「量」がろう者にとっては情報不足と感じられるかもしれません。お互いに両言語における「グライスの格率」の特徴を了解しておけば，両者による当事者研究も進みやすくなるでしょう。ちなみに，ろう学校では日本語の習得を目的とした言語指導が行われていますが，指導される内容は主に日本語の発音，文字，単語，文法などについてであり，ここで話したような語用論の視点で，日本手話との違いも含めて日本語を指導しているところは見当たらないのです。情報保障では日本語も使うこともあるわけですから，当事者研究だけでなく教育の場においても語用論にも着目した実践が重要になると考えています。

レクチャー④ マルチレベル情報保障②
——意味づけ介助を試みる

綾屋　松﨑さんから，ろう者と聴者の文化的な違いによって適切なルールが変わるという話題提供がありました。私もそれを仲間との活動のなかで感じたことがあるので，「グライスの格率」から話題をつないでみようと思います。

多すぎるのでも少なすぎるのでもない適切な量の情報を提供せよ，というのが「量のルール」ですが，身体的特徴の差によって記憶量には差が生まれるため，適切さも異なってくるはずです。普通の人たちよりも細かくたくさん覚えている人は，伝えようとする内容も普通より多くなる可能性がありますよね。

また，真であると信じていることを言い，偽であるとわかっていることを言ってはいけない，という「質のルール」に関しては，周囲にとっては妄想でも，本人にとっては現実ということがあり，多くの人たちと真と偽を区別するラインがそろっていないことがあります。さらに，その会話のなかで想定されていない話題は述べてはならない，という「関連性のルール」も，人より連想しやすいタイプの場合，本人にとっては関連性があっても一般基準に照らし合わせると逸脱だと判断されるでしょう。「様態のルール」のひとつである，順序立った言い方のほうがいい，という点についても，記憶の思い出し方が順不同でスナップショット的である場合，順序立てて話すのが難しいことも起こるわけです。

　また，このグライスの格率の話を聞いたとき，私は，仲間たちと話すときと，多数派の人々と話すときとでは優先すべきルールを変えているな，ということに気づきました。たとえば仲間と話すときには，「自分はこのグループから排除されるのではないか」とおびえていることが多いので，「あなたを仲間外れにしているわけじゃないよ」と伝えるための言葉を多く用います。もし多数派の人たちを相手に同じことをしたら，妙なところにやたらと気を遣う人だな，と思われるかもしれません。つまり，相手によって伝えるべき適切な量が違うわけです。ほかにも，「今回は出席するな」「参加費を払え」といった，言いにくい内容を伝える際，多数派が相手なら「今回のご参加につきましてはご遠慮いただきたく宜しくお願い申し上げます」「お振り込みいただきますようご了承のほど宜しくお願い申し上げます」といった具合に，形式的表現をクッションにして好ましくない情報を最小限にすることが丁寧な表現になると感じます。一方，当事者の仲間には，「今回の参加は不要

です」「参加費をお支払いください」と簡潔かつ直接的に伝えたほうが，相手を混乱させる情報を最小限にする丁寧な表現になると感じるのです。

　発達障害の人は「空気が読めない」「字義通りに受け取る」とよく言われます。たとえば「片づいていないわね！」と母親が怒り，発達障害の子どもが「そうだね」と言いながらゲームを続ける，という状況が典型的です。しかし，哲学者のオースティンとサールによれば，そもそも言葉には「現実・意味を伝える機能」「目的・行為を伝える機能」という2種類の伝達機能があるとされています。ある場面において，どちらを伝え，どちらを受け取るかは多数派の人々の習慣のなかで自然と決まっている，と考えられるでしょう。その知識を踏まえますと，このとき母親は「片づけなさい」という「目的を伝える機能」を用いて発言しているのですが，子どもは「現実を伝える機能」を用いて受け取っている，というように，単に両者の「間」にすれ違いの現象が生じていることになります。にもかかわらず，子どものなかにのみ障害があるかのような言い方をするのは公平ではないでしょう。

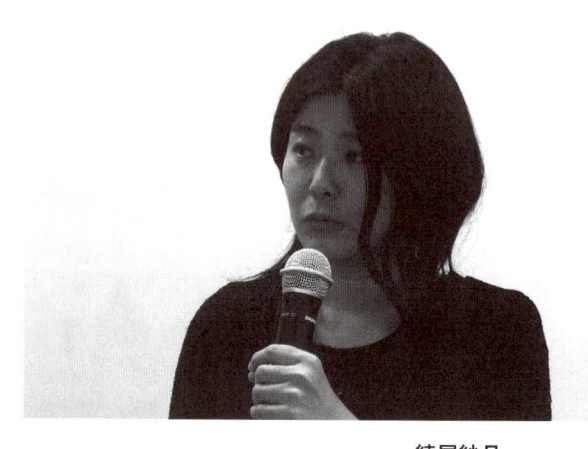

綾屋紗月

また，この話を，東京大学先端科学技術研究センター教授で盲ろうの重複障害者である福島智さんにしたところ，このようなすれ違いは，盲の世界でもよくあることだと話してくれました。たとえば見えない人が「お刺身，まだ残っていますか？」と聞くと，見える人が「すみません，今すぐ追加注文します！」とあわてて手配するというケースです。見えない本人としては，ただ確認したかっただけで，食べたいわけではなかったのです。このケースでは，「現実を伝える機能」による発言を「目的を伝える機能」として受け取り，「発言の裏に隠れた意図があるのではないか」と見える人が勘違いをしたことから，コミュニケーションのすれ違いが生まれています。もしかすると，多数派同士であれば自明である「現実」の情報にアクセスしづらい私たち少数派は，「多数派の基準で生じている現実や意味」を確認するために言葉を用いる傾向が，多数派の人々より増えてしまうのかもしれません。私が大学生の頃に共に活動していた聴覚障害学生の仲間たちの間でも，「聞こえない私たちって，聞こえる人たちよりも裏表なく，ストレートにものを言うよね」という話をよくしていました。真偽の程はわかりませんが，私自身はたしかに当時，聴者学生のコミュニティより聴覚障害学生のコミュニティにおけるやりとりのほうが，率直で意味がわかりやすく，居心地がよいと感じていました。

このように，身体的特徴のマイノリティ性のために，多数派の社会のなかで，他者の行動の意味や意図の推測におけるすれ違いを抱えて困っている仲間に対しては，それらを共有するサポートが重要になります。私はこのような支援を「意味づけ介助」と呼んでいます。私自身，かつては職場で上司や同僚の意図がわからないとき，誰にも確認や相談がで

きないまま不安で具合を悪くして仕事を辞めていました。しかし勇気を出して「意味づけ介助をお願いしたいんですけど……」と言えるようになってからは，その場を共有していた人たちから，それぞれがもつ解釈を教えてもらえるようになり，これまでのように体調を崩さずに仕事が続けられるようになりました。

*

松﨑　先ほど木村晴美さんの例を挙げて，日本手話では「部屋の電球が切れているので交換してください」と依頼する内容を最後まですべて言語化するということを説明しました。では，ろう者はこの方法をどのように身につけていくのでしょう。ろう学校やろう団体のように日本手話を用いるコミュニケーション環境で，ろう者同士の手話会話を観察することによって，グライスの格率のようなルールとしてどのようなものがあるのかを推測し，なかば自然と身につけていくと思います。私個人としては，日本手話では結論や結果を先に伝え，日本語では後に伝える，その違いは何から来るのだろうかということに関心をもっています。環境との相互作用だけでなく，身体性も関連しているかもしれません。

たとえば，先ほど綾屋さんから「身体の差によって記憶量にも差が生まれる」という話がありました。これと関連づけて考えてみると，視覚と聴覚のそれぞれで，記憶する時間や量に差があるという話があります。人間が短期に記憶できる情報のかたまり（チャンク）の数はマジカルナンバーと呼ばれる「4±1」で，したがって記憶量は有限です[註8]。また感覚によって記憶する時間も異なります。聴覚系は約5秒，視覚系は約1秒です。また，感覚によって1秒あたりに保持する情報量も異なります。聴覚系だと，1秒当たりの情報量は104〜105bps/秒なのですが，視覚系だと，

106〜108bps/秒と約100〜1,000倍の情報量になるのです。音声言語は情報が継時的に入り，一定の量を覚えておく必要があるため，記憶の保持時間は長いほうが適しているのでしょう。一方，手話言語の場合，複数の情報（手指動作や文法等を表す非手指動作）が同時的に入ってくるので，1秒あたりの情報保持量は多いほうが適しているのでしょう。このように記憶システムと言語のモダリティはうまい具合にマッチングしているように感じています。もしかしたら日本手話と日本語とで結論や結果を言う順序が異なるのは，そうした記憶システムを有する身体性と関連しているのだろうか……と思っているところです。ただ，英語にも日本手話と似た順序のパターンが観察されるという指摘[註9]があるので，さまざまな音声言語や手話言語を観察して研究する必要がありますが……いずれにしても，言語化の程度や情報の並べ方をめぐる文化的差異は，身体性と必ずしも無関係ではないように思います。

　ろう者は，なかば自然に日本手話に関する暗黙のルールを獲得しますが，日本語については教育によって明示的にルールを学ぶ必要があります。あとは経験した場面状況に応じて自分なりにルールをアップデートしたり，時に修正したり。だから，聴覚障害当事者にとっては，日本語についてパラ言語なり発語行為の3つのレベルなり会話のルールなり，そうした情報が保障されているかどうかが重要になるわけですよね。また，そういうものがあるとわかれば，お互いに情報を共有できてなかったら，会話のルールとかまだ共有できてない何かがあるんだ，それは何だろう，どうしたらわかちあえるんだろう，というふうにお互いを観察したり仕組みを探ってみたり，当事者研究の視点で進められたらいいんじゃないかと思いますね。

上岡　松﨑さんと綾屋さんの話を聞きながら，今まで出逢ってきた人たちすべて，当事者研究をしている部屋から突然出て行ってしまった人のこと，急に顔色が変わった人のこと，きちんと説明したつもりだったのにまったく伝わっていなかった人のことを思い出していました。10年ほど前，聴覚障害をもった仲間と毎日一緒に過ごしたことがあります。手話通訳者がいないときは，メモを取りながら彼女とコミュニケーションを取りました。母親との会話は手話，夫との会話は英語で，間に挟まれた私は何もわからなくて右往左往していたんだけど，彼女はこれまで一体どうやってコミュニケーションを取っていたんだろうとも思いました。今から振り返れば，私との間に限っていうと，もしかしたら言葉より想いが伝わっていたのかもしれない。危機的なときは言語にこだわりすぎると伝わらないことがあるから，とにかく確認だけは何度も繰り返しました。これから先，いろいろなメンバーと付き合っていくなかで，コミュニケーションのすれちがいはつねに起こるだろうと思います。みんなとの関係がこじれていくのはよくあることで，理由は記憶の短かさかもしれないし，言葉の足りなさかもしれない。でも，うまくいかないのを人格の問題にするんじゃなくて，互いに情報がきちんと伝わっていない可能性を考えたいと思っています。

廣川　ここまでの話を聞きながら，通訳者が最後に「終わり」という手話を使うケースのことを連想していました。ろう者はこの手話を見て，「これで終わります」と発表者が言ったのだろうと予想します。実はパラ言語を媒介にして「終わりの雰囲気」を出していただけかもしれないけれど，手話を見たろう者は話が終わったと考えて，自分に発言権が移ったと判断する。場合によっては話すべきタイミングを誤る可能性もあるかもしれません。つ

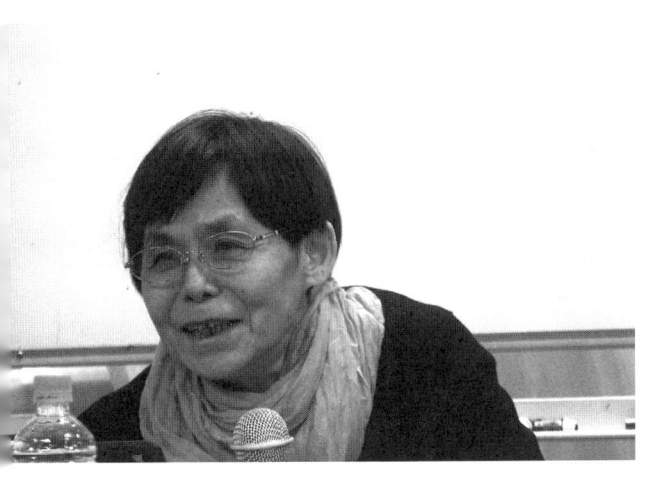

上岡陽江

まり，ろう者は聴者の「話の終わり方」を学ぶ機会がなく，ここから起こりうる問題もあるということです。たとえば，ろう者から，社内で聞こえる人の話し方や内容が理解できずに失敗した経験を聞いたことがあります。「会議で使う資料をコピーしておいてください」という依頼があったので，コピーした用紙を束にしてデスクに置いておいたけれど，どうやらその依頼には必要な部数ごとに束にしてホチキスでとめておくことまで含まれるらしい……とわかってくる。手話や筆談なら伝わることが伝わらず，仕事を完了できないこともあります。

綾屋 松﨑さんからは，パラ言語情報や場面に合わせた情報など生活上の情報保障がありました。廣川さんが活動している演劇の情報保障に関してもご紹介いただけないでしょうか。

廣川 演劇では，考えに考えて台詞がつくられています。パラ言語まで字幕に表わすのは難しくても，手話通訳ならパラ言語も含めて表現できます。字幕を見るだけではパラ言語を自分で補わなければならないのですが，観客からすると，字幕より手話のほうが意味をつかみやすいかもしれません。一方，字幕で伝

えられる部分もありますし，手話言語だからこそ伝えられる部分があることを，情報保障の提供者はもちろん，私たち利用者もわかっておく必要があるでしょうね。

▌ レクチャー⑤ みんなの当事者研究
——全員参加の情報保障のために

綾屋 コミュニケーションのすれ違いがあると，「発達障害」と決めつけられがちな昨今ですが，発達障害の仲間同士で集まってみると，コミュニケーションの困難と言っても一枚岩ではなく，情報のインプットで生じている苦労だけを取り上げてみても，さまざまなタイプがあることがみえてきます。たとえば「話し相手の声以外の音をシャットアウトできなくてうまく聞き取れない」「短い時間しか情報を記憶できない」「集中力が切れるのが速い」「事実より感情や善悪の判断ばかり受け取る」「興味のあるところだけを受け取って，それ以外の情報が抜け落ちる」「自分の想像の世界へ飛びやすい」「傷つきの経験と関係する情報を受け取った途端，過去の世界に飛んで現在から遮断される」などです。実は先日，ダルクメンバーと一緒に行った勉強会で，これらの具体例をお伝えしたところ，ダルクの仲間たちから悲鳴が上がりました（笑）。そして5〜6名の方たちが「自分の経験と重なる」と話してくれました。こういったさまざまな情報のインプットの困難を抱えたメンバーが集まる場で当事者研究をどのように進めているのか，上岡さんからご報告いただきたいと思います。

上岡 私からはまず，ダルク女性ハウスが当事者研究を始めた頃のことをお話ししたいと思います。ハウスは1991年に設立されました。当時は本もなければ治療も研究もなく，とにかく回復のためのお手本が何もない状態でし

た。それでもなんとか生き延びてきたメンバーと一緒に，自分たちの知恵をまとめようとしてきました。KJ法を使って当事者研究を始めて，能力が高い人だけが参加するのではなく，全員参加で実施することを条件に，半年か1年に1度のペースで，話し合うべき問題が起こったときに実施するのが当時のスタイルでした。ハウスの当事者研究には役割分担があるのも特徴で，LINEを使うのが上手で参加者を集める係，おいしいコーヒーを淹れる係，司会をする係，KJ法で分類をする係，絵を描く係……なかでも一番大切なのは「話している内容がわからない人」という係です。このメンバーがわかればグループ全体がわかったことになるから。そうそう，「キレる係」っていうのもあります（笑）。その場にいられなくて部屋を飛び出し，別のスタッフに怒っているけれど，こういうメンバーも1年くらい経つと内容を理解できるようになる。こんなふうにハウスでは，できる人たちだけの集まりではなく，みんなが役割を分担しながら当事者研究を実施していきました。

ちなみに，ハウスに入ったばかりのメンバーはだいたい勘違いをしているんだけど，薬物やアルコールを止めると，かえって体調は悪くなる。借金はあるし，男とはうまくいかないし，おまけに体調まで悪い……要は，止めてもいいことなんかひとつもない（笑）。専門家も「止めることは幸福の始まり」って勘違いしていて，「止めることは不幸の始まり」が本当のところです。そして，こういう矛盾に満ちた現実とのつきあい方を教えてくれるのが当事者研究。

ハウスでは，みんなで話しながら付箋にキーワードを書いて，模造紙に貼りながら分類して，絵も描きながらKJ法でまとめていきます。すると，最初は話についていけなかったメンバーも，依存症からの回復は，生理とのつきあい方とか病院とのつきあい方も含めて，自分の身体と上手につきあうことだとわかってくる。薬をやめていると「しらふ」がいかにつらいかを実感するけれど，みんなが優しくしてくれて，やっぱり生きててよかったと思えることもある。ちなみにハウスでは，だいたいゴロゴロ寝転びながら当事者研究をやっています（笑）。薬をやめたばかりだと身体がつらいからね。当事者研究を始めた当時のメンバーは，リストカットや自殺未遂をする人たちで，自分を理解して説明する言葉をもっていなかった。でも当事者研究を繰り返すうちに，みんなの前で自分の気分や体調や困難を言葉にできるようになっていきました。その後も当事者研究のテーマは時代や参加メンバーとともに変わっていって，最近では処方薬依存や発達障害の研究が多くなってきました。依存症からの回復像も時代の影響を受けて変わっていくけれど，理論化された専門プログラムに依拠すると専門家が考える回復像に縛られるから，仲間と一緒に自分たちにとっての回復をずっと探ってきました。そうやって積み重ねてきた当事者研究の結果は必ず公開することにしていて，冊子にして参加メンバーに配っています。みんな，うれしそうにするんだよね。

実は，参加者の男女差も無視できなくて，女性はグループ内でそれなりにレスポンスができるけど男性にはそれが難しいみたいです。ただ，当事者研究の目的は共通していて，メンバーの課題にどう対処したらいいか，そのためには何が足りないか，どのような情報が必要かを，みんなで一緒に考えること。意思表示はしてもいいし，しなくてもいい。誰かに強制されるのではなく，できるだけ自分たちが考えたほうがいいと私は思っています。女性限定のテーマもあって，刑務所経験者の女性メンバーの子育てについても当事者研究を

進めてきました。みんなで話し合ってわかってきたのは，どうやらポイントは「家族から支援を受けない」にあるらしいということ。子育ては家族にサポートしてもらうというイメージが強いけれど，刑務所生活を経験している女性メンバーに関しては，家族に頼らず，いかに社会資源を上手に使っていくかが大切です。この当事者研究の結果も冊子にまとめて発表して，後に続くメンバーたちを支える力強いメッセージになっています。

*

綾屋 刑務所経験のあるメンバーは多数派とは家庭環境が違っていることが多く，「多数派の一般的情報」にアクセスにしづらい面があると聞きます。「女性である」というだけで私たちは社会から何を押しつけられているのか，「自分の身体が疲れている」とはどういう感覚のことなのか，などのテーマを巡って仲間同士で言葉にすることは，すでに述べたように，意味づけ介助という面での情報保障にもなります。これまでハウスのメンバーがまとめてきた，刑務所経験の研究，女性の生理の研究，子育ての研究などをもっと発信していくことが，これからやってくる仲間たちへの情報保障になっていくのだろうと思います。

　ところで先ほど上岡さんから，文章を書いたり読んだりすると，学校で先生から怒られたなどのいやな記憶がフラッシュバックするため，情報にアクセスできないメンバーもいるというお話がありました。聴覚障害の世界でも，育ってきた過程で親から厳しく言われたり，友だちとの関係がうまくいかなかったりした経験が影響して，情報は自力で取らなければならないという思いに縛られてしまい，あえて情報保障を求めず，時にはわかったふりをしてしまうという例を聞いたことがあります。そのような傷つきの経験と情報の取り

づらさの関係について，松﨑さんはどのようにお考えでしょうか。

松﨑 聴覚障害の場合は，フラッシュバックというよりダブルバインドに近い問題が起きていると私は考えています。先ほど綾屋さんから，遊んでいる子どもに「片づいていないわね」と母親が言う状況に関する話題提供がありました。「片づいていないわね」というメッセージの背後には「早く片づけてほしい」という隠れたメッセージがあって，同時に2つのメッセージがあるわけです。もし，子どもはもっと遊びたいと思っていて，顔は笑っているけれど早く片づけてほしいと思っている母親が「片づいていないわね」と言ったとしたらどうでしょう。そう言われた子どもは，しょうがないなぁと半ば肯定的に受け入れてくれているのか，それとも片づいていないことを否定的に捉えているのか，どちらが本当のメッセージかわからなくなる。聴覚障害当事者にはこのようなダブルバインドが実はよく起こります。たとえば，聴者が「わからないときは質問してね」と言ってくれても，状況によっては，「どうしてそんなこと聞くの？」と不機嫌に対応されたり，あからさまでなくても態度や仕草で示されたりする場合もあります。それで質問しようと思っても，どちらの反応が出てくるか予測できないから躊躇してしまう。ですが質問しなくなると，次は「どうしてわかっていないのに聞いてこないの？」とさらに追い詰めるようなメッセージが飛び込んでくる。だからますますわかったふりをするしかなくなる……ということもあります。だからでしょうね，聴覚障害当事者の「うなずき」には，本当にわかっているときの「深いうなずき」と，実はわかっていないときの「ぎこちないうなずき」がありますし，金縛りにかかったように無表情で動かないままでいることもあります。聴覚障害当事者同士だ

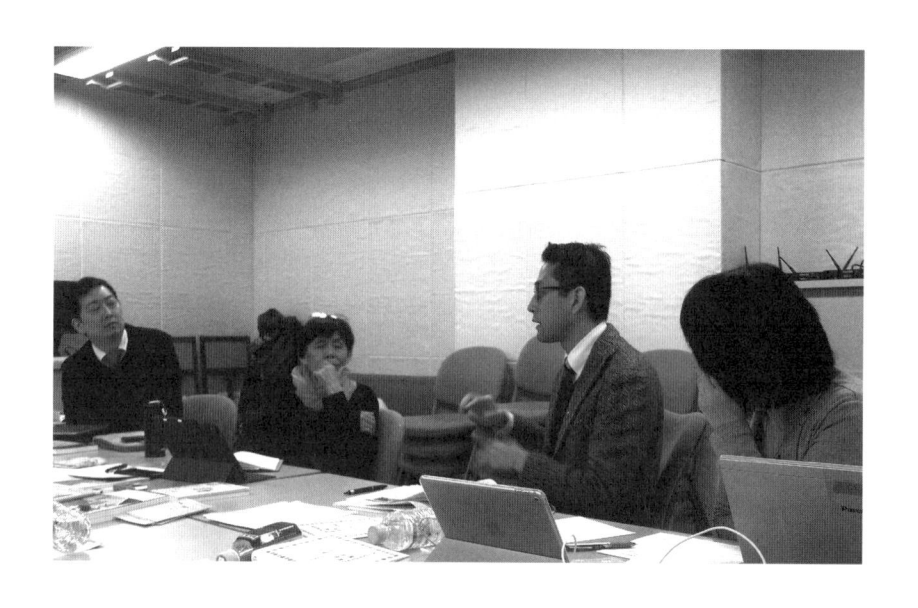

と，そういう当事者の状態に気づき，聴者に悟られないようにお互いにサポートすることがあるんですね。

　上岡さんからは，さまざまな方法で当事者研究を実施しているという話題提供がありました。多数派の世界にいる聴覚障害当事者は，自分がわからないということを周囲が知らないため，「私はわかっていない」ということをアウトプットする必要があります。浦河べてるの家には「弱さの情報公開」という言葉がありますが，いつでもどこでも誰にでも「弱さ」をオープンにするわけではなく，公開するのは信頼できる相手に限られます。ところが聴覚障害当事者は，自分と同じ当事者ではない多数派で，はじめて会う人や大勢に対して，リアルタイムで「弱さの情報公開」をしなくてはならないという課題に直面します。では，どのような方法を用いるのか。ただうなずいているだけでは相手に誤解されるし，かといって手話を解さない多数派が相手なら，「私はわかっていない」と伝えたくても何が最適な方法なのかわからなくて黙っているしかないこともあります。また，情報保障が用意されていても，情報保障の質や通訳者を取り囲む環境などの影響で，聴覚障害当事者にとってわからない状況が起きることはあります。そのときに「私はわかっていない」ということ自体をアウトプットできるような情報保障はないんですよね。ICTを使った情報保障でも，自分がわからないときに，たとえばそれを意味する赤いランプが点灯するといったICTはないわけですから。このように聴覚障害当事者は，「私はわかっていない」ことを多数派にリアルタイムでアウトプットしなくてはならない，にもかかわらずそのための手段や環境が限られているという2つの課題にさらされているのです。

上岡　多数派に囲まれていると，「わかってあたりまえ」とか「明確に説明せよ」と言われる場面に遭遇しますが，わたしたち少数派はその基準から外れていることが多い。そしてますます「私はわかっていない」と言うことが難しくなっていく……

綾屋　「私はわかっていない」と伝わらないために，まず，わかっていないことを自分から伝えねばならないハードルがあり，そのハード

ルを越えないと情報保障につながらない，という困難があるということですね。だからこそ私たちはこうして集まって，自分たちにどのような困難があるのか，またどういう工夫が必要なのか意見を交換して，さらに多数派に向けて意見を表明していく必要があるのだと思います。

廣川　今まで自分はろう者として経験を積んできたのですが，その体験にはこういう意味があったのかと理解が広がっていきました。そして情報保障が思った以上に深くて重いものだと改めて感じています。情報保障を支援の専門家に委ねるのではなく，私たち情報保障の受信者も，共に責任をもって向き合い，課題を整理・確認しなければなりませんね。

上岡　薬物依存症当事者は，裁判など司法の場で「弱者」と認識されないことが多くて，きちんと説明されなかったり，自分だけがわからない言葉で会話が進んでいったりすることもあります。ある軽度の知的障害をもつメンバーは，裁判が終わった途端，「終わりましたので帰って結構です」と言われ，裁判所から30キロ歩いて家に帰ったことがありました。犯罪に関わると，ますます「わからない」とは言いにくくなる。それにジェンダー・バイアスもあって，女性はますます弱者になっていきます。多数派を対象につくられた社会システムでマイノリティが裁かれるとき，こんなにも大きな齟齬と不利益がマイノリティに降りかかるんですよね。でも今日の話を聞きながら，多数派に迎合しなくても「わからない」と伝えられるし，また伝えてもいいんだと言ってもらえた気がして，すごく希望を感じる時間になりました。初めから終わりまで知的好奇心に満たされっぱなしの，とても楽しい時間になりました。今日は本当にありが

とうございました。

● 2019年3月28日
東京大学先端科学技術研究センター

●付記

　この座談会は，UDトークの文字情報表示および手話通訳者（原恵美・荒井美香）の日本手話使用によるマルチレベル情報保障のもとで実施された。またオブザーバーとして古藤吾郎（日本薬物政策アドボカシーネットワーク），牧野麻奈絵（東京大学先端科学技術研究センター）が参加した。

▶註

1　ユーザーリサーチャー：2018年東京大学本部予算で当事者研究分野に雇用された当事者研究職。当事者が研究に参加する「共同創造（co-production）」における要となる（参照：熊谷晋一郎ほか（2018）座談会 言いっぱなし聞きっぱなしの「当事者研究会議」．In：熊谷晋一郎 責任編集：当事者研究と専門知──生き延びるための知の再配置（臨床心理学増刊第11号）．金剛出版，pp.8-25）

2　UDトーク：音声認識エンジンを使って，発話をリアルタイムに文字化する音声認識アプリのひとつ。ほかに「こえとら」「LiveTalk」などがある。

3　「『みんなの当事者研究』出版記念シンポジウム」（2018年1月27日開催／主催＝東京大学先端科学技術研究センター・熊谷研究室）

4　古川茂人（2018）人の会話を聞きとるしくみってどうなっているの？．In：綾屋紗月 編著：ソーシャル・マジョリティ研究──コミュニケーション学の共同創造，金子書房，pp.91-131．

5　グライスの格率：イギリス出身の哲学者・言語学者であるポール・グライス（Paul Grice）の著書（Grice P（1989）Studies in the Way of Words. HUP.（清塚邦彦 訳（1998）論理と会話．勁草書房））で1989年に述べられた対話／会話のルール。

6　木村晴美（2007）日本手話とろう文化──ろう者はストレンジャー．生活書院，pp.16-18．

7　松岡和美（2015）日本手話で学ぶ手話言語学の基礎．くろしお出版，pp.90-92．

8　Cowan N（2001）The magical number 4 in short-term memory : A reconsideration of mental storage capacity. Behavioral and Brain Sciences 24-1 ; 87-114.

9　註7参照。

ウェブ空間の活用
当事者の創造性を花咲かせるバーチャル空間

New School大学大学院社会学部教授／プリンストン高等研究所 学際研究プログラム研究員

池上英子

仮想世界の「住人たち」

ウェブ空間は，現代人にとって他者と相互交流する重要な「場」だ。いまや世界中のさまざまなソーシャルメディアのプラットフォームが，繋がろうとする人々の「時間」の争奪戦を繰り広げている。そうしたメディアを使って新しくグループを作ったり，既存の当事者会の補完となるデジタルの「場所」を作ろうと考えている方々も多いだろう。

しかし，今ではウェブ空間での他者との交流も，現実の補完だけには収まらない新しいコミュニケーションの形が生まれつつある。むしろ「現実」という経験をさまざまな形で拡張するような媒体も登場している。当事者研究に適した万能のウェブ媒体は存在しないので，プラットフォームの特徴を理解し活かすことが大事になる。

私はこの10年間ほど，現実の社会ではさまざまな障害をもつ当事者が，デジタルが作り出す「仮想空間」（バーチャルの3D空間）のなかでいきいきと活動するところを，自分自身もアバターとなって参与観察してきた。当事者アバターたちの仮想空間での活動が自己認識をどのように深め，またその創造性をどのように発揮するかを知る貴重な機会を得るためだ。

私は，10年ほど前に日本でも話題となった「セカンドライフ」という仮想空間を使いはじめ，そこに "キレミミ" という名前の自分のアバターを作った。その仮想世界ではアバターを使うさまざまな当事者が，多彩な活動を展開していた。私がニューヨークに在住していることもあり，主として英語圏のユーザーたちの話ではあるが，仮想空間では身体障害，精神障害，発達障害，聴覚障害，それにパーキンソン症などの難病や脳梗塞の後遺症などさまざまな当事者が，コミュニティ活動を活発に行っている。

なかでも仮想世界の自閉スペクトラム症（Autism Spectrum Disorder：ASD）の当事者会には，100回以上，毎週の例会に参加して深く学ぶ機会をいただいた。バーチャルの世界では，ASD当事者の人々が，リアルとは違う環境を作り，創造性をより自由に発揮しているのが特に印象的だった。

「アバター」はもともとインドの言葉で，聖なるものが地上に降り立った仮の姿のことをいう。この言葉が，デジタル時代の自己の「分身」を指す用語になったのは，実に深い「翻訳」だった。仮想世界では，大好きな動物のアバターになったり，別のジェンダーのアバターを試してみたりといったことが頻繁に起こる。自分のなかのある部分・気持ちを形象化したそんな分身を使い，他の人々と交流するという形が，自分研究に結びつきやすいことは，容易に想像ができるだろう。

どんな人でも何かの当事者であり，内側の視

点からコトを語ることができる。特に心の問題について言えば，自らをよりよく知ろうとする人は，誰でも当事者研究をしようとしているとも言える。

　数あるウェブ空間を利用した繋がりの場のなかで仮想空間には，当事者のために，どのような役を果たす可能性があるのだろうか。実は私の研究自体は，現在は仮想空間にとどまらず，リアルの当事者や，日本の当事者へと広がっているのだが，仮想世界で学んだことは大きい。以下，私が長年かかわってきた仮想空間のASD当事者グループの実例に寄り添いながら，掘り下げてみたい。

ウェブ空間の仮想世界での
当事者グループ実践例

　かつて「セカンドライフ」がマスコミの話題となっていた頃，大学や病院などさまざまなリアルの団体の出先機関が「セカンドライフ」内に登場した。しかし仮想世界の特性を知って参入してきたケースは少なかった。実際に現在も一番活発なのは，もともと仮想空間でアバターとして活動していた人々がイニシアティブを取り，草の根的に始めた障害者などさまざまな当事者グループの活動である。彼らはみな，リアルの組織の出先機関を仮想空間に作るという試みではなく，独自のユニバースとして活用して楽しんでいた人たちだ。

　そんな草の根の活動のひとつ，「セカンドライフ」のASD当事者会が，黄昏どきの仮想世界で，また今週も開かれた。

　一羽のフクロウのアバターがふんわりと飛んできて，ASDの仲間たちの会合が開かれる集会所の塀にとまった。常連のASD当事者だ。集会場にはクッションがまるく並んでいる。普段ネオンに輝く衣装で現れるアバターが早くから定位置に座っている。私もそこに自分のアバター

を操って着席した。緑色に輝く蝶の羽と妖精のような身体をもつアバターや，大きな虫やピエロのアバター，それにビジネスウーマン風の女性アバターらが円座について，チャットを活用したおしゃべりが2時間たっぷりと続く。

　ツイッターやフェイスブックなどのSNSとは違い，ここ仮想空間の「セカンドライフ」は，同時にログインした人同士のリアルタイムの交流なのだ。まるで街角のカフェでおしゃべりしているようなリラックスした雰囲気になるのも，アバターというアニメのような分身の向こうで，息づくリアルの人が今という時間を共有していることがわかっているからだ。

　ASDの当事者でもある司会者は，絶妙にあいずちをうち，場の雰囲気をみんなが話せるようにもっていくが，会話を仕切ることはない。たわいのない日常の話から，困りごとの解決方法の相談，ASDに関係する最新科学の情報で気になったトピックなど，会話は縦横無尽にひろがっていく。特に話の順番は決めていない。それでも暖かく共感に満ちた雰囲気で，ときには軽いノリで，ときには掘り下げて，チャットは進んでいく。

　実は「セカンドライフ」では，声を使うこともできるのだが，このグループの場合はチャットを使う。それは自閉圏に住む人々のなかには，聴覚が過敏だったり，発話が苦手な人もいれば，チャットを読み返しながら慎重に会話を進めたい人もいるからだ。

　リアルの当事者会のなかには，話し方のルールをきちんと決めて，言いっ放しで順番に一定時間，発言するように運営をするところもある。こうした運営方式の良い点は，サプライズがなく，また特定のメンバーに場を独占されたりしてハイエラキーが生じる可能性が少ないことだろう。その代わりやや儀式的になりセレンディピティでの会話の楽しんだり掘り下げたりするのが難しくなる傾向は否めない。この仮想世界

のASD当事者グループでは，質問や意見の交換が自由で，軽やかにチャットが進んでいく。ルールや順番はないのだが，人の話を否定してかかったり，からかったりする人は誰もいない。時の熟成を経て，知らない間に培ってきた「文化」があるのだ。

会話の自由度が高いだけに，チャットではポリフォニー（多声性）そのままに，2つのトピックが並行でしばらく進んだりすることもある。けれども誰も気にしない。両方に適宜にチャットに参加したり共感の言葉を投げたり軽いジョークが飛び交う。

しばらく沈黙するアバターもよくいる。本人は飲み物を取りに行っているのかもしれないし，ちょっと疲れているのかもしれない。参加を促されることはない。アバターは，無名性だけではなく，そうしたかかわりの距離感を当事者自身が決めることも可能にしている。

適温の親しさと安全な距離感，だがライブでたしかに人と繋がっている感覚。何かを質問したり発言したりすれば，必ず何かが返ってくる。そしてアバターの向こうに当事者がいて，今この時間とスペースをシェアしているという存在感。そして長年毎週のように会っている人々による時の熟成がこの暖かいコミュニケーション文化を可能にしているのだろう。そんな絶妙な配合と，アバターという仮の身体と名前という無名性にまもられて，稀有な当事者交流の場が実現している。こんな毎週の会合が，私の知るかぎり，もう8年以上毎週続いている。

仮想世界という特徴を活かす
——情報が引き算された世界

私は仮想空間の当事者会にするようになって，まずその会話の流れの自然さにまず驚いた。ASDは，医療の視点からは「コミュニケーション」や「対人関係」にその主たる症状が現れる，

と定義されている。特に適切な共感を示したりすることが難しいとされている。しかし，仮想空間の自助会では，そんな感じはない。これはいわゆる「心の理論」（相手の視点を理解する能力）がないこと，共感力が弱いことに，コアな症状がある，という一部の専門家の考え方にも疑問を投げかけるものだろう。

仮想世界は，使い手にとっては情報が引き算された世界という側面がある。たとえばアバターたちはジェスチャーはかなりぎこちなく，微妙な表情や視線の表現はできない。だから仮想世界でのコミュニケーションでは，表情から言外の意味を取るというASD当事者がどちらかといえば苦手なことをしないで済む。私のアバターも，ASD当事者のアバターも，表情やジェスチャーがぎこちないのはお互い様。これはある意味，意図せずしてコミュニケーションの民主化を果たしているとも言える。

こうして私は『ハイパーワールド——共感しあう自閉症アバターたち』（池上，2017）を書くなかで，仮想空間はリアルの延長として考えるより，特別なコミュニケーション環境をもつ独立したユニバースとして考えたほうがいいと確信するようになった。アバターを使うことにより現実の自分とは違うアイデンティティの構築を試みたり，リアルとは別の世界観をもつ建造物や街を3Dで作ったりできる。つまり自己も環境もそして人間関係も，代替の現実を創ることができるのが仮想世界である。

ウェブ空間に展開されているさまざまな仮想空間は，それ自身が当事者に新しい表現の手段や行動する力を与えるものにもなりうる。仮想空間には障害者のアートを展示したり販売するアートギャラリーがあり，そのほかにも集いの場としてカフェや講演会場などの「建物」があって，アバターによるダンスパーティなどのイベントも開かれている。こうした活動は，すでに仮想空間に参加していた障害者をリクルートし

たり，またイベントの通知を通じて集まってきたさまざまなバックグランドをもつ人々の参加により支えられている。

当事者の創造性を引き出す仮想空間
——仮想コミュニティ空間のなかで

　仮想空間では，実はグループで行う当事者会だけが当事者研究の場とは限らない。一見ただの遊びのように見える活動も，当事者にとって大事なエンパワーメントであり自己表現の場となる。そうした活動は，当事者をより広いネットワークのなかに開放する。

　ASDのような，非定型インテリジェンスをもつ人々は，物の見え方，聞こえ方が社会の大多数派の人たちと違っていることが多い。だがそんな認知特性に合った環境に置かれると，そのものの見え方・感じ方はそのままに，大いに力を発揮する場合がある。ここ仮想空間では自己がアバターとなるだけではなく，さまざまなバーチャルな建造物を作るなど，アバターたちが交流する環境まで自分でカスタマイズできる。以下は仮想空間のASD当事者グループの常連“ラレ”の視覚優位の「ビデオのように考える」という認知の特性を生かした活動の一例である。

　ラレは，グループの当事者会ではとても寡黙なアバターだった。ある日めずらしく，自分にとってこの仮想世界がリアルであり自分らしい世界なのに「どうして神経回路が多数派の人間はそれがわからないのだろう？」と言い出した。彼は今，野心的なビックリハウスを仮想世界に建設中なのだった。「あなたの世界を見せてくれる？」と私が頼み，案内してもらうことになった。

　私のアバターがラレの後をついていく。そこは驚くべき仮想の迷宮で，内部には130の部屋がある。そこにはひとつひとつ出口がわかりにくい危険なワナや驚きがある部屋が続いていた。
　いくつかの部屋は，ラレ自身の主観的感覚世

界から見て共感を覚えるアーティストへのオマージュとしてデザインされていた。たとえば，オランダの錯視版画家Ｍ・Ｃ・エッシャーや，画家サルバドール・ダリなどだ。私のアバターは，さらにコンピュータのなかの電気基盤の上を歩んだり，冷蔵庫のなかに入り込んで出られなくなったり，ネオンのような色彩の渦のなかに入ったりした。

　ラレは視覚優位の認知特性をもつのだが，そんな彼の作品である迷宮のなかを歩いて，これはラレの脳内世界の扉をひとつひとつを開き，その内部へと案内されているようだ，と気がついた。思わぬことが起きて不安におちいったり，罠にハマったり，また視覚優位のラレが見ている輝く色彩と動きに満ちた世界などが次々に現れ，私を圧倒した。

　仮想空間にはさまざまな形の創造的な活動や遊び，そして交易（自分で作ったアバターの衣装を売るなど）の要素があり，当事者としての範疇にあてはまらない外に開いた活動も，もちろん可能だ。そうした世界の一部に毎週の当事者自助会が埋め込まれているわけだ。当事者研究のパイオニアである北海道の浦河べてるの家は，自助会を通じた精神障害当事者研究の実践で有名だが，ひとりで行う個人研究もさかんだ。さらにべてるの家全体は，外の社会に開かれたコミュニティでもある。リアルと仮想世界の違いはあるが，構造的な相似性がある。

　後にワイオミングに住むラレの自宅と職場をたずねる機会があった。ラレは高校卒業後，もう18年ほどもスーパーで働いている。深夜のスーパーで働くリアルのラレしか知らない人は，仮想空間での彼の輝きを想像もできないだろう。ラレの創作の秘密は，近著『自閉症という知性』（池上，2019）で紹介・分析した。彼とともに「リアルとは何か」と，仮想世界から現実を逆照射する対話を交わした記憶は，私のこ

ころのなかに深く錨をおろした。

仮想空間という自由と当事者の主権的自由

「仮想世界にはフリーダムがある」と，ラレは言っていた。これは重い言葉だが，ハーバード大学の社会学者オーランド・パターソンによれば，西洋文明でいうフリーダムには3つの構成要素があるという。すなわち，純粋に内心の自由という意味の「個人的自由」，公共社会の意思決定に参加する「政治的自由」，他者を動かして自分がやりたいことを達成する「主権的自由」の3つだ（Patterson, 1991）。

日本では自由といえばもっぱら「個人的自由」と「政治的自由」を頭に浮かべるのではないだろうか。しかし実は，それに加えて3番目の自由，人を動かして経済的に成功したり，何かを「行為」して楽しんだり，達成したりできる自由が実は大切である。しかし障害者が，特にこの3番目の自由を享受することは難しい。ラレも「人生で何かを達成したい」と言っていたが，ものの見方や感じ方が多数派と違うばかりか，その感じ方を社会に向かって表現するのも難しかった。だから，3番目の「主権的自由」を行使するのは現実社会ではかなり難しい。

しかし仮想世界のなかでは，ラレはビックリハウスの創造者であり，そこを訪問する人を楽しませ，翻弄することができる。ここではラレが主権者なのだ。そのためには，視覚優位の認知特性をそのまま活かせ，自分のなかにある感覚をそのままビジュアライズして表現できる仮想空間という環境が必要だった。

一般に自助グループという文脈での当事者研究では，ほかでは言いにくい問題や症状を当事者の視点から語るということに重点が置かれる。だが問題や症状だけが当事者のメンタルライフのすべてでもないことに注目したい。

当事者を支え合う場として，ブログやソーシャルメディアが有効であることは，すでに多くの当事者が感じている。それは，単に人と繋がるだけではなく，何かを行為し，人を動かすという，当事者が主権的自由を行使できる可能性を開いてくれるからでもある。

自己を知るための仮想の力

自分研究としての当事者研究にとって，仮想空間の独自の強みはどんなところにあるのか。

それはバーチャル「仮想」とは何かを考えるところから解けてくると，私は思っている。

人間の文明は実際に見ることも触ることもできないものを，感じる力や考える力だけで，切実に存在するものにしてきた。だから人間の「仮想」力は今に始まったものではなく，文明をつくる力だった。大切なものだが，そう簡単に触ることも表現することもできない——それは「自己」について最も言えることだ。しかし自分の「こころ」は，なにしろ観察する人も観察の対象である自分自身も，自己の一部という入れ子状態なのだから，これはやさしいことではない。

けれどもこの難しい「自己を知る」ことも，もし自分の一部を外部に対象化して，その経験を観察することができれば，自己省察も深まるだろう。たとえば小説家は，言葉により自己の一部を外在化し，架空の環境に小説の主人公たちをおいてその省察を深める。言葉を使って仮想世界を作るのが小説家の営為だとすれば，仮想空間で架空の身体であるアバターを使い，バーチャルの建物を作って仮想の環境を創ることも，同じく立派な創作行為である。当事者にそんな創造性を花咲かせる可能性を仮想世界ははらんでいる。

分身主義の可能性

　仮想空間が，真面目な当事者会から遊びやエンターテイメントを含めた経験まで，簡単に移動して楽しむことができれば，当事者が置かれた生活のランドスケープは豊かになる。当事者研究の目的のひとつは障害者や少数者の自己決定権を当事者の手に取り戻す点にある。しかし，もしそれが共同体的なものを形成するだけに収斂されるなら，当事者をひとつの情報・言説のバブル（泡）のなかに囲い込むことにもなりかねない。繋がりの「収斂と拡散」，そして繋がりのギアをスイッチする自由，ウェブ空間は本来その試みができるところだ。

　仮想空間のアバターの実践例は，アルコール依存症のグループ（AA）が「アノニマス（匿名）」を唱えてきたことも思い起こさせる。アノニマスはアバターの分身主義に通じる。しかしアバターの分身主義は単に匿名がグループの運営を助けるから大事なのではない。どんな人のなかにも，ひとつのカテゴリーだけに収まらない，マイノリティの感じ方・見方があるものだ。人をひとつのアイデンティティだけに固定するのではなく，いくつものアイデンティティを行き来するような自由は，人を楽にさせる。障害や病気があるからといって，医療的診断名から範疇化されたアイデンティティだけで生きているわけではない。個人とは，複数のアバターのネットワークの集合体とも言えるのだ。だから複数のアイデンティティがあることを前提とするアバター的分身主義は，誰をもすこし軽い自由な気持ちにするのではないか。

◉文献

綾屋紗月（2017）当事者研究をはじめよう！──当事者研究のやり方研究．In：熊谷晋一郎 編：みんなの当事者研究（臨床心理学増刊第9号）．金剛出版, pp.73-99.

綾屋紗月・熊谷晋一郎（2010）つながりの作法──同じでもなく違うでもなく．NHK出版.

池上英子（2017）ハイパーワールド──共感しあう自閉症アバターたち．NTT出版.

池上英子（2019）自閉症という知性．NHK新書.

向谷地生良（2002）あとがき．In：浦河べてるの家：べてるの家の「非」援助論」──そのままでいいと思えるための25章．医学書院.

Patterson O (1991) Freedom Volume I : Freedom in the Making of Western Culture. I.B. Tauris Publishers.

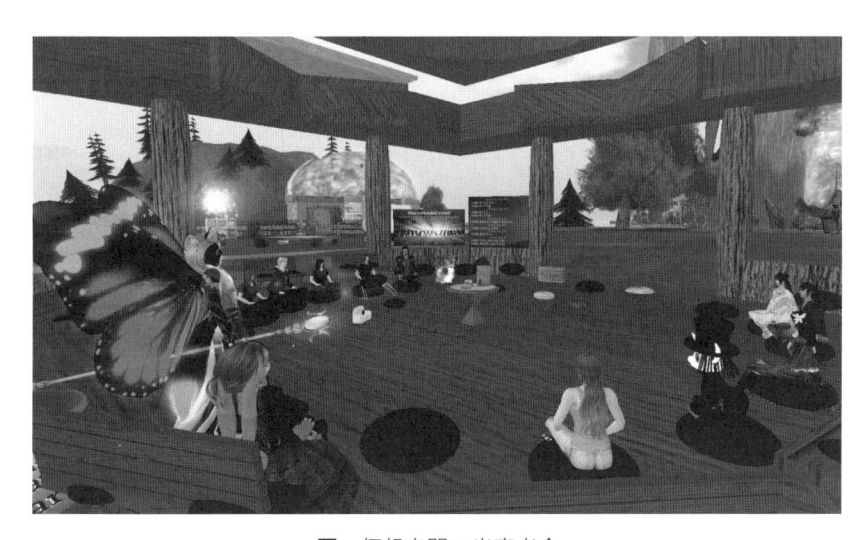

図　仮想空間の当事者会

好評既刊

Ψ金剛出版　〒112-0005　東京都文京区水道1-5-16　Tel. 03-3815-6661　Fax. 03-3818-6848
e-mail eigyo@kongoshuppan.co.jp　URL http://kongoshuppan.co.jp/

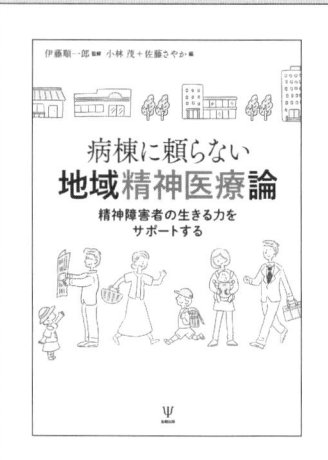

病棟に頼らない地域精神医療論
精神障害者の生きる力をサポートする

［監修］伊藤順一郎　［編］小林茂　佐藤さやか

浦河赤十字病院から浦河ひがし町診療所に舞台を移した川村敏明と，メンタルヘルス診療所しっぽふぁーれにおいて訪問医療を志向する伊藤順一郎による2つの対話。生活・仲間・就労のサポート，障害とともにある家族のケア，多様化するサービス。浦河をはじめとする地域の現状のレポート，そしてスタッフや市民との関係構築──「住む＝生きる」のケア，「家族＝環境」のサポート，「ケア＝サービス」の充実，「地域」の創生，そして「人材」の育成という5つの領域にフォーカスし，人々によるグラスルーツの実践と経験から，地域精神医療が目指すべきルートを探る。　本体3,600円＋税

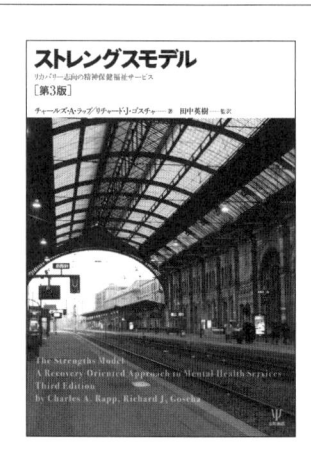

ストレングスモデル 第3版
リカバリー志向の精神保健福祉サービス

［著］チャールズ・A・ラップ　リチャード・J・ゴスチャ　［監訳］田中英樹

リカバリーの旅に同行する精神保健福祉サービス提供者の条件とは。心から望む意義ある重要な目標は，可能性に開かれた資源を通して達成されることでエンパワメントをもたらす。精神保健福祉システムを超えて展開するクライエントのリカバリーの旅は，ストレングスの宝庫である個人と地域を的確にアセスメントする実践者を得ることでより充実したものとなる。もはや古典ともいえる本書は，クライエントの希望と選択に導かれ，リカバリー志向の関係性を基盤とし，創造力を源泉とした精神障害者支援の今日的方向性を指し示している。　本体4,600円＋税

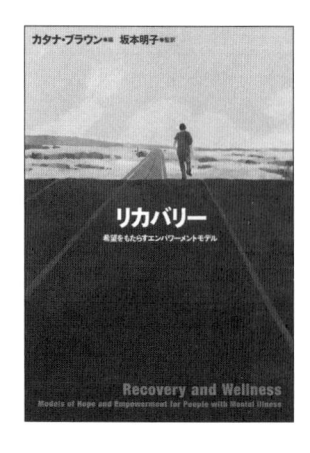

リカバリー
希望をもたらすエンパワーメントモデル

［編］カタナ・ブラウン
［監訳］坂本明子

精神疾患からの「リカバリー」とは，疾患を経験する前の状態に戻ることではなく，苦痛を経て，それでも夢や希望を携え，人生の舵をとる新たな自分に変化することである。本書は，精神障害者の当事者運動のなかで発生し，今や世界中の精神医療福祉政策にインパクトをあたえ続けている「リカバリー」の概念について，パトリシア・ディーガン，メアリー・エレン・コープランドら先駆者の議論や，ストレングスモデルで名高いカンザス大学の作業療法士（OT）たちの実践を集めた論集である。　本体3,000円＋税

当事者研究の実践
—— ここからはじめる実践メソッド

当事者研究を体験しよう!

ワークシートを用いた実践

東京大学先端科学技術研究センター／東京大学大学院総合文化研究科博士後期課程／
おとえもじて代表

綾屋紗月

はじめに
——「当事者研究ワークシート」の作成

　筆者はこれまで，当事者研究の歴史（本特集号「当事者研究が受け継ぐべき歴史と理念」参照）と方法論的態度（綾屋, 2017）を研究してきた。それと並行して，当事者研究を実践するうえで，その取り組み方をより具体的に伝える必要に迫られることも増え，独自の「当事者研究ワークシート」を作成し，活用してきた。すでに当事者研究の初心者向けに入門編の体験ができるワークシートとして，当事者研究を体験するワークショップ，当事者研究に取り組むグループの運営を希望する人たちのためのファシリテーター養成講座，また，大学生の講義のアクティブ・ラーニングにおいて活用中であり，これによって当事者研究の要素を網羅的・効率的に体験できるものになっているのではないかと考えている。

　本稿ではこのワークシートの活用方法を解説するが，これはあくまでも当事者研究を進める際に最低限あるとよいと思われる基本項目を押さえる「土台作り」のためのものである。実際に仲間と当事者研究を行う際には，このワークシートの流れや項目を，ひとつの目安として頭の片隅に置きつつも，これに縛られることなく，当事者研究をしている人の語りの傾向を優先し，その人が語りやすい順序や内容に合わせた進行を心がけていただければと考えている。

　このワークシートでは，当事者研究発祥の地である浦河べてるの家が提唱する，当事者研究の15の理念のうちの約半分にあたる，「弱さの情報公開」「自分自身で，ともに」「初心対等」「自分の苦労をみんなの苦労に」「自分を助ける，仲間を助ける」「言葉を変える，振る舞いを変える」「研究は頭でしない，身体でする」「経験は宝」を重視した進行スタイルとなっている（図1）。それらの理念を集約すれば，主に「仲間とのわかちあい」と「日常生活における実践」の2点の重視となるだろう。当事者研究は，一人の当事者では太刀打ちできない厳しい現実を前に，類似した困難に直面する当事者同士の連帯と，それを側方的に支援する支援者によって積み重ねられてきた当事者活動の系譜に置かれる実践であり，仲間と共に行うことに重点が置かれている。このワークシートも，一人で黙々と作業するためのものではなく，主に二人一組になってお互いに聞き取り合う方法を用いることで，できる限り上下関係にならない形で，仲間と苦労のわかちあいができることを目指している。たとえ当事者同士や患者同士であっても「専門家・支援者の資格をもっていたり，ピアスタッフとして仲間の支援に従事したりしている側」と「支援を受ける側」という構造によって生まれる，無視できない差異が生じることがある。しかし二人一組でワークシートを交換する方法は，そのようなそれぞれの役割を双方が脱

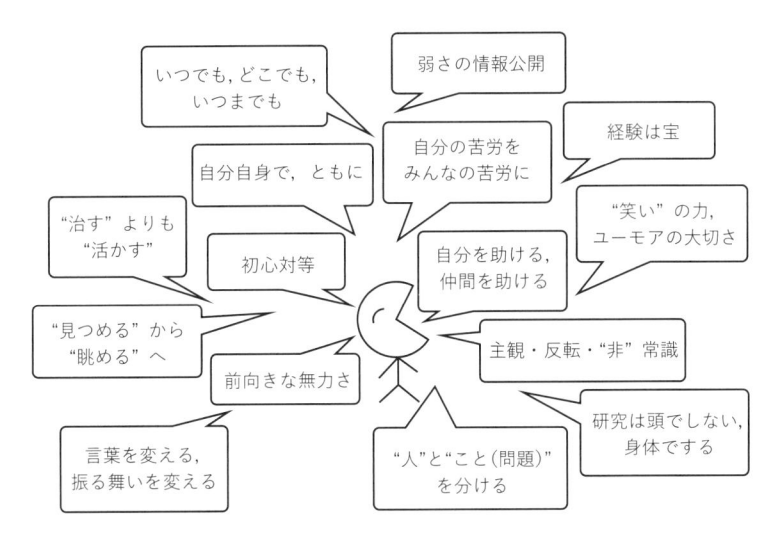

図1　当事者研究の理念
（べてるしあわせ研究所（2018）「第4章 当事者研究の理念と展開」（pp.23-34）をもとに作成）

ぎ，困りごとを抱えた一個人としての当事者性をそろえることに，ある程度，貢献することを想定している[註1]。同様の効果は「専門家／患者」という関係においても，いくらか期待できよう。また，現実の生活のなかで「『頭』以上に『足』を使って行動し」，「さまざまな経験（実験）を重ね」ることで（べてるしあわせ研究所，2018，pp.29-30），自身の苦労とのつきあい方を探究していくことも大切にしている。この「仲間とのわかちあい」と「日常生活における実践」の2点が守られることによって，当事者研究が独善的になったり，机上の空論に陥ったりせずに済むのではないかと筆者は考えている。

なお，本稿は，文献，音源記録，その他当事者研究ワークシートに関する実践記録をもとに筆者がまとめたものを，本特集号編集委員である熊谷晋一郎（以下，熊谷／脳性まひ当事者，東京大学先端科学技術研究センター当事者研究分野准教授），上岡陽江（以下，上岡／薬物依存症当事者，ダルク女性ハウス代表，精神保健福祉士），松﨑丈（聴覚障害当事者，宮城教育大学准教授），および向谷地生良（以下，向谷地／ソーシャルワー

カー，浦河べてるの家理事，北海道医療大学教授）が確認・修正して作成した。

2つの「自分」を探究するデザイン

さて，当事者研究が自分のことを研究する取り組みであることは言うまでもないが，では自分自身の何を研究しているのだろうか。筆者は，当事者研究を長年実践してきた浦河べてるの家やダルク女性ハウスに関する歴史研究（本特集号・前掲論文参照）や実践研究（綾屋，2017），および筆者自身の当事者研究を振り返った研究（綾屋，2013）に基づき，当事者研究が対象とする「自分」とは，大きく2つに分けられるのではないかと考えてきた。

1つ目は，自分の感じ方，考え方，行動の仕方の癖やパターンなど，**「時間を超えて変わらない，一人の私として共通している自分」**である（図2①）。過去の具体的なエピソードを並べたときに浮かび上がってくる，「あのときもこうだった」「このときもこうだった」というパターンを抽出してみようという側面である。加

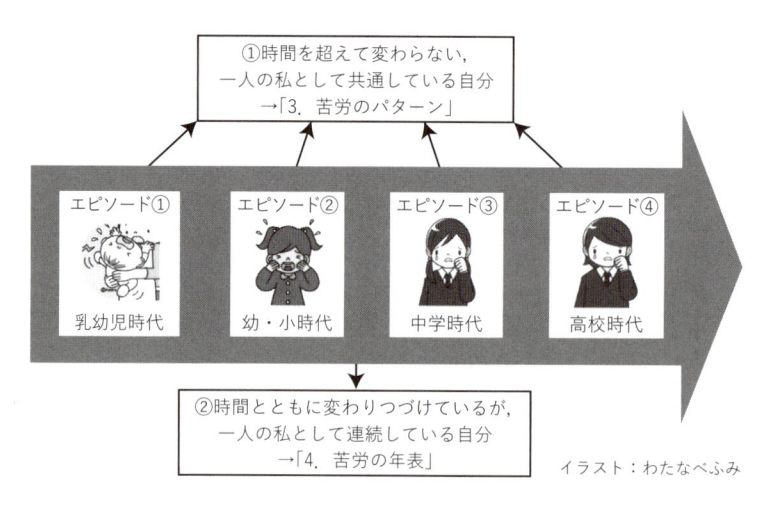

図2 当事者研究ワークシートが研究対象とする2つの自分

エピソード① 乳幼児時代
エピソード② 幼・小時代
エピソード③ 中学時代
エピソード④ 高校時代

①時間を超えて変わらない，一人の私として共通している自分 →「3. 苦労のパターン」

②時間とともに変わりつづけているが，一人の私として連続している自分 →「4. 苦労の年表」

イラスト：わたなべふみ

えて，パターンのうちで変えられるものと変えられないものを，日常生活の実験を通じて不断に見分けようとし，自分の変えられない部分については周囲の環境の変化を提案していく。このような側面は，難病患者・障害者運動の系譜を受け継いだものでもあると言えるだろう（本特集号・前掲論文参照）。

2つ目は「時間とともに変わりつづけているが，一人の私として連続している自分」である（図2②）。こちらは，個別のエピソードを一度きりのできごとと捉えたうえで，それらを連ねた自分史を編み上げ，その全体的な文脈に個々のエピソードを位置づけることで，各々の意味を探っていくという側面である。こちらの側面は，主に過去の棚卸しを重視する依存症自助グループの系譜を受け継いだものでもあると言える（本特集号・前掲論文参照）。このワークシートは主に，以上の2つの自分を研究していくようにデザインされている。

ワークシートの変遷

次に，このワークシートが現在のバージョンになるまでの変遷を概観しておく。ワークシートを歴史化することによって，このワークシートが決定版というわけではなく，現場で活用するなかでフィードバックされたさまざまな意見を踏まえて改訂を続けてきたこと，そして，今後も改訂しつづけていくであろうことが理解いただけるものと思う。

そもそもワークシートを作成することになったきっかけは，2014年に筆者が大学で当事者研究を教える講義を担当したことにある。受講生に自分自身の当事者研究のレポートを書く課題を出した際，何をどのように書けばいいのか，考え方の手順と記述すべき項目を並べたセルフチェックシートとして「当事者研究シート」を作成した。そしてその後も，受講生たちのレポートが当事者研究らしさを満たしているかどうかを踏まえながら改訂してきた（表1／Ver.1-4）。

その後，2018年からは大学講義においてアクティブ・ラーニングの要素が求められるようになったことから，筆者はアクティブ・ラーニングを取り入れた授業運営を学ぶ講座に参加した[註2]。その講座で学んだなかでも特に，グループ・ワークにおいて受講生同士が取り組むことができる，さまざまな相互フィードバック方法が参考になり，大学の講義だけでなく当事者研

表1　当事者研究ワークシートの変遷（2014年11月～2019年4月）

Ver.	Date	特徴・変更点	テーマ	エピソード	考え方のパターン	行動のパターン	年表	要因	仲間のコメント	実験計画	実験結果	不変的パターン	考察
					順　序								
1	2014/11/13	「当事者研究シート」初作成（A4縦1頁）大学生講義：自分の当事者研究について書くレポートの手順と項目を確認するセルフチェックシートとして配布		2	3	4		1		5	6		
2	2015/10/16	大学生講義：2年目／積極的にシートを使用／「テーマ」追加	1	3	4	5		2		6	7		
3	2015/10/22	改訂版「エピソード」と「要因」の順序入替	1	2	4	5		3		6	7		
4	2015/11/16	実践版「行動／考え方のパターン」を1つにまとめる「仲間のコメント（他者の意見）」「不変的パターン」追加「要因」削除	1	2	3				4	5	6	7	
5	2018/10/12	「当事者研究ワークシート」初作成（A4横6頁）大学生講義：アクティブ・ラーニング用に作成「年表」「考察」追加／「要因」再追加「仲間のコメント（他者の意見）」「不変的パターン」削除	1	2	4		3	5		6	7		8
6	2018/10/13	聴覚障害学生WS用Short ver.作成　WS担当者である松﨑丈（宮城教育大学准教授）の要望をVer.5に反映「テーマ」あらかじめ設定／「エピソード」1つ／「年表」「考察」削除	1	2	3			4		5	6		
7	2018/10/14	聴覚障害学生同士がスムーズにわかちあえるように「仲間のコメント」を再追加／「要因」削除　情報保障として文字による作業説明を追加	1	2	3				4	5	6		
8	2018/10/20	企業人事WS用：急遽依頼されて作成／「年表」再追加	1	2	4		3		5	6	7		
9	2018/11/16	聴覚障害学生WS（10/27）で「仲間のコメント」の効果を実感し大学生講義用にも追加	1	2	4		3	5	6	7	8		9
10	2018/11/22	北九州ダルクWS用（11/26）：見やすさ・親しみを意識して改変　2018年完成版作成／表紙のイラストの掲載許諾を取る	1	2	4		3	5	6	7	8		
11	2019/4/11	2019年版完成作成／計4回のダルクWSの反省をもとに作業方法を示すマーク追加／「年表」と「パターン」の順序入替	1	2	3		4	5	6	7	8		

表2 当事者研究ワークシートを用いたワークの全体構成

構成	ワーク内容	形式	作業時間の目安 Full ver.	短縮版の例 Short ver.
イントロダクション	例：挨拶・説明・ストレッチ・自己紹介 （気分・体調）など		15分	○
ワーク1	研究テーマ	考えて話す	20分 （記入5分＋ 共有15分）	○
ワーク2	苦労のエピソード		20分（10分×2）	○
ワーク3	苦労のパターン		20分（10分×2）	○
ワーク4	苦労の年表	二人交換	40分（20分×2）	
ワーク5	個人的要因／ 社会的要因		20分（10分×2）	
ワーク6	仲間のコメント	四人交換	25分 （記入5分×3＋ 共有10分）	○
ワーク7	実験計画	考えて話す	5分（記入2分＋ 共有3分）	○
ワーク8	（実験報告）		（10分）	
クロージング	感想や気分・体調を共有（全員）		15分	○
		【所要時間】	180分（3時間）	120分（2時間）

究を体験的に教授していく際にも活用していけると感じた筆者は，新たに「当事者研究ワークシート」をデザインし，使用するようになった（表1／Ver.5, 9）。

ちょうど時期を同じくして，このワークシートを用いた聴覚障害学生向けワークショップ（表1／Ver.6, 7），企業人事部向け当事者研究ワークショップ（表1／Ver.8），薬物依存症の自助的な回復施設であるダルクを対象としたスタッフ研修や利用者向けプログラム（表1／Ver.10, 11）などが開催され，ワークシートが改訂されていった。

このようにして，講義，ワークショップ，研修，プログラムといった実践を経験するたびに，少しずつ必要な項目は何かを検討し，項目が追加・削除・再追加され，順番が入れ替わることを繰り返しながら，本稿執筆現在，Ver.11に至っている。Ver.10から11への変更点は主に，「苦労の年表」と「苦労のパターン」の順序を入れ替えたことである。これは2015〜2016年に実施された「当事者研究のやり方研究会」において，浦河べてるの家のスタッフである池松麻穂（ソーシャルワーカー）から述べられた，浦河べてるの家の当事者研究の実践報告，2018年以降，筆者とともに当事者研究ワークシートを用いた実践に取り組んでいる，上岡からの指摘，および筆者自身の当事者研究の実践を検討した結果を反映したものである。

イントロダクション（導入）

以上，当事者研究ワークシートが作成された経緯を概観してきた。次に，このワークシートを用いたワークの全体構成，およびワークの導入部分について説明する（表2）。

このワークは，イントロダクション（導入），8つのワーク，クロージング（結び）の3段階によって構成されている。ワークの形式は「一人で考えたあとにグループで話して共有する」「二人一組でワークシートを交換して聞き取りあう」「四人一組のグループでワークシートを交換し，読んでコメントしあう」という3つのスタイルを用いている。

作業時間の目安は，8つのワークのうち5つのワークが20分前後となっており，1回ですべてのワークに取り組んだ場合，180分（3時間）を予定している。ここで設定したイントロダクションとクロージングの作業時間の目安は，参加者が多くても30名程度であると想定したものである。大学の講義では90〜100分程度の授業時間のうち，前半の60分はスライドを使いながら講師による当事者研究の歴史・理念・方法などに関する知識の伝達を行い，後半30〜40分を使って1講義あたり1ワークと，分割して取り組んでいる。その際，より多くの仲間の経験を共有することができるように，毎回，二人一組のペアの相手を変えるようにしている。

もっとも，作業の進行速度や疲労度は，当事者研究の初心者と長年の経験者では大きく異なるため，参加者の負担を減らす短縮版として，「ワーク4．苦労の年表」「ワーク5．個人的要因／社会的要因」を省略し，ワークの部分を90分程度，全体として120分（2時間）程度で終了することも多い（詳細は，本特集号「当事者研究ワークシート実践報告①——薬物依存症当事者研究における実践」および「当事者研究ワークシート実践報告②——聴覚障害当事者研究における実践」参照）。

ワーク全体のはじまりであるイントロダクションとしては，一般的な挨拶や全体説明のほかに，筆者らの実践では，参加者およびファシリテーター双方の緊張をほぐすことを目的として，時間の許す範囲で参加者全員でストレッチをした

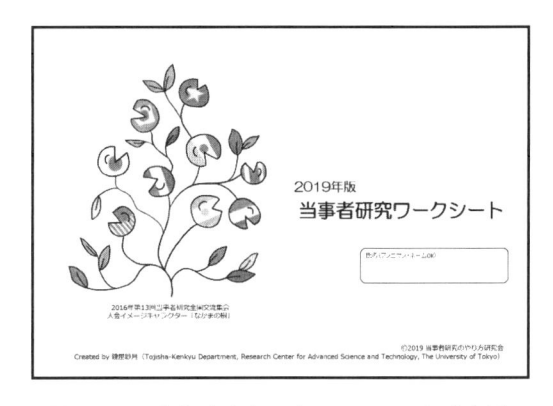

図3　2019年版当事者研究ワークシート「表紙」

り，所属や肩書きではなく「今の気分や体調」を開示する自己紹介を行ったりしている。また上岡は，ハンドマッサージ，的外れな発言が喜ばれる雰囲気づくり，不得意な作業の事前共有など，さまざまな工夫をしているので参考にしていただきたい（詳細は，「当事者研究ワークシート実践報告①——薬物依存症当事者研究における実践」参照）。

ワークシートの使い方

ではいよいよ，最新版（Ver.11：2019年版）のワークシートについて説明していく（図3）。まず，このワークシートは二人一組で交換したり，4名で回覧したりするため，誰のものかわからなくなってしまうことを防ぐために，表紙に名前を書くことが肝心である。ニックネーム（ハンドルネームやアノニマス・ネーム）でもかまわないので，自分のものだとわかる名前を記入する。

名前を書き終わったらワークを始めよう。以下，8つのワークのそれぞれについて解説する。

ワーク1——研究テーマ

1つ目のワークは「研究テーマ」の設定である（図4）。いま抱えている困りごと・苦労，また，気になる自分の特徴・クセということでも

考えて話す

1. 研究テーマ
いま抱えている困りごと・苦労，気になる自分の特徴・クセ

[　　　　　　　　　　　　　　　　　　] の当事者研究

二人交換

2. 苦労のエピソード
「どんな時に？」「どんな風に？」：研究テーマに関するできごとの起きた時間・場所，
その時の身体感覚・気持ちなどを具体的に探ってみる

［記録者名：　　　　　　　　］

最も古いエピソード
最も印象的なエピソード
最も新しいエピソード

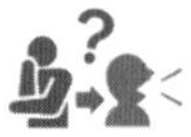

図4　「1．研究テーマ」と「2．苦労のエピソード」

よい[註3]。作業時間の目安としては，5分ほど自分で考えて記入した後，15分ほど周囲の参加者と共有する。時間がないときには一部の参加者の研究テーマをファシリテーターがインタビューするにとどまることもあるが，可能であれば，イントロダクションの自己紹介に続くわかちあいの役割も兼ねて，全員に発表を促すことが理想である。

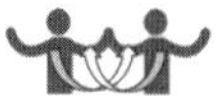

研究テーマを共有していく際には，参加者一人ひとりの研究テーマが大切に扱われ，尊重されることで，「自分の困りごとを話してみよう」と参加者の気持ちがひらかれていくような雰囲気づくりを重視している。これは当事者研究の理念である「弱さの情報公開」を可能にする場づくりの段階だと言えるだろう。

上岡はファシリテートを行う自身の不安から，はじめての場所や初対面の参加者とワークショップなどを行う際には，はじめに全員の困りごとを聞くようにしているという[註4]。ここで参加者の研究テーマの発表に対するファシリテーターの応答例として，2019年4月14日の実践記録から上岡の具体的な発言を挙げる[註5]ので，参考にしていただきたい（表3）。

また，上岡がダルクメンバーと共に行った当事者研究の初心者向けの実践では，テーマを決める際の声かけとして，「上から3番目の困りごと」「一番大きなものは無理だから扱わないでね」「日常生活の小さな問題で行こう」と，主に**具体性の観点**で呼びかけることで，初心者の仲間が扱える範囲のテーマになるように調整し

表3　研究テーマの発表に対する
ファシリテーターの応答例（2019年4月14日の
実践記録から上岡の発言を抜粋）

研究テーマの発表に対する応答のタイプ	具体的なセリフ
関　心	「これは大変な問題ですね」 「非常に大きな問題が出ましたね」 「お〜，いいですね〜。これはまた明日すぐにさしせまってきますから。すごくさしせまってきます」 「ははは，これは，深刻な，どっちからいっても深刻な問題ですね」

ている（詳細は「当事者研究ワークシート実践報告①——薬物依存症当事者研究における実践」参照）。

　加えて，テーマを決める際の筆者からの声かけとしては，「この短いワークの時間で扱えるぐらいのテーマにしましょう」「『言わなければよかった』『何か言われたらどうしよう』と後悔せずに済むテーマがいいかもしれませんね」と，主に安全性の観点で呼びかけることを心がけている。

　なお，人間関係の困りごとをテーマにする際は，「私を困らせている相手」を研究すると「他者研究」になってしまうため，「相手に困っている自分」を研究するのが当事者研究であることも忘れてはならないだろう[註6]。もっとも，「困っている自分」の人的環境として「私を困らせている相手」のデータを集め，共有することは差し支えないし，むしろ不可欠だと言える。あくまでも当事者研究は，困りごとを抱えている人が，仲間とともに自分自身の研究をするためのツールなのである。

　一方で，主催者側であらかじめ研究テーマを決めることで，参加者全員が共通のテーマについて研究するワークを行うこともできる。この場合はワーク1を省略することができるが，自らについて語る「気持ちの準備」および「雰囲気づくり」については，参加者の募集やイント

ロダクションの段階で，意識を払うことが望ましいだろう（詳細は，「当事者研究ワークシート実践報告②——聴覚障害当事者研究における実践」を参照）。

ワーク2——苦労のエピソード

　2つ目のワークは「苦労のエピソード」である（図4）。作業時間の目安は1人10分ずつ（合計20分）としている。ここからしばらくは，ワークシートを二人一組で交換し，お互いに相手の話を聞き取り合う。「記録者名」の欄には，聞き取りをしてワークシートに記入する人が，自分の名前を書いておく。

　エピソードとは「1回性のできごと」すなわち「ある時，ある場所で，一度だけ起きたできごと」のことである。といっても「何年何月何日という日付を思い出さねばならない」ということではなく，「5歳ぐらい」「7年前」「高校1年の時」「3週間前」「昨日」という程度でよい。大切なのは「ある特定のときにある場所で起きた」「全く同じできごとは2回起きない」というレベルで「1つのストーリーになっている」ということである[註7]。

　エピソードは当事者研究の基礎となる重要なデータなので，「1．研究テーマ」に関するできごとが起きた時間・場所，そのときの身体感覚・気持ちなどを，「どんな時に？」「どんな風に？」と具体的に探ってみることが大切になってくる。エピソードを3つぐらい挙げることができると，続く「3．苦労のパターン」「4．苦労の年表」のワークを深めていきやすくなるが，時間がない場合は1つのエピソードでもよい。なお，ワークシートには「最も古い／最も印象的な／最も新しい」エピソードと記載しているが，これらはあくまでも聞き取る際のヒントにすぎないので，そこにこだわる必要はない。

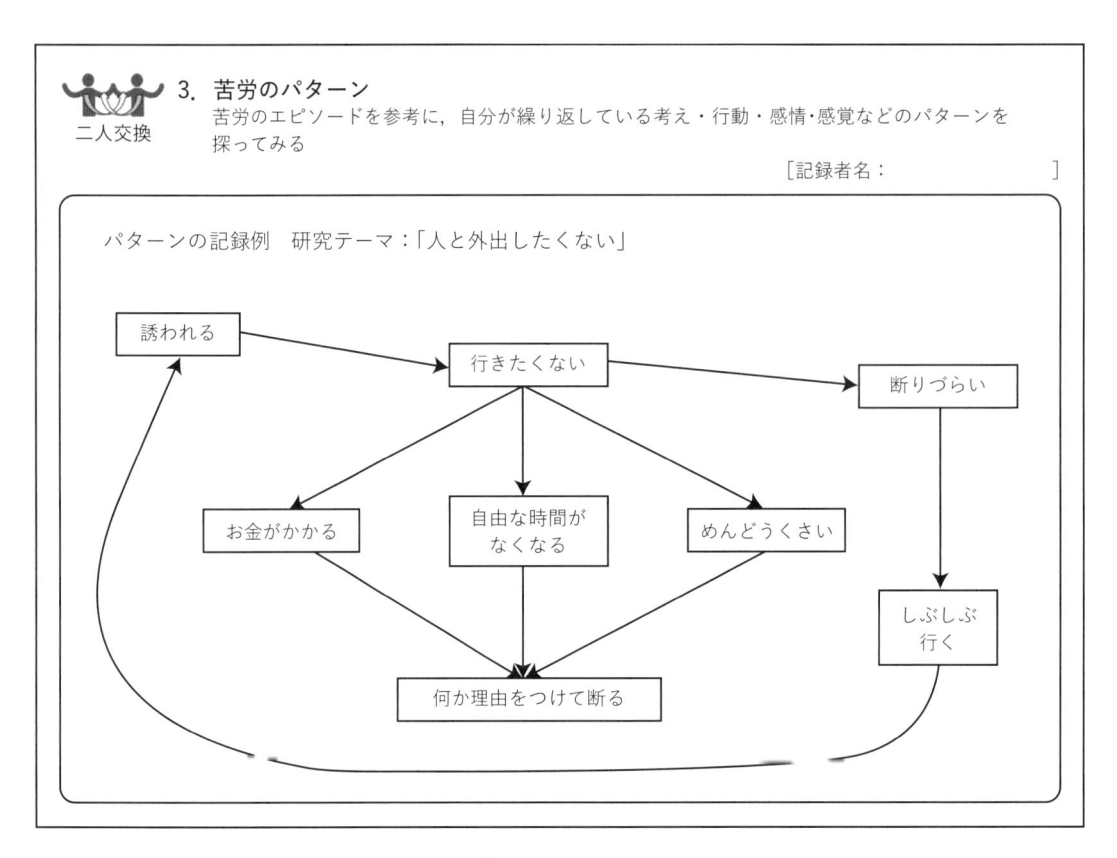

図5 「3. 苦労のパターン」

ワーク3──苦労のパターン

　3つ目のワークは「苦労のパターン」である（図5）。作業時間の目安は1人10分ずつ（合計20分）としている。引き続きワークシートは二人一組で交換し，お互いに相手の話を聞き取り合い，「記録者名」の欄には記入者の名前を書く。

　パターンとは，自分のクセや傾向のように，1回性のできごとではなく，複数のエピソードを比較したときに反復性をもって繰り返されている共通部分のことである。このワークでは，「2. 苦労のエピソード」を参考に，自分が繰り返している考え・行動・感情・感覚などのパターンを探っていく。

　図5では，パターンの書き方の例を示した。この例は「人と外出したくない」という研究テーマに関する自分の傾向を，細かく分解して記録したものである。まず人から「誘われる」ところからスタートする。しかし「行きたくない」と思う。どうして行きたくないのかというと，「お金がかかる」し，「自由な時間がなくなる」からである。ほかにも「めんどうくさい」気持ちがありそうである。行きたくない理由はだいたいこの3つで，こういうときには「何か理由をつけて断る」ようにしている。しかしサークルの先輩などから誘われて「断りづらい」ときもあり，そういうときは結局「しぶしぶ行く」ことになる。だからまた「誘われる」という循環が生じている。このように他者に質問されながら，2人の共同作業でパターンを書き出していくのが，このワークの特徴となっている。

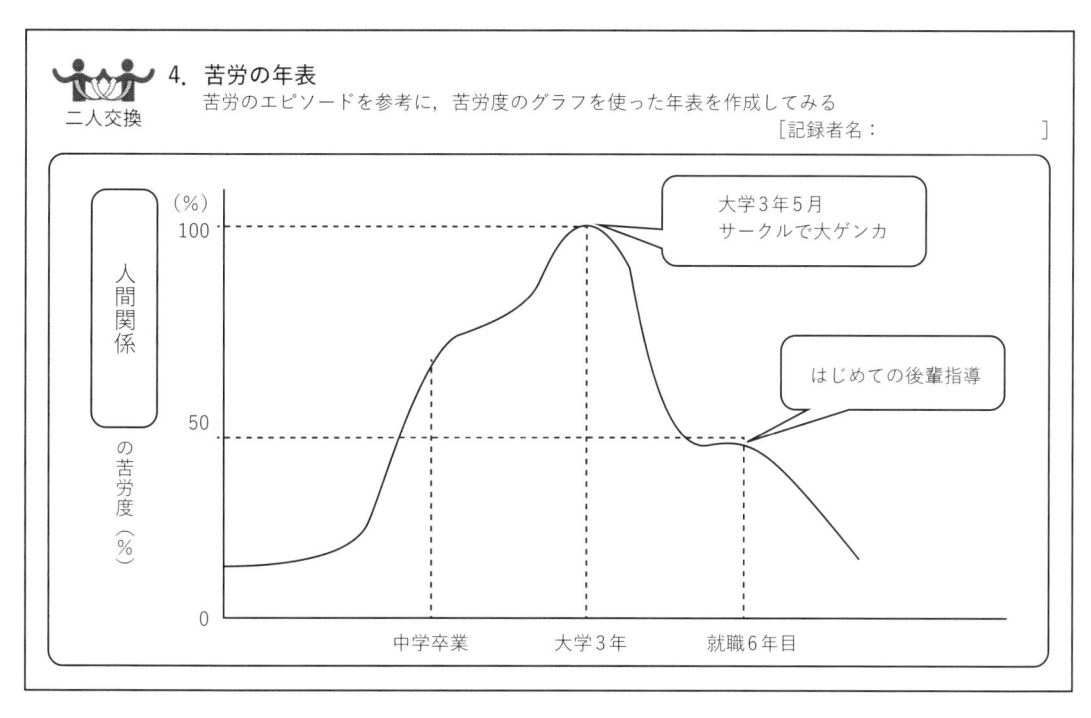

図6　「4. 苦労の年表」

ワーク4──苦労の年表

　4つ目のワークは「苦労の年表」である（図6）。作業時間の目安は1人20分ずつ（合計40分）としている。引き続きワークシートは二人一組で交換し，お互いに相手の話を聞き取り合い，「記録者名」の欄には記入者の名前を書く。

　このワークでは，「2. 苦労のエピソード」を参考に，苦労度のグラフを使った年表を作成していく。

　図6では，苦労の年表の書き方の例を示した。年表はただ単にワーク2で列挙したエピソード群を時系列に並べたものではない。大切なのは，それらを連続的につないだ結果，立ち現れてくるストーリーである。このとき，連続的にエピソードを接続する補助線になるのが，縦軸に示される「苦労度」である。縦軸に苦労度を設けた上で連続的な曲線を描く作業は，自然と，隙間なく続く人生全体の振り返りを促すことにな

る。また，横軸が0歳から始まっていることも重要である。なぜなら，たとえば，はじめは研究テーマを「部下とのつきあいの苦労」と設定し，22歳以降の苦労のエピソードとパターンを記載していた人が，苦労の年表のワークで視野を0歳まで広げた結果，実は同様のパターンが家族や友人との間においても繰り返されていたことに気づき，テーマごと変更が起きることも珍しくないからである。この苦労の年表のワークにおいて，苦労度と研究テーマは，密に関連しつつ，更新されていくのである。

　なお，このワークが苦手な人たちのなかには，傷つき体験やトラウマを抱えている人もいる。思い出したくない過去の記憶をもつ人の場合，自覚的であるかどうかにかかわらず，過去全般の記憶をなるべく具体的に思い出すことのないように，日々を生きていることが多いからだ。ワークに取り組んでいて，具体的に「あのとき

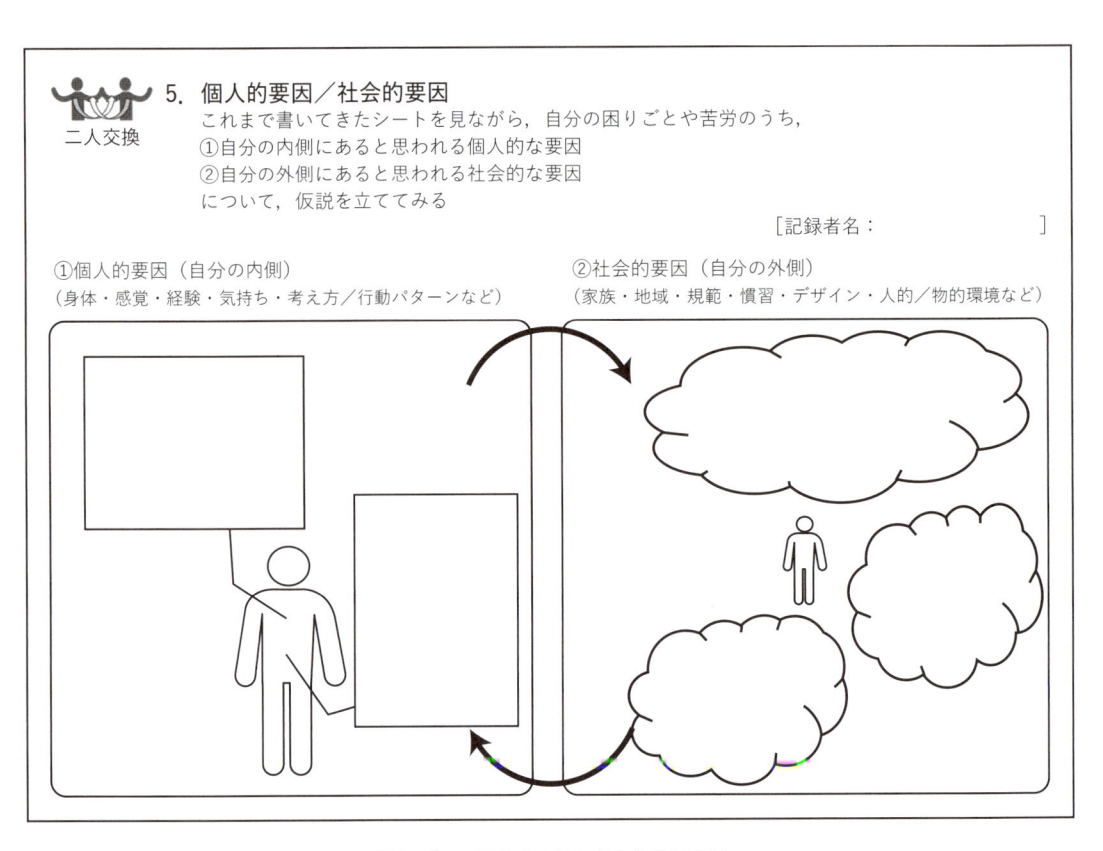

二人交換

5. 個人的要因／社会的要因

これまで書いてきたシートを見ながら，自分の困りごとや苦労のうち，
①自分の内側にあると思われる個人的な要因
②自分の外側にあると思われる社会的な要因
について，仮説を立ててみる

［記録者名：　　　　　　　　　　］

①個人的要因（自分の内側）
（身体・感覚・経験・気持ち・考え方／行動パターンなど）

②社会的要因（自分の外側）
（家族・地域・規範・慣習・デザイン・人的／物的環境など）

図7 「5. 個人的要因／社会的要因」

こうだった」という語りが出てこない抵抗感があるときには，「もしかしたら何か過去を遡りたくない，傷つきの体験を抱えているかもしれない」と推測し，無理に聞き出そうとするのはやめておこう[註8]。

とはいえ，そのような人でも，いつまでも年表が描けないというわけではない。たとえば当事者研究を始めて10年以上になるダルク女性ハウスには，トラウマを抱えたメンバーが多くいるが，彼女たちは長期間当事者研究を継続するなかで，今では正確に細かく年表を書くことができる。もっとも，彼女たちが過去を振り返ることができるようになるまでには，自分を現在に置きつづけるために，今の年齢を執拗に確認したり，信頼している現在の仲間が手をつないでその感覚を確認したりしながら語るという

工夫を用いた，長い道のりがあった。そのような実践をふまえると，年表が描けない状態は永続的なものではなく，そのような「時期」が存在するのだ，という認識も重要だと言えるだろう[註9]。

ワーク5──個人的要因／社会的要因

5つ目のワークは「個人的要因／社会的要因」である（図7）。作業時間の目安は1人10分ずつ（合計20分）としている。引き続きワークシートは二人一組で交換し，お互いに相手の話を聞き取り合い，「記録者名」の欄には記入者の名前を書く。

このワークでは，これまで書いてきたシートを見ながら，自分の困りごとや苦労のうち，①自分の内側にあると思われる個人的な要因（身

体・感覚・経験・気持ち・考え方／行動パターンなど）と，②自分の外側にあると思われる社会的な要因（家族・地域・規範・慣習・デザイン・人的／物的環境など）について仮説を立て，それぞれ記入していく。これは「障害の社会モデル」を意識するためのワークとして，必要性に迫られた筆者が独自に追加したワークである。「障害の社会モデル」とは「障害」が生じた責任を社会に置き，「『障害』は社会によって生み出されているため，社会を変えていく必要がある」と捉えるモデルである。特に発達障害の世界では，専門家にも当事者にも，この「障害の社会モデル」はまだ浸透していない。その代わり，障害が生じた責任を個人に置き，「『障害』は個人的な異常であり，医療によって治す対象である」と捉える「障害の個人モデル」が中心となっているため，どうしても「自分のせい」「障害のせい」と個人の問題としてのみ捉える傾向がある。そこを，「たしかに自分にも原因があるかもしれないけれど，社会環境側にも原因があるはず」「そもそもあなた，ご家庭が結構大変だったよね」「私たちの身体的特徴に，こういう社会のルールって合わないよね」と社会側の問題としても考えるよう視野を広げていくことを目的としている。もっとも「社会が全部悪い」と偏るのも正確ではないので，個人と社会の両方の「変わるべき部分／変えられない部分」「責任が発生する部分」を，根気強く探っていく態度が重要だと考えている。

ワーク6──仲間のコメント

　6つ目のワークは「仲間のコメント」である（図8）。このワークでは，今までの二人一組のペアが二組合体して四人一組のグループをつくり，そのグループのなかでワークシートを回覧していく。自分以外のワークシートの研究内容を読み，それに対してコメントを記入する。「記録者名」の欄には記入者の名前を書く。作業時間の目安は，研究内容を読んでコメントを記入するまでを，ワークシート1人分あたり5分としている。より多くの仲間と研究内容を共有することが目的であるため，その場に合わせて回覧の仕方を工夫することで，最大4名までコメントを記入できるようになっているが，ここで想定している四人一組のグループで回覧した場合は，3名分のコメントが書かれた自分のワークシートが，最終的に手元に戻ってくることになる。

　自分のワークシートが戻ってきた後は，記入されたコメントを読み，感想を述べ合ったり，記入された質問に回答したりと，自然と発生する会話を大切にしており，共有のためのおしゃべりタイムを10分ほど設けている（合計25分）。

　このワークは，このワークシート全体の山場だと言える。書き込んでいくコメントの内容は，①**経験の共有**（自分も似た経験をしたことがあれば，その経験について），②**自分助けの共有**（自分が似た経験をしたときにどんな対処法をとったか），③**質問**，という3項目のうち当てはまるものを記入するように限定している。

　自分の困りごとを共有してくれる心のこもったコメントは，読んでいてあたたかい気持ちにしてくれるものである。しかしそのような雰囲気を生み出す際の困難がひとつある。それは，当事者，専門家，大学生といった参加者の属性にかかわらず，私たちはどうしても上から目線のアドバイスをしてしまいがちであり，コメントを受け取った側が「攻撃された」と感じやすい表現になりかねない，ということである。このワークの目的は「仲間の知恵＝先行研究」をわかちあうことにあるので，あくまでも「**アドバイスではなく，自分個人の経験を書く**」というアナウンスが繰り返し必要だと感じている。そうすることで，参加者たちが自分のワークシートに記入されたコメントを読んだ後，「大切に扱われている感じ」や「安心感」を得ることにつ

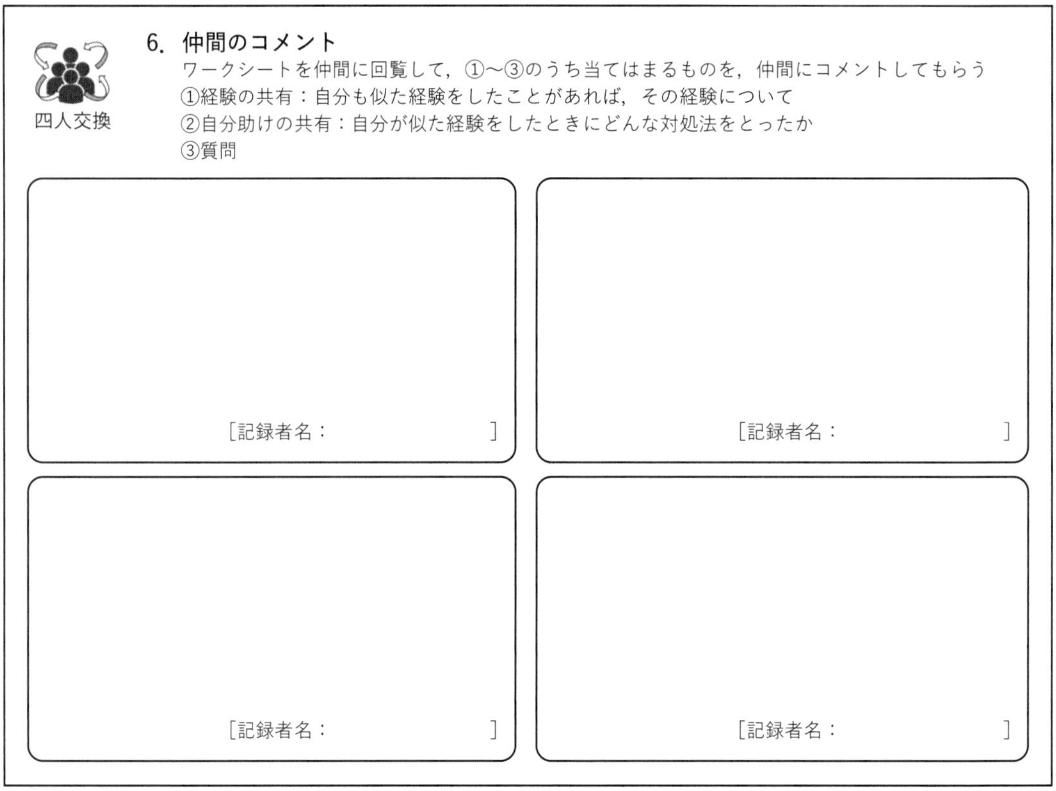

図8 「6. 仲間のコメント」

ながると考えている。このような配慮については，筆者が開催している発達障害当事者による当事者研究会の方法をもとにしているが，浦河べてるの家の当事者研究の理念のうち，「自分自身で，ともに」「初心対等」「自分の苦労をみんなの苦労に」「自分を助ける，仲間を助ける」という4つが該当する部分でもあり，筆者らが最も大切にしているポイントのひとつとなっている。

また「③質問」についても，ワークシートの持ち主に直接尋ねるのではなく，手紙のように文字で書いたものが回覧され，少し時間を置いて持ち主に届くことに，少し柔らかい雰囲気で質問を伝える，何らかの効果があるのではないかと想像している[註10]。

ワーク7——実験計画

7つ目のワークは「実験計画」である（図9）。これは，明日からでもすぐに試せるような，ハードルが低く，具体的な行動（感じ方・考え方を含む）を考えてみるワークである。作業時間の目安としては，2分ほど自分で考えて記入した後，3分ほど周囲の参加者と共有する。筆者らの実践では，時間がないときには一部の参加者の実験計画をファシリテーターがインタビューするにとどまることもあるが，可能であれば，続くクロージングで行う感想のわかちあいと兼ねるなどして，全員に発表を促すことが理想である。

このワークは「6. 仲間のコメント」で仲間の経験を共有した後に行うことを重視している。なぜなら，自分以外の仲間がすでに試したこと

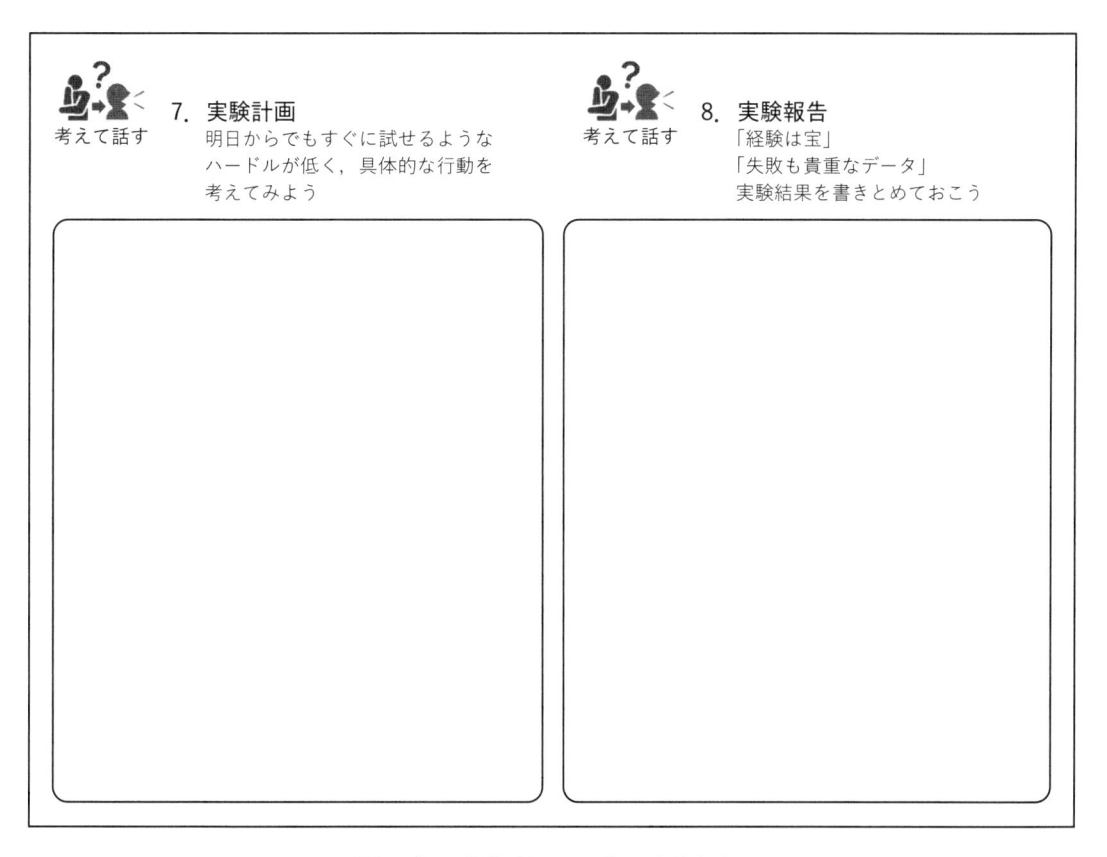

図9　「7.　実験計画」と「8.　実験報告」

がある経験や工夫を知ることで，自分一人で考えるだけではどうしても思いつかない新しい考え方や実験のアイデアが生まれやすくなり，「試しにちょっとやってみようかな」という気軽な気持ちにつながりやすいからである。そして，ただ自分のことを紙の上で分析して終了としてしまうのではなく，「自分もしくは環境を変える具体的な一歩＝実験」を試してみることを目指している。これは当事者研究の理念のうち，「言葉を変える，振る舞いを変える」「研究は頭でしない，身体でする」に該当していると言えるだろう。

ワーク8──実験報告

　8つ目のワークは「実験報告」である（図9）。

　このワークでは「7.　実験計画」を日常生活で実際に試してみた結果を記入する。1回だけの体験ワークショップの場合，「7.　実験計画」までで終了となり，このワークはスキップすることになるが，このあとに取り組むべきこととして「実験後には，ぜひ実験結果も書いておいてください」とアナウンスし，持ち帰っていただくことが重要だと考えている。1週間後，1カ月後にまた研究の共有を継続できる場合は，記入された実験報告をもとに話し合い，次の研究や実験を検討するという循環につなげていくことが望ましいだろう。

　このワークで伝えるべき大切なポイントは，もしこの実験がうまくいかず，失敗したとしても，落ち込んだり，恥を感じたりする必要は

表4 感想に対するファシリテーターの応答例
（2019年4月14日の実践記録から上岡の発言を抜粋）

感想に対する 応答のタイプ	具体的なセリフ
共　感	「それは私もそうなんです」 「それはありましたね」 「驚くこともありますよね」 「わかりますわかります（笑）」 「あはははは，そうだね」
研究的関心	「あら！　面白い。それもまた研究になるわね」 「なんかすごく大きな研究に結びつきそうな気がいたします」 「なんか，新たなるフィールドが広がったって感じですね（笑）」
称　賛	「いい報告」 「それ，ものすごくいい感覚ですよね」 「すーばらしい！　自分のパターンが見えるってすばらしいです。すばらしいね！」 「それすごく大切ですね」 「まじ！　よかったねーすごい！」
身体感覚の確認	「体としてはどうですか？　自分の。頭いたいとか」 「身体としては？　ああ，いいですね」 「身体としては？　落ち着いた感じですか？」
疲労の確認	「疲れたりはしませんでしたか？　大丈夫ですか？」 「身体の疲れを感じてらっしゃいますか？」

まったくない，ということである。研究においては「失敗も貴重なデータ」なので，「なるほど，じゃあ次はどんな実験をしてみようか」と考えるための素材として，大事に積み重ねていけばよいのである。これは当事者研究の理念である「経験は宝」にも通じるものであろう。

クロージング（結び）

　以上でワークシートを用いた8つのワークは終了であり，その後，ワーク全体を終えるクロージングを行う。クロージングでは，できる限り，参加者全員がいま抱えている気分や体調を打ち明けられるように，一言ずつ感想を述べる場を設けている。ピアスタッフ研修や専門家向けのワークショップなど，支援者の役割を担っている人たちが参加者の場合は，「困りごとを抱えてワークに取り組んだ自分」の感想と，「このワークシートを現場に持ち帰ったらどのように使え

るかを検討する支援者としての自分」の感想というように，二重性をふまえた両方の感想を話すことを促す場合もある。

　参加者の感想に対するファシリテーターの応答例として，ここでも上岡の具体的な発言を参考として挙げよう。2019年4月14日の実践記録[註11]からは，応答のタイプは大きく5つに分けられた。それは，①共感，②研究的関心，③称賛，④身体感覚の確認，⑤疲労の確認，である（表4）。

　ここでは特に，④と⑤について補足する。

　「④身体感覚の確認」については，総じて男性は強さを求められてきたために，素直な気持ちを言語化しづらい人々が多く，特にダルクの男性メンバーに話を聞いていくとき，彼らはその場に合わせようとしがちであり，思っていることとは裏腹な，まったく違うことを言うケースが少なくない。そのため上岡は，男性の場合，答えやすい身体について聞くように心がけている。

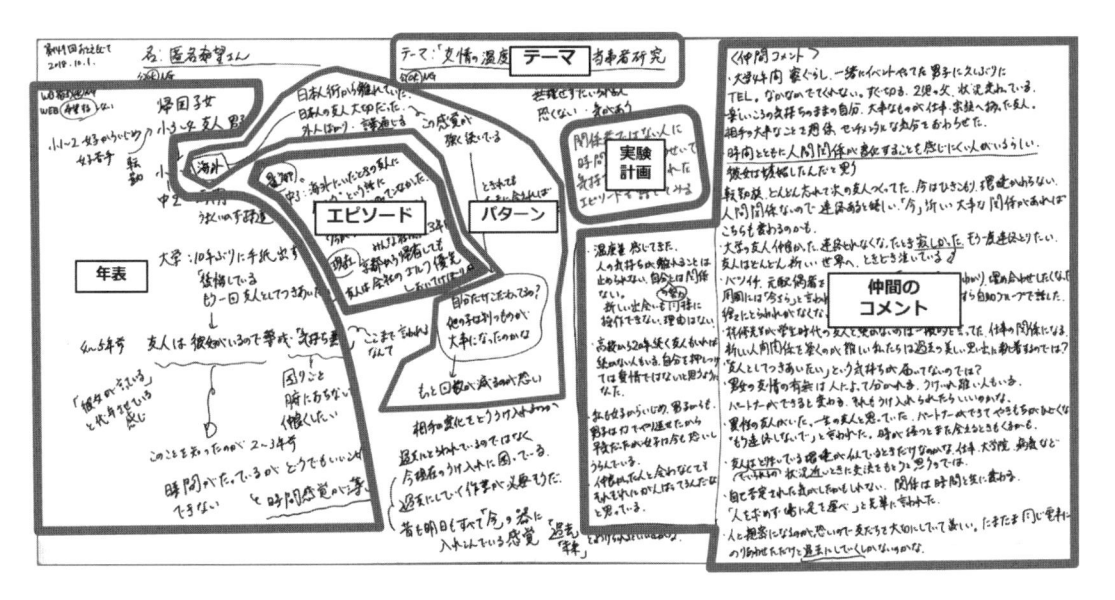

図10　個人研究のホワイトボード記録例
（2018年10月1日／第149回おとえもじて／ホワイトボード記録より作成）

「⑤疲労の確認」についても同様の配慮にもとづくものである。本当は疲れているにもかかわらず，それを表に出さず，仕事をしているかのようにきちんと真面目に答えてしまうと，そのあとさらに疲れてしまう。しかしこのようなワークは実際に，多かれ少なかれ疲れるものなので，隠す必要はない。ワーク全体が対等な関係を意識したものであるため，疲労に関しても抑圧することなく，「ちょっと疲れた」「今日はちょっと楽だった」と丁寧にわかちあうことを上岡は意識している[註12]。

また，傷つき体験やトラウマを抱えている人が，「いまの気持ち」「いまの身体の感じ」に注目せずに，過去のできごとを細かく話してしまい，あとから「気持ちや身体感覚が過去に引き戻されたり，解離して感覚が変になってしまうことはどうしても起こってしまう」ことから，その対処法としても，いまの身体の感じに注目し，「いまどこが痛い」「どこが気持ち悪い」ということを話してわかちあい，「現在の自分に戻ってくる」よう促すことが重要だと言えるだ

ろう（上岡・大嶋，2010，pp.123-125）。

おわりに

　この当事者研究ワークシートで取り扱う各項目が，日頃の当事者研究のホワイトボード上では，どのように記録されているかを示した例が図10である。このホワイトボード記録は，筆者の主催する発達障害者が運営・参加する「おとえもじて」（http://otoemojite.com/）の記録のひとつである[註13]。

　このホワイトボードでは，8つのワークのうち6項目が記録されている。まず，ホワイトボードの上部に研究する人の名前と「研究テーマ」を書き，次にホワイトボードを左側から用いて進めていく。このときは研究する人の語りが，過去の経験をたどっていくものだったので，「苦労の年表」のようなものが書き留められる。続いて話を聞きながら，中央部分に「苦労のエピソード」「苦労のパターン」が記録されていく。ここまでの所要時間は15分から20分くらいで

ある。そして一番右側に，一人あたりの発言時間を1〜2分にして語られた「仲間のコメント」が記録されていく。こうして最後に，仲間のコメントを参考に「実験計画」が立てられ，赤字で記入されている。このように，ホワイトボードを用いた当事者研究では，研究している人が話し始めた順番で記録しており，ワークシートの順番通りにはならないことが多く，また時間制限もあるなか，記録できる項目もそのときによって異なっている。

　最後に，筆者らが「はじめにこの当事者研究ワークシートありき」とは考えてはいないことを今一度，伝えておく必要があるだろう。この当事者研究ワークシートは，「これさえあれば現場が回る！」「これで当事者研究が完璧にできる！」と謳う画期的な支援法というわけではなく，あくまでも適切なケースで用いられた際に役立つツールのひとつである，と筆者は考えている。なぜならこのワークシートは主に言語によるやりとりで，当事者研究のエッセンス（要素）を伝えようとするデザインとなっているが，そもそも当事者研究そのものは，イラスト化したりロールプレイをしたりと文字を使わない実践もあり，また，言語的なやりとりに偏らない，知的障害者や小学生における当事者研究の取り組みも報告されているからである[註14]。各地域で困っている人々は，年齢，性別，家族構成，財力，住んでいる町の特徴など，一人ひとり異なっているので，対象者との対話のなかで「この人には使えそうだ」「このグループには有効だ」と感じたときにぜひこのワークシートを活用してほしい。その際，グループであれば，そのなかで最もワークシートが向いてそうにない仲間を基準にし，その仲間がおいてけぼりにならないような創意工夫が各グループで発明できると，そのグループや地域オリジナルのルールやデザインを築くことにつながるだろう[註15]（詳細は「当事者研究ワークシート実践報告①——

薬物依存症当事者研究における実践」参照）。

▶註

1　実際，長い歴史をもつアルコール依存症の自助グループのAA（アルコホーリクス・アノニマス）では，「専門分野の資格を持つAAメンバーは，AAに参加する時には『専門家としての帽子』を脱がなければならない」とすることで，「AA内では専門資格が問われないため，力関係による分裂が妨げられ，全員に共通した脆弱性という基盤が築かれている」としている（ホワイト，2007, p.181）。ここでは「専門家・支援者」という帽子と「患者・当事者・非支援者」という帽子を，都合よくかぶり分けて，ある種の権力を発揮し再生産してしまうことを，倫理的に戒めていると言えるだろう。

2　筆者は2018年4〜7月に開講された第11期「東京大学フューチャーファカルティプログラム（東大FFP）」を受講した。これは東京大学 大学総合教育研究センターが開講する，大学教員を目指す東京大学の大学院生，ポストドクター，若手教職員を対象とした，教育能力の向上を目的とするプログラムである（https://www.utokyofd.com/［2019年4月29日閲覧］）。

3　向谷地によれば，当事者研究を継続するうちに，困りごとや苦労をテーマにするだけでなく，「なぜかリストカットが止まっている」「幻聴さんが優しくなった」など，うまくいってることをテーマにすることもあるという。

4　2019年4月14日，「文部科学省課題解決型高度医療人材養成プログラム 職域・地域架橋型——価値に基づく支援者育成 TICPOC C-2」が東京大学医学部附属病院入院棟A1階レセプションルームにて実施され，そのプログラムにおいて上岡から語られた。

5　同上。

6　2019年4月14日，註4に示したプログラムにおいて，熊谷から語られた。

7　同上。

8　向谷地によれば，過去を詳細に語れない当事者のなかには，できごとを直接的に語るのではなく，「置き換え」や「デフォルメ」によって語りやすくなる人もいるという。

9　註4に同じ。

10　註6に同じ。

11　註4に同じ。

12　同上。

13　この図のもととなっているホワイトボード画像は，「おとえもじて」ホームページ，第70回かけこみ当事者研究①「友情の温度差が激しい」の当事者研究

【匿名希望さん】を引用した（http://otoemojite.com/houkoku-otoemojite-touken-vol149/20181001otoemojitekakekomi70-1/ ［2019年4月29日閲覧］）。

14 註6に同じ。

15 註4に同じ。

◉**文献**

綾屋紗月（2013）アフォーダンスの配置によって支えられる自己——ある自閉症スペクトラム当事者の視点より．In：河野哲也 編：知の生態学的転回3 倫理——人類のアフォーダンス．東京大学出版会，pp.155-180.

綾屋紗月（2017）当事者研究をはじめよう！——当事者研究のやり方研究．In：熊谷晋一郎 編：みんなの当事者研究（臨床心理学増刊第9号）．金剛出版，pp.73-99.

べてるしあわせ研究所／向谷地生良 編集協力（2018）レッツ！ 当事者研究3．NPO法人地域精神保健福祉機構・コンボ.

上岡陽江，大嶋栄子（2010）その後の不自由——「嵐」のあとを生きる人たち．医学書院.

ウィリアム・ホワイト［鈴木美保子，山本幸枝，麻生克郎，岡崎直人 訳］（2007）米国アディクション列伝——アメリカにおけるアディクション治療と回復の歴史．特定非営利活動法人ジャパンマック.

当事者研究ワークシート実践報告①
薬物依存症当事者研究における実践

東京大学
綾屋紗月　　東京大学
熊谷晋一郎
ダルク女性ハウス
上岡陽江

ダルク女性ハウスにおける当事者研究のはじまり

　ダルク（DARC : Drug Addiction Rehabilitation Center）とは，薬物・アルコール依存症をもつ人々をサポートする施設であり（上岡・大嶋, 2010），2019年1月時点で，日本全国に59団体94施設存在している（日本ダルク，2019）。そのうちのひとつである「ダルク女性ハウス」は，薬物依存症からの回復を願う女性たちの支援を目的として，1991年に設立された施設である（上岡・大嶋，2010）。

　全国にあるダルクのうち，最初に当事者研究を始めたのが，このダルク女性ハウスである。ダルク女性ハウスが設立されて15年ほどが過ぎた2006年頃，当時は薬物依存症を抱えた女性たちに関する知識を提供してくれるような書籍がまったくなく，薬物依存症を抱えた女性たちは自分たちを語るための言葉がないなか，偏見だらけの世間で語られる依存症の「原因と結果」が，事実と反対であることに悩まされつづけていた。加えて，依存症の男性メンバーから女性メンバーに対する差別も受けており，ダルク女性ハウスの運営は，それまでの男性の薬物依存症者を中心とするダルク施設が築いてきた知恵の蓄積だけでは対応できず，「毎日戦い」で「壁だらけ」の状況であった[註1]。ダルク女性ハウスでは当初，依存症自助グループによって作成

された長い歴史をもつ「12ステップ・プログラム」ができる人たちだけを受け容れていたが，やがて刑務所出身者や重い虐待経験者など，「日常生活が大変で，『語る』なんてところに至るのに時間がかかりすぎ」る人たちが施設に入ってくるようになり，「本が読めない」「理解できない」という人たちが従来の12ステップ・プログラムから「落ちてきた」ことも，運営の困難さに影響を及ぼしていた[註2]。すなわち，ジェンダーの面でも社会階層の面でも，主流の依存症自助グループから置き去りにされた人々がダルク女性ハウスに集まっていたのである。

　そのような時期に，ダルク女性ハウス代表の上岡陽江（以下，上岡）は当事者研究に出会った。「自分たちのことを人に明け渡すのではなく自分たちで研究する」当事者研究という取り組みを知り，自分たちを語るための言葉を自分たちで産み出すことで，自分たちに関する正確な事実を「やっと社会に対して言える」と感じた上岡[註3]は，それ以降，当事者研究の実践を10年以上続けてきた（綾屋，2017）。こうして「言葉にならないことをみんなで言葉にしていって，社会に知ってもらう」という取り組みを続けるなかで，ダルク女性ハウスのメンバーたちは「自信を取り戻して」いったのである[註4]。

当事者研究ワークシートを用いた実践

　依存症の回復施設を利用する依存症者の傾向は，「インターネットの広まり」というレベルから「法制度の変更」というレベルまで，さまざまな社会的背景の変化に伴って移り変わっていく。近年では全国的に，違法薬物の使用者から処方薬物の過剰使用者へと傾向が変わりつつあり，また，そのなかには発達障害など重複した障害を併せ持つメンバーも少なくない。そのため，従来の12ステップ・プログラムを行うことが困難な仲間たちが新たに生まれはじめ，全国的にもその傾向を見過ごせなくなってきた。そこで上岡は，発達障害（自閉スペクトラム症）の当事者研究を続ける綾屋紗月（以下，綾屋）とともに，全国にある他のダルク施設でも支援ツールとして当事者研究を活用できるようにすることを目指して，2018年から動き出した。

　まずはいくつかのダルク施設の当事者スタッフ研修という形で，当事者研究を体験する機会を設け（表1／第1回），その後，本稿執筆時において計4回，各地で当事者研究ワークシートを用いたワークショップを，筆者ら（綾屋・上岡）は実施してきた（表1／第2〜5回）。本稿は，それらの実践を記録したフィールドノートおよび音源記録をもとに報告するものである。

　なお，全5回の実践のうち，第1回では当事者研究ワークシートを用いていない。また第2回は「当事者研究ワークシート2018年完成版」をはじめて使用する回であったことから，参加者の心理的負担を減らし，信頼関係を構築することを優先したため，記録を差し控えた。以上のことから本報告では，第3〜5回の記録を具体的な対象とする。

　表2では「当事者研究ワークシート2018年完成版」（Ver.10）を用いた，第3〜5回のワークにおける，各ワークの所要時間を示した。以下に，各回の概要を説明する。

　第3回の山梨ダルクは男性のみの施設であり，当事者スタッフを含む当事者たちが合計22名参加した。そのうちのほとんどが，当事者研究を知らないメンバーであること，また緊張度が高く，このようなワークによって著しく疲労することが予想されるメンバーであったことから，なるべくリラックスした雰囲気で，短時間のうちにワークを終了させることを心がけた。ク

表1　筆者らによるダルクにおける当事者研究実践の記録

回	日時	主催	内容	ワークシート	参加者と人数	会場
1	2018-07-31 13:00-17:00	上岡陽江／ダルク女性ハウス	DARCスタッフ研修	不使用	当事者スタッフ（男女約20名）	東京大学先端科学技術研究センター3号館南棟266
2	2018-11-26 13:30-16:30	北九州DARC	DARC勉強会	使用	当事者・当事者スタッフ・専門家（男女約16名）	北九州市立男女共同参画センター ムーブ5階小セミナールーム
3	2019-02-26 13:30-15:15	山梨ダルク	ワークショップ	使用	当事者・当事者スタッフ（男性22名）	甲府市南西公民館地域集会所
4	2019-02-28 13:50-16:45	ダルク女性ハウス	ワークショップ	使用	当事者・当事者スタッフ（女性4名）	ダルク女性ハウス
5	2019-03-06 13:15-18:00	佐賀ダルク	ワークショップ	使用	当事者・当事者スタッフ・専門家（男女約28名）	さがセレニティクリニック

※いずれの回も筆者ら（綾屋・上岡）が，講師およびファシリテーターを担当した。

表2　当事者研究ワークシート2018年完成版（Ver.10）を用いたワークにおける所要時間

当事者研究ワークシート 2018年完成版（Ver.10）		第3回 山梨ダルク（男性22名）	第4回 ダルク女性ハウス（女性4名）	第5回 佐賀ダルク（男女約28名）
イントロダクション	説明	5分	10分	10分
	ストレッチ	15分	5分	−
ワーク1	研究テーマ	10分	15分	5〜10分
ワーク2	エピソード	10分（エピソード1つ）	13分（エピソード3つ）	10分（エピソード3つ）
ワーク3	年表	−	22分	−
ワーク4	パターン	15分	10〜15分	15〜20分
休憩		15分	5〜10分	5〜10分
ワーク5	個人的／社会的要因	−	10分（2名）	15分（約2〜4名）
ワーク6	仲間のコメント	20分	25分	20分
ワーク7	実験計画	−	15分（1名）	−
クロージング	感想	15分	45分	1時間45分
	所要時間（ワークシートのみ）	1時間45分（55分）	2時間55分（95〜105分）	3時間10分（60〜65分）

ロージングでの感想の報告も，簡単に一言ずつ述べる形にした。第3回の参加者をBグループ（Beginnerグループ）と呼ぶことにする。

　第4回のダルク女性ハウスは女性のみの施設であり，当事者スタッフを含む当事者たちが合計4名参加した。そのうち3名が10年以上の当事者研究経験者であったことから，ほぼすべてのワークを終了したあとに，ディスカッションも含む感想の報告が行われた。第4回の参加者をEグループ（Experiencedグループ）とする。

　第5回の佐賀ダルクはこのワークショップの主催団体であり，参加者には佐賀ダルクの当事者および当事者スタッフのほか，北九州ダルク，長崎ダルク，沖縄ダルクの当事者および当事者スタッフ，またそれらのダルクに関わりのある精神科医，看護師，保健師，臨床心理士，保護観察官などの専門家が集まった。参加者のなかには，第1〜2回の研修・勉強会にも参加した者が5〜6名おり，すでに現場で当事者研究を始

めている者もいたが，ほとんどの参加者が当事者研究の未経験者および初心者であることを踏まえ，第3回同様，ワークの数を減らすことで，参加者の負担を少なくすることを心がけた。第5回の参加者をMグループ（Mixedグループ）とする。

　なお，表2には記してないが，Mグループでは，当事者研究ワークシートを用いたワークの前に，綾屋自身の発達障害当事者研究の報告が50分，「情報のとりづらさ」に関する視点を依存症の仲間にも導入することについての上岡からの報告が20分，それぞれ行われた。これらの報告は，ワークショップ全体の構成を見たとき，長めのイントロダクションとなっていたと言える。またクロージングでは，ディスカッションを含む感想の報告となったため，1時間45分と長時間に及んだ。交通の事情などで途中退出する者も半分ほどおり，終了後の懇親会に参加する15名程度が最後まで残っている状況であった。

参加者のフィードバック

　第3～5回の実践では，クロージングにおける参加者の感想について，録音および公表の同意を参加者から得ることができた。本節では，その感想をテーマ分析[註5]という方法を用いて分析することで，このワークシートやワークショップが，依存症当事者によってどのように経験されたのか，利用上の留意点や改善すべきところはないかなどを考察する。

　分析の結果，参加者からのフィードバックは，依存症のグループで本ワークを実施するうえでの「配慮」に関係したテーマと，依存症当事者に対する本ワークの「効果」に関係したテーマという，大きく2つに分けられた。配慮に関係したテーマは「1．ワークの位置づけ」「2．ワーク運用上の留意点」の2つであり，効果に関係したテーマは参加者同士の「3．関係性」に対する効果と，個別の参加者に「4．解放性」を与える効果の2つのテーマに分けられた。以上の4つのテーマはさらに，11のサブテーマに分類された。以上の分析結果を整理したもの（分析グリッド）が，表3である。

　以下，それぞれのテーマ，サブテーマについて，具体的な語りにも言及しつつ報告する。なお，語りを引用する場合，末尾に話者を匿名化して記載する。B，M，Eの各グループの参加者のそれぞれに数値化したIDを割り振り，たとえばBグループのID番号3の参加者の語りには，末尾に（B-3）と記載する。

テーマ1——ワークの位置づけ

　1つ目のテーマである「ワークの位置づけ」とは，本ワークが置かれるべき，より大きな文脈はどのようなものであるべきかについての感想である。たとえば，同じプログラムであっても，目的を組織や社会に順応させることに置くのか，それとも，それらを批判することに置くのか，

表3　分析結果

	テーマ	関連するサブテーマ
配慮に関係したテーマ	1．ワークの位置づけ	公開性・我々性
		12ステップとの異同
	2．ワーク運用上の留意点	安全な場づくり
		パターンの優先性
		書字困難への配慮
効果に関係したテーマ	3．関係性	平場感
		共感・共有
	4．解放性	社会モデル
		自由なテーマ設定
		少人数
		ワークシートによる枠組み

文脈によって効果は変わってくる。また，単一のプログラムで十分ということはありえず，他のプログラムとの異同や相互補完関係も重要である。ワークが置かれるべき文脈は，技法以前の価値や理念を伝える重要な感想だと言えよう。

　「ワークの位置づけ」については，Eグループや，Mグループの参加者のうち当事者研究を数回経験した参加者など，比較的経験知のある参加者によって語られている。その語りを見ると，依存症自助グループにおいて継続されてきた12ステップをはじめとしたさまざまなプログラムの全体像のなかで，当事者研究がどのような位置に置かれうるかについて洞察を得ることができる。このテーマには，「公開性・我々性」「12ステップとの異同」という2つのサブテーマが含まれる。

　「公開性・我々性」とは，当事者研究の内容がグループの外側に公開されることを前提として当事者研究を行う必要があるということである。また，あるEグループのメンバーは，公開にあたっては個人として発信するのではなく，「女性依存症者の私たち」といった形で発信すること

が重要であるという。

> 刑務所の当事者研究や痛みの当事者研究だと体験談を話さなくてもいい（一般論でいい）。薬物依存症女性の当事者研究によって社会にメッセージを発信することができる。　　　　　　　　　　　　　　　（E-2）

依存症の自助グループでは，長年，言いっぱなし聞きっぱなしと呼ばれるルールのもとで，グループのなかで「私」を主語として語られた内容は守秘義務の対象とみなし，門外不出を前提としてきた。しかし，依存症者としてだけでなく，女性，シングルマザー，生活保護など，複数の差別偏見にさらされている当事者の場合，社会に対する何らかの発信をすることなしに依存症からの回復は実現しにくい。公開性の必要性が高まるのは，こうした多重なスティグマを課せられた当事者だと言えよう。しかし同時に，世間の差別や偏見に向き合って個人として発信することは大きなリスクを伴う。グループで行った当事者研究の結果を「私たち」として発信することには，こうしたリスクを緩和する効果がある。

「12ステップとの異同」に関してB，Mグループからは，ステップ4, 5に似ているという意見が述べられた。一方，Mグループの当事者スタッフからは，12ステップが，スピリチュアルな次元における依存症者の根本的な生きづらさ[註6]に，生き方の理念を与えるものであるのに対して，当事者研究は具体的なレベルで自分を知るのに役立つという違いが語られた。この語りの解釈に関しては，Mグループでは今回，「苦労の年表」のワークをスキップしたことを差し引いて考える必要があるだろう。直近の過去や現在，近い未来ではなく，長期的な過去の自分史に一貫した意味を発見することが，12ステップの重視するスピリチュアルな次元における回復

に関わるとすれば，Mグループの当事者スタッフからは，当事者研究ワークシートにおける12ステップを継承している側面が過小評価されたかもしれない。

テーマ2──ワーク運用上の留意点

2つ目のテーマである「ワーク運用上の留意点」は，ワークの外側にある他のプログラムや文脈との関係ではなく，ワーク内部で考慮すべき運用上の留意点である。このテーマには，「安全な場づくり」「パターンの優先性」「書字困難への配慮」という3つのサブテーマが含まれる。

「安全な場づくり」を実現するための留意点は，当事者研究の経験の長いEグループのメンバーから語られた。そもそもワークを行うという状況設定自体が，緊張して疲れるものであり，参加者に対して「うまくこなさなければ」というプレッシャーを与えかねないものでもあるため，隣の人にちょっと触れて緊張をほぐす，少し休憩する，できるところだけ埋めればいいというスタンスが必要であることが語られた。ほかにも，場の雰囲気を柔らかくし，正直に言える雰囲気をつくるために，間違えたり変な発言をしたりすることをあまり気にしないことや，「失敗というものはない」「なんとかなる！」というスタンスを取ることの重要性が語られた。また，疎外感を覚えやすいメンバーへの配慮として，声をかけて誘うことの重要性も指摘された。さらに，自分が場の緊張感に耐えられなくなったら誰かに「おーーーい」と声をかけてみるなど，自分の安全性を確保する工夫も語られた。

上岡も「的外れなこと大歓迎」という雰囲気を大切にし，その場の予想と違う発言をした参加者に対して，積極的に喜びを示すようにしている。また，人知れず緊張や不安に襲われている参加者がいそうなときには，「緊張していますよね」「ワークで字を読んだり書いたりする作業にプレッシャーを感じる仲間は多いよね」など，

そのつど，言語化することも重視している。さらに，攻撃的な雰囲気で安全性が脅かされている局面では，攻撃的な状態になっている相手に向けてではなく，独り言のように「なんだか今日は怖いわね」とつぶやくことで，その場にいるメンバーたちの緊張をほぐすこともあると上岡は述べる。

このように，ファシリテーターが率先して自分の不安や緊張を言語化することは重要だが，それよりも優先されるのは，ファシリテーター自身の今の気持ちや経験を話すことが，場の安全性や参加者のためになるかどうかを，つねに精査しながら言語化することである。ファシリテーターはそこが自分の語りの場ではないことを自覚し，別の場で安全に自分のことを語れるスーパーヴィジョンの場を多くもっている必要があると上岡は述べる（本特集号「専門家からアドバイスを受ける『正しい』方法」参照）。

無防備に深い話をしないことも，安全性においては重要な局面がある。経験の長いEグループのある当事者スタッフは，このワークにおいて相手に自分の話を聞いてもらうこと自体は嬉しかったものの，「まとめて話さなくては……」と思ってしまうために，相手に聞き取ってもらうという形式に焦らされる面もあったと述べた（一方，それと対応するように，Mグループの当事者スタッフからは「相手が困っていることもうまく引き出せない」という悩みも語られている）。しかしそのEグループの当事者スタッフによれば，そうした焦りと同時に，「まあいいか」という気持ちを保とうとするなかで，ほどよい深さに留まれるという。この指摘は，ワークに臨む際の重要な態度設定と言えるだろう。

「**パターンの優先性**」とは，「苦労のパターン」をまとめるワークと，「苦労の年表」をまとめるワークのどちらを優先すべきか，という点について，大変な経験がありすぎるため年表を作成するほうが難しいのでパターンを優先すべき

だ，とするものである。これはパターンと年表の両方のワークを行ったEグループのメンバーたちから語られた。

上岡も，ダルク女性ハウスで当事者研究を行う際に，はじめはほとんどのメンバーが年表を作成できない，と述べる。無理に行うと，過去のできごとがフラッシュバックして苦しんでしまうこともあるので，まずは年表のワーク以外のワークからみんなで丁寧に取り組むのが，「安全な場づくり」という面でも重要であるという。

「**書字困難への配慮**」は，書く作業が多い本ワークを実施するうえで，ついていけない仲間を排除しないために重要な留意点である。ダルクでは単に字を書くことが難しいという語りだけでなく，以下のようにトラウマの影響で書けないという語りもあった。

> 字が汚いのを親が冗談半分にからかって，言われるたびに書けなくなっていった。書き順とか。（筆者追記：書字障害や識字障害といった）情報を知ってわかってきたが傷はなくならない。　　　　　　　　　　　（M-9）

上岡の場合は，最もワークシートが向いてなさそうなメンバーを基準にし，そのメンバーがおいてけぼりにならないよう創意工夫する態度を重視している。集中できる時間が一番短い人，書字に困難のある人など，その日の参加者のうち誰が一番参加しにくいかを見極め，その人に合わせるのである。このケースでは，書字困難のある参加者のために，シールやスタンプをたくさん用意し，それを貼ってコメントの代わりにする工夫をした。参加者からはiPadで書き込めるワークを作成してほしいという意見もあり，今後の検討課題としていく必要があるだろう。

テーマ3──関係性

3つ目のテーマである「関係性」は，ワーク

シートを参加者同士で回覧しながら，それぞれのコメントを書き込んでいくことなどによる，参加者同士の関係性に対する効果について述べたものである。E，M，Bすべてのグループの参加者からも多く語られたテーマだった。このテーマには，「平場感」「共感・共有」という2つのサブテーマが含まれる。

「平場感」とは，先輩と後輩，当事者スタッフと利用者など，自助グループ内でも発生することがある固定化された上下関係を，対等に戻す効果のことである。いつもはスタッフがアドバイスを提供する側と決まっているが，利用者側や若い仲間からドキッとする良いアドバイスがもらえたときにフラットな感じがしたと述べるスタッフもいた。さらに，ある当事者スタッフは自分が利用者としてカウンセリングを受けるときや，支援者として他の利用者を支援するときと，ワークシートによる当事者研究を行う際の人間関係の違いを，以下のように述べた。

> カウンセリングは聞き取られるだけ，仕事では聞き取るだけ。でも当事者研究は双方向で広がっていく感じがある。　（E-1）

上岡によれば，刑務所出身の仲間がダルクに多くやってくるようになり，刑務所と同じようなヒエラルキーを用いてメンバーを統治してしまう傾向が，全ダルクの人間関係において無意識のうちに，日々，発生しやすくなっており，仲間同士の平場の関係という理想から離れつつあるという。しかしそれでは，効率的に生活は回せたとしても依存症の回復は起きない。そこで上岡は，これまで大切にしてきたはずの「平場の関係」を取り戻すこともひとつの目的として，今回，ワークシートを用いた当事者研究をダルクに導入しようとしたのである。

「共感・共有」とは，これまで知らなかった他の参加者の経験や思い，関係性などが互いに開示され，その一部を共感・共有するという効果のことである。これは最も多くの語りが含まれるサブテーマである。とりわけBグループの参加者からは，ワークを通じて共感し合えたことの喜びが率直に語られた。また，仮に現時点では共感まで起きなくとも，仲間の悩みを共有することで今後，仲間のサポートやコミュニケーションにつなげたいという語りもあった。

さらに，書字困難の面でも，気持ちのつらさの面でも，自分で自分のことを書くのは苦手だが，他者に聞き取られ，書いてもらうというインタビュー的な関係性のもとで自分のことを表現し，それを自分のものとして受け入れていく過程に心地よさを感じている参加者がいた。加えて，自分と相手の共感・共有だけでなく，あるメンバーAが他のメンバーBに対して書いたコメントを読み，AがBに対してどのように関わろうとしているのかを知ることができてよかったという意見もあった。

共感・共有に先立ち，あるいは同時に，自分では思いつかない言葉を仲間からもらったことがいい気づきになったというコメントや，自分の知らない自分のパターンが発見されたという指摘もあった。今回はじめて紙に書いて皆でシェアをすることで，本当に自分のパターンが見え，いろんな対処方法があることにも気づけたという感想もあった。特に，普段から活動を共にしており，継続的な関係性のなかで互いのことをよく見てきているメンバー同士で当事者研究を実践した際には，そうした効果がよりいっそう期待できるかもしれない。たとえばE-3とE-4は，E-3のシートに書かれたパターンを読んで，以下のようにやりとりしている。

> E-4：私もう一個知ってる。こういう人のパターンって。〇〇ちゃんとか。
> E-3：あーあるよね。
> E-4：「ふてくされる」ってあるよ。

　　E-3：貝になる。

　　一同：あはは！

　　E-3：無になって！　じゃ，書いといて。

　ここでは，本人は気づいていないパターンを他のメンバーが指摘して書き込むという，付き合ってきた経験の長い仲間ならではの笑いながらのやりとりが観察された。上岡によれば，ダルク女性ハウスのメンバーにはトラウマを抱えている人が多く，過去の記憶を思い出せないケースも少なくない。そのようなケースも，その人自身は語れなくとも，長く付き合ってきた周囲の人々が語ってくれることで本人も自分のことに気づくことがあると述べる。

　共感や共有は，解決策を提示するものではないが，それ自体に効果があるという語りも重要なものだろう。Bグループでは，大した問題じゃなかったような気がしてきた，すごく気が楽になった，全体の雰囲気がすごく盛り上がって，楽しんでることが伝わってきたなど，ワークシートが循環することでもたらされる場全体への肯定的な影響に関する語りもあった。上岡によれば，現場でこのワークシートを使っていると，まず参加者たちが人に話を聞いてもらうという新しい経験に驚いていることがわかるという。また，普段は他人に関心がなさそうなメンバーが，ワークシートの仲間のコメント欄を熱心に書いており，実は仲間に興味をもっていたことに気づかされたという。このように，自分たちが大変な思いをしてきたので，大変な仲間に対する思いがあふれて，じっくり時間をかけて1つひとつのコメント欄を埋めようとすることも珍しくないと上岡は述べている。

テーマ4──解放性

　4つ目のテーマである「解放性」は，ワークシートの設計や，ワークの構成によって，これまでの自助グループでは実現しにくかった自由や解放性がもたらされるという効果について述べたものである。こちらも，E，M，Bすべてのグループの参加者から多く語られたテーマだった。このテーマには，「社会モデル」「自由なテーマ設定」「少人数」「ワークシートによる枠組み」という4つのサブテーマが含まれる。

　「社会モデル」とは，困難の原因や責任を自分に帰属させるのではなく，自分を取り巻く社会環境にも公正に帰属させる考え方であり，障害者の解放運動のなかで主張されたものでもある。Eグループの当事者スタッフからは，依存症の自助グループで行われる12ステップの枠組みのもとでは，自分に帰属させるモードになりやすいが，当事者研究のワークシートでは，相手や社会に帰属できる部分が見えやすくなるという意見が述べられた。このことはすでに述べたように，多重の差別や偏見にさらされた依存症者にとって，重要な効果と言えるだろう。

　「自由なテーマ設定」が可能であり，自由なストーリー展開が許容されるという点も，参加者の語りに自由度と解放感をもたらしている。どの当事者活動でもありうることだが，先輩の語り方はひとつのお手本として語りの自由度を制限しがちになる。たとえば，12ステップのプログラムで期待される語りに縛られると，「買い物で物が選べない」といった些細な日常的な悩みを語りにくくなるが，当事者研究ではこういったテーマも扱える点が良いという意見があった。実際，上岡は当事者研究の初心者に対して，「日常の小さな問題は，実は大きな困りごとにつながっているんだよ」ということを，図などを用いて丁寧に説明しながら，初心者の仲間が扱える範囲のテーマにするように声かけをして，小さい悩みの話を積極的に推奨している。たとえば「仕事ができない」というテーマ設定に対しては，「ちょっと大きすぎるかな，もう少し細かく分解してみよう。朝起きられない，すぐイラ

イラする，メモが取れないとか，"仕事ができない"のなかにもいろいろあるよね。そのなかのひとつを扱うようにしよう」という形でテーマのサイズを調整していくのである。初体験のBグループのメンバーからは，大きい悩みごとだけでなく，日常的な小さく具体的な問題を扱えたことの新鮮さが，以下のように肯定的に語られた。

　　すごくたわいもないことを，なんか結構，真剣に考えちゃって。考えたことは今までありませんでした。考える必要がないから。でもあらためてこうやって考えてみると，どうしていいかわかんないことが結構あったりして。まあなんかね，隣の人とね，質疑応答みたいにして，ふふふ，そういうの自体も新鮮で，面白い。面白い面白くないかっていうと面白かったです。　　（B-3）

　このように，日常的な小さな困りごとをわかちあい，和気あいあいと解決していく方法を話し合うというのは，12ステップのステップ4とも同じようなところがある一方で，ステップ4をやるよりも楽しくて，目に見えてわかるので簡単だったという意見もあった。このように，12ステップを代表とする従来のプログラムがしっくりこないメンバーにとって，当事者研究がひとつの代替的な選択肢になりうることが示唆された。

　「少人数」からわかちあいを始め，徐々に共有範囲を大きくしていく本ワークの構成は，同調圧力や恥の意識に妨げられ，正直に等身大の自分について語ることが難しい依存症者に，安全に語れる自由度をもたらしたようである。4人ぐらいの小規模でやるのがものすごく心地が良かったという感想が象徴するように，上岡によると，ダルクの男性たちのなかには，仲間の前で研究を共有するのは恥ずかしくて嫌だと言う

メンバーが少なからずいるという。

　「ワークシートによる枠組み」がもたらされることは，一見，自由度が制限されるように見えて，実際には見通しを与え，かえって進めやすくなる効果があるかもしれない。当事者研究の経験が豊富なある参加者は，以下のように語っている。

　　このワークシートがあったから聞き取ってもらうというシチュエーションがやりやすくなる。　　　　　　　　　　　　（E-3）

まとめ

　これまで述べてきたように，依存症当事者活動の現場では，12ステップの理念や実践にうまくなじめない新しいメンバーや，依存症に加えて多重の差別や偏見にさらされている仲間が増えている。そのような変化に対して，「配慮に関係したテーマ」では，本特集号「当事者研究を体験しよう！――ワークシートを用いた実践」に詳述した「パターンの優先性」というサブテーマが再度確認された。また，語りを外部に公開すれば強い差別や偏見にさらされかねないが，差別や偏見を減らすには語りを外部に発信しなくてはならないというジレンマを抱えた，多重の差別や偏見を向けられている当事者にとって，既存の依存症自助グループでは必ずしも強調されてこなかった「公開性・我々性」を考慮に入れた当事者研究を行うことは，きわめて重要な指針となるだろう。的外れなことを歓迎し，不安や緊張を隠さず正直に言葉にしながら，ほどよい深さの語りをつむぐことができるような「安全な場づくり」のための工夫も，当事者研究の前提として重要な配慮である。「書字困難への配慮」は，必ずしも多くの当事者グループで行われているとは言えず，グループ内の主流派メンバーにとって快適な情報保障しか実現していな

いことが多い。近年，メンバーの多様性が増している多くの当事者グループにおいて，従来の理念やプログラムが通用しないメンバーと付き合う機会は増えていると思われるが，なぜ通用しないのかを考えるときに，その原因として情報保障不足という観点を忘れないようにすべきだろう（詳細は，本特集号「座談会 情報保障の普遍化——クロスディスアビリティのために」参照）。

また，刑務所と同様のヒエラルキーがもちこまれるようになってからは，以前からグループにいる当事者スタッフと，利用者としてやってくる新しい仲間との間に上下関係が発生しやすくなっており，もう一度「平場感」や「共感・共有」でつながる関係を取り戻せるようなプログラムが待ち望まれている。この新しい仲間たちは依存症自助グループの長い歴史のなかで受け継がれてきた典型的な語りには回収されにくい生活史をもっていることが多いため，従来よりも「自由なテーマ設定」のなかで，自分たちの経験に沿った新しいストーリーをつむぐことが不可欠である。さらに，自分の問題だけではなく差別や偏見が蔓延した社会の側にある問題を逆照射する「社会モデル」の視点をもつことも必要とされている。このような背景を踏まえると，本ワークにはこうした現代的な課題を解決に導く一定の効果があると言えるだろう。

▶註
1 滝野川会館で行われたインタビューにて上岡が語った（2019年3月14日）。
2 佐賀ダルク主催で行われたプログラム（於：さがセレニティクリニック）にて上岡が語った（2019年3月6日）。
3 註1に同じ。
4 註2に同じ。
5 録音記録をもとに書き起こした参加者の感想は，第3回：発言者21名・延べコメント数30件，第4回：発言者4名・延べコメント数12件，第5回：発言者25名・延べコメント数29件であり，そのうち，当事者スタッフを含む当事者によって語られた「当事者研究のワークおよびワークシートに関する感想」をデータセットとして抽出し，テーマ分析の進め方に関する勧告（Braun & Clarke, 2006）に従って，匿名化された35名（第3回：21名，第4回：4名，第5回：10名）のナラティブすべてについて，段階的かつ反復的な分析を行った。データを分析するうえでは，帰納的手続を選択した。すなわちテーマは，あらかじめ所定の分類を準備することなく，生データからボトムアップにテーマを定義した。
6 長年，依存症の臨床に関わってきた精神科医の斎藤（1998）によれば，依存症の自助グループで強調されてきたスピリチュアリティとは，「その人が自己の生き方や命をどのように見ているかという考え方なり，自己を囲む世界の認識の仕方なり」を指している。絶対的な価値を与えてくれる宗教の力が弱まった近代の市民たちは，「老若男女を問わず自らの価値に懐疑的になっていて，他者の承認や拍手ばかり求めて」おり，「拍手をもらうためなら，かなり危険で無理なことまでやってのける」状態にある。他者の評価ばかり気にしていると，自らのなかに自己を承認し愛する部分が育たず，その帰結として，思い通りに動かない自己に対して「意志の力」という鞭を打ちつづけ，その痛みが「耐え難い寂しさ」として感じられ，さらに寂しさは「感情鈍麻という心的防衛を経て，退屈感へと移行」する。寂しくて退屈な人は，愛されたい対象の安全な代替物として，自分を拒絶しないであろう食物やアルコールなどの嗜癖対象を選ぶようになる。斎藤によれば，それが依存症である。スピリチュアな次元での回復とは，近代によって相対化されつづけることになった自己や世界についての知と価値観を再構築する過程と解釈できる。

◉文献
綾屋紗月（2017）当事者研究をはじめよう！——当事者研究のやり方研究．In：熊谷晋一郎 編：みんなの当事者研究（臨床心理学増刊第9号）．金剛出版，pp.73-99.
Braun V & Clarke V (2006) Using thematic analysis in psychology. Qualitative Research in Psychology 3-2；77-101.
上岡陽江, 大嶋栄子（2010）その後の不自由——「嵐」のあとを生きる人たち．医学書院.
日本ダルク（2019年1月23日）全国のDARC——日本全国のマックダルク所在地（2019年1月23日現在）（参照先：日本ダルク（https://docs.google.com/viewerng/viewer?url=http://darc-ic.com/wp-content/uploads/2019/01/%E6%97%A5%E6%9C%AC%E5%85%A8%E5%9B%BD%E3%81%AE%E3%83%9E%E3%83%83%

E3%82%AF%E3%83%80%E3%83%AB%E3%82%AF
%E6%89%80%E5%9C%A8%E5%9C%B0_2019.01.23.
pdf［2019年5月1日閲覧］）．

斎藤学（1998）薬物依存と精神療法．In：加藤信，鈴
　木勉，高田孝二 編著：薬物依存研究の最前線．星和
　書店．

当事者研究ワークシート実践報告②
聴覚障害当事者研究における実践

宮城教育大学
松﨑 丈

聴覚障害当事者における当事者研究のはじまり

聴覚障害当事者研究は最近始まったばかりであり，浦河べてるの家，ダルク女性ハウス，おとえもじてなど先人が切り拓いてきた当事者研究の実践を参考に取り組んでいる。

聴覚障害当事者には，日本手話を用いるろう者，主に聴覚や音声を活用する難聴者，人生の途中で失聴した者，ろう重複障害者，盲ろう者，聴覚情報処理障害のある者などがいる。これらは，いわゆる医学的あるいは社会文化的なカテゴリーで分けられているが，当事者研究では，最初から既存のカテゴリーで分けずに取り組んでいる[註1]。そうすることで「つながりの作法」（綾屋・熊谷，2010）が生まれるのではないかと考えている。

現時点で聴覚障害当事者ならではの実践メソッドが少しずつ集まってきている。たとえば，2018年9月に行われた聴覚障害当事者研究シンポジウムでは，当事者研究の実践発表があり，次のように4つの実践メソッドが紹介された。①聴覚障害当事者の苦労（困りごと）に聴者とともに取り組む，②聴覚障害当事者の体内に起こっている苦労に非言語的手段でアプローチする，③聴覚障害当事者同士の共同語りによってさまざまな苦労を構造化する，④マジョリティの先行研究を参考にして苦労が生まれる構造の発見やワザの開発に取り組む，である[註2]。

また，2018年10月に行われた第14回日本聴覚障害学生高等教育支援シンポジウム[註3]で，はじめて聴覚障害学生を対象にした当事者研究のワークショップを実施した（松﨑・綾屋，2019）。綾屋（2018）の当事者研究ワークシートをカスタマイズし，二人一組で対話しながら相手の苦労のパターンや実験計画を検討するものであったが，大好評だった。本稿では，後者の実践メソッドについて報告する。

当事者研究ワークシートを用いた実践

聴覚障害学生ワークショップのテーマの検討

まず，ワークショップでは，どのようなテーマを取り上げるかを検討した。大学生活では，大学の教職員や学生など聴者とのかかわりで苦労を抱えることが多いため，テーマは「大学における聴者とのかかわりかた」に設定した。

当事者研究ワークシートのカスタマイズ

そして，綾屋の当事者研究ワークシート（本特集号「当事者研究を体験しよう！」（以下，綾屋論文））を，ワークショップでは，聴覚障害学生の状態像などにあわせてカスタマイズした（図1）。これは，綾屋論文の表1／Ver.7に該当する。カスタマイズの主な例として，第一に，綾屋（綾

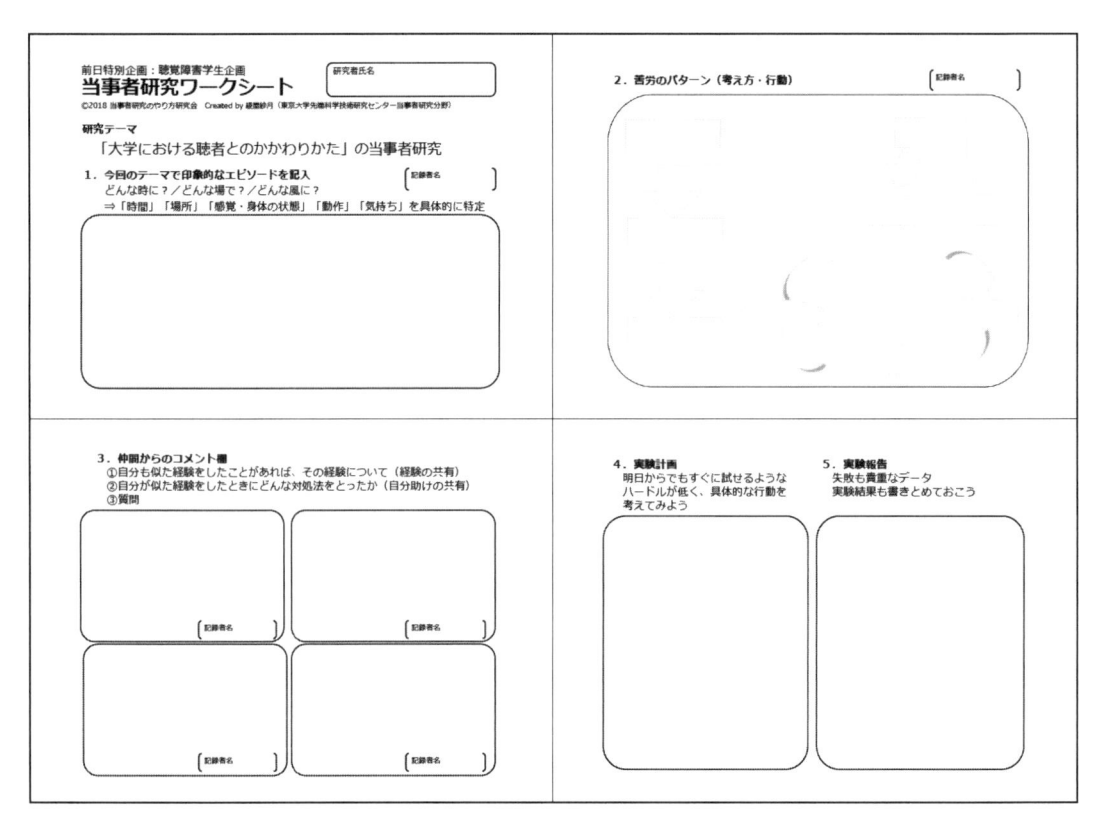

図1 カスタマイズしたワークシート

屋論文，表1／Ver.5）のワークシートから3項目「苦労の年表」「個人的要因・社会的要因」および「考察」は除いた。これらは，困りごとをめぐる事象の変化や構造を分析するために有用な項目であると思うが，ワークショップではむしろ参加者が当事者研究の特性を理解し，実践の基本を時間で会得するという目的を優先した。その結果，カスタマイズした当事者研究ワークシートの項目は次のようになった──「1．今回のテーマで印象的なエピソード」「2．苦労のパターン（考え方・行動）」「3．仲間からのコメント欄」「4．実験計画」「5．実験報告」。

　第二に，綾屋（綾屋論文，表1／Ver.5）のワークシートでは苦労のエピソードの数を3点ほど設定していたが，1点のみに変更した。聴覚障害学生は，当事者としての体験を語る経験が少

ないと考えられるため（松﨑, 2019），自分一人で記述するのではなく，二人一組で相手から苦労のエピソードに関する質問を受けて語り，相手は語られた内容をワークシートに記述する方法が実践しやすいのではないかと考えた。また，苦労のエピソードについてインタビューする視点に関しても，当初のワークシートにあった「時間／場所／身体感覚／気持ち」を「時間／場所／感覚・身体の状態／動作／気持ち」に変更した。

聴覚障害学生ワークショップの構成

　以上のように検討したうえで，表1のようにワークショップの時間配分や内容を検討して全体構成を決めた。なお，表1内の構成のワークの数字は，綾屋論文の表2と対応している。

表1　ワークシートの全体構成

構　成	ワーク内容	作業時間	作業内容
イントロ ダクション	挨拶・趣旨 説明など	20分	
ワーク2	苦労の エピソード	20分	「1. テーマに関する苦労のエピソード」の記入方法を説明（4分弱）。グループ内で二人ペアを作って，お互いに相手の話を聴き取って書き込む（8分×2人）。
ワーク3	苦労の パターン	20分	「2. 苦労のパターン（考え方・行動）」の記入方法を説明（4分弱）。また同じペアでお互いに聴き取って書き込む（8分×2人）。
ワーク6	仲間の コメント	20分	「3. 仲間からのコメント欄」の記入方法を説明（4〜5分弱）。グループ内で全員分のワークシートを回覧し，お互いの苦労の内容やパターンを共有。「3. 仲間からのコメント欄」に以下のいずれかを（時間の許す範囲で）記入する。①自分も似た経験をしたことがあれば，その経験について（経験の共有）。②自分が似た経験をしたときにどんな対処法を取ったか（自分助けの共有）。
ワーク7	実験計画 （記入）	10分	「4. 実験計画」の記入方法を説明（4分弱）。（※「5. 実験報告」は後日記入するように説明）「3. 仲間からのコメント欄」を参考に自分自身で書き込む（6分）。
休　憩		10分	
ワーク7	実験計画 （共有）	45分	全員が各2分ずつ発表（※各発表ごとに質疑応答1〜2人＋交代時間を含め，実質3分×15人）。
フィードバック		10分	講師2名よりフィードバック。
クロージング		15分	全員が一言ずつ感想（その場に気持ちを置いていく）（1分×15人）。
時間調整用		10分	

当事者研究ワークシートを用いた実践を振り返って

参加者のコメントから見えてきたもの

　ワークショップ終了後，参加者全員（15名）から，当事者研究の意義や有用性を実感できたと思われるコメントが寄せられた。たとえば，「聴覚障害に対する情報を共有する最高のツールになると思った」「これまでモヤモヤしていたが，今回の企画では自分で言語化し，発表することができて良かった」「皆さんの実験計画を聞いてこれからの生活で自分の武器になるものが得られた」「今までは自分一人で解決していたが，今回は自分の経験を他の人が尋ねることで自分の考えを客観的に見ることができた」「とても勇気づけられた」「聴覚障害がある自分の棚卸しのような機会になった」などである。熊谷（2017）は，「当事者研究には，新しい言葉や知識を発見する側面（discovery＝発見）と，それを通じて何らかの生きやすさがもたらされる側面（recovery＝回復）をもっている」と指摘しているが，今回のワークショップでは，両方の側面をもつ経験が参加者全員に起きていたように思われる。

　また，参加者全員にワークショップの進行方法やワークシートの導入・活用についてアンケートを取ってみたところ，ワークショップの進行

方法について参加者の大半が適切であったと回答しているが，時間配分についてはもっと時間がほしかったと感じる者が半数程度いた。その理由として，筆談のために時間がかかったこと，ワークシートの記述内容の意味を深く確かめる必要があったことの2点が挙げられた。ワークシートについては，「記述例があるとわかりやすい」「ワークシートの内容のまとめ方についてもう少し統一した方法を教示してもらえると取り組みやすかった」といった要望が出されていた。

なお，参加者全員，初対面の相手に自己開示することを躊躇するような様子は見当たらなかった。おそらく企画案内の段階で次の2つの参加条件を提示しておいたことが有効だった可能性がある。ひとつは，「この企画では，自分自身のことやこれまでの経験について語るというグループワーク活動が中心となります。そうした活動に参加することや上記の企画の主旨をご理解の上，お申込ください」であり，もうひとつは，「申込者の方には，事前のレポート課題として，『大学における聴者との関わり方について自分が苦労していることは何か』を400字程度で記述し提出してください」である。初対面でお互いに「弱さの情報公開」（向谷地・浦河べてるの家，2018），すなわち「困った体験，失敗の体験，苦労の体験」を公開し，これらの体験を丁寧に掘り起こし，自分の語りを深く紡ぎあっていけるような環境整備を，準備段階から進めておく必要があることを改めて認識させられた。

参加者のナラティブに対する
ファシリテーターの対応のありかた

参加者全員の苦労に関する事前レポートでは，「難しくなる」「疎外感を感じる」といった実施困難や，その結果として生じる心理的状態が前面に打ち出されているような自伝的ナラティブが多く見られた。しかし，当日の発表では，その実施困難な出来事はどのような状況特性（い

つ，どこで，誰と，どんな場面で）で起こったのか，その出来事はどのような出来事と関連しているのか，といった自伝的ナラティブが多く観察された。

たとえば，事前レポートでは「人数が複数名であれば話についていけるが，それ以上の人数になるとついていけない」という記述をした参加者が，当日の発表では「人数が複数名である→話者が近くにいる→ついていける／人数が多くなる→話者が遠くなる→ついていけなくなる」「知っている話題である→予想して聞く／知らない話題である→聞くのをあきらめる」と新たな情報を付加して語っていた。参加者一人ひとりの苦労のパターンがより具体的に見えてきた。

事前レポートと当日の発表を比較すると，それぞれ機能的に異なっていることがわかる。人は，語る相手や語る目的によって過去経験の出来事に付加する情報を調整して語る。Labov（1972）は，過去経験物語には，参照的（referential）機能と評価的（evalutive）機能の2つの機能的側面があるという。子どもであれば，相手が同じ経験を共有した親であれば評価的機能，感情面などの情報を付加してエピソードの重要性を語り，教師やインタビュアーのように経験を共有する割合が低い者であれば，参照的機能，たとえば活動の時間的順序や具体的な内容の情報を付加して語るという。

参加者全員の事前レポートからは，当事者同士でいかに苦労したのかといった感情面などの個人的経験を共有するための評価的機能としての自伝的ナラティブを保有していた，もしくはそれしか保有していなかった，ということがうかがえる。一方，当事者研究ワークシートは，参照的機能を有する自伝的ナラティブを視覚的に構造化しており，参加者に参照的機能を有する自伝的ナラティブを生成するように促したと思われる。したがってファシリテーターは，各々の参加者が，当事者研究ワークシートのナラティ

ブ構造に基づいて，相手に了解可能な水準で苦労をより語れる自伝的ナラティブへと変容していく過程を注視しながらナラティブを引き出すかかわりをすることが重要になるだろう。

　今回のワークショップでは，参加者全員15名に対し，ファシリテーターは2名しかいなかったため，全員の当事者研究ワークシートの記述内容をいかに満遍なく確認し，記述の曖昧さや不確実さに気づけるかが課題となった。たとえば，当事者研究ワークシートの「2. 苦労のパターン（考え方・行動）」で，ディスカッション場面での問題状況が取り上げられていたが，その場面を構成する人数，役割分担，事前準備について聴き取ったと思われる痕跡は見当たらなかった。そのためか実験計画の内容も「わかったふりをしない／自分から気持ちを伝える／自分のきこえ方を積極的に伝える」のようにやや抽象的になっていた。「4. 実験計画」の考案では，各参加者の苦労の核心や輪郭に迫る必要な情報が付加されていることが重要になってくる。そのため，ファシリテーターの人員確保や対応のありかたを検討しておく必要があるだろう。

当事者研究ワークシートの今後の活用について

　ファシリテーターの対応に加えて，当事者研究ワークシート（Ver.7）が，参加者にとって自身の苦労について個別具体的な文脈が把握できるように引き出せるものになっているかを検討する必要もあるだろう。たとえば，「1. 今回のテーマで印象的なエピソード」の項目に，「話者の口元が見えない／先生の声が小さく話す速度が速い／一斉に話しているため話題に追いつかない」などの記述が多かったため，同項目のインタビューの視点として「相手の言動および状況」も加えるとよいだろう。ちなみに，聴覚障害当事者同士の日常の対話のなかには，自身の苦労を語るとき，「どうして？」「どうしてそう

なるんだろう？」とwhyを使った質問が出されることが多い。この質問からは，語っている者が自分一人で苦労の背景にあるパターンや構造をすぐ探り当てなければならないような状況に置かれていることがうかがわれる。それではうまくいかず，「うーん，わからない」と頓挫してしまうことが多いだろう。その意味でも，当事者研究ワークシートの活用は，参照的機能の側面で当時の状況を丁寧に記述し，そこからどのようなパターンや構造があるのかを探る作業を引き出していけるという点で有用と言える。

　また，「4. 実験計画」に「自分の行動について」と「相手の行動や場について」という2つの見出しを示す必要があると思われる。参加者が記述した内容には，「自分自身の態度を工夫する／自分から尋ねる／聞こえの特徴を伝える」のように自分の行動を変化させるものと，「対話方法の工夫・場のルールを変更する／筆談を依頼する／はっきり話すように依頼する」のように相手や場に変化を求めるものの2つが挙げられていた[註3]。障害の社会モデルに基づいて苦労の解消・軽減を目指した実践を引き出すために，あえてこの見出しを示すとよいだろう。その実践方法のひとつとして，ワークシートの「2. 苦労のパターン（考え方・行動）」や「4. 実験計画」に記述した内容をセットにして，周囲の他者に理解や協力を求めるために作る資料（たとえば，「トリセツ」）に掲載してもよいのではないだろうか。

　なお，聴覚障害当事者のなかには，日本手話のように日本語以外の言語や手段で自分の苦労を語れても，日本語の読み書きが同等の水準でできるとは限らないメンバーもいる。このような多様なニーズに対応するため，どのような当事者研究ワークシートを作成する必要があるかが今後の検討課題である。

当事者研究ワークシートの記述内容から新たな展開を探る

最後に，当事者研究ワークシートに記述された内容をどのように活用できるかについてもふれておきたい。今回のワークショップでは「聴者」と一括りにしてテーマを提示したが，ワークシートの記述内容からはさまざまな「聴者」がいることがわかった。つまり，①マジョリティ集団会話の基準で進める聴者，②聴覚の中次処理ができている聴者，③視覚と聴覚の同時的受信を前提に発信する聴者，④手話学習や情報保障の場面の基準にとどまれずマジョリティの基準に戻る聴者，という4つのカテゴリーが考えられる。各カテゴリーについて，ソーシャル・マジョリティ研究（綾屋，2018）を参考にしながら，当事者研究の計画を立案できると思われる。ソーシャル・マジョリティ研究は，「聴者」のさまざまな言動に関心をもち，彼らの基準や機序を探っていく研究である。その研究の知見を把握することで，自身の苦労パターンを捉え直し，より深く実験計画を検討していくこともできるだろう。このように当事者研究ワークシートの記述内容を分析することで，当事者研究で新しいテーマを発見したりネクストステップとしての当事者研究のありかたを模索したりすることができるだろう。

▶註

1 ただし，聴覚障害当事者の間に意思疎通手段や会話体験の差異が見られるため，情報保障に考慮する必要がある。詳細は本特集号「座談会｜情報保障の普遍化」を参照。
2 詳細は，聴覚障害当事者研究シンポジウム報告書（https://bit.ly/2Pi7o99 ［2019年7月1日閲覧]）で把握できる。
3 詳細は，第14回日本聴覚障害学生高等教育支援シンポジウム報告書（http://www.pepnet-j.org/web/modules/tinyd1/index.php?id=380&tmid=472 ［2019年7月1日閲覧]）で把握できる。

◎文献

綾屋紗月 編著 (2018) ソーシャル・マジョリティ研究——コミュニケーション学の共同創造．金子書房．
綾屋紗月，熊谷晋一郎 (2010) つながりの作法——同じでもなく違うでもなく．NHK出版．
熊谷晋一郎 (2017) みんなの当事者研究．In：熊谷晋一郎 編：みんなの当事者研究（臨床心理学増刊9）．金剛出版，pp.2-9.
Labov W (1972) Language in the Inner City. Philadelphia : The University of Pennsylvania Press.
松﨑丈 (2019) 聴覚障害学生支援における合理的配慮をめぐる実践的課題．宮城教育大学紀要53 ; 255-266.
松﨑丈，綾屋紗月 (2019)「当事者研究をやってみよう！」ワークショップ報告．第14回日本聴覚障害学生高等教育支援シンポジウム報告書，pp.42-45.
向谷地生良，浦河べてるの家 (2018) 新・安心して絶望できる人生——「当事者研究」という世界．一麦出版社．

当事者研究の公開
記録・まとめ・発表の仕方について

浦河べてるの家

伊藤知之

当事者研究とはどのような方法か?

当事者研究とは,生活などの困りごとなどについて,仲間と一緒に,時に専門家などとも連携しながら,「研究」という視点から深めていく活動です。当事者研究では,一般的には,日常生活の困りごとなどの苦労やうまくいっていることなどを素材としてテーマを設定し,苦労の分かち合いを行います。このとき,「人」と「こと」を切り離すこと,自己病名をつけることを大事にしています。当事者研究でよく「幻聴」を「幻聴さん」,「マイナス思考」を「お客さん」と呼ぶのはこれにあたります。

そして,苦労のパターンを傍らから他人事のように眺めます。このとき,苦労の「起き方」だけでなく「起こし方」も研究で解明します。その後で,これまでの対処のもつメリット,デメリット,意味を見極め,新しい対処方法などを工夫し,必要に応じてSST(Social Skills Training:生活技能訓練)などで練習を行い,実際の生活で「実験」を行います。当事者研究では,実験が成功したときはもちろん,実験がうまくいかなかった場合も,次回の当事者研究で再検証し,さらに研究を深め,もっと新しい対処法を探っていきます。

なお,当事者研究が有効なのは,うまくいっていないときや,苦労しているときばかりではありません。物事や人間関係がうまくいっているときも,成功のパターンを解き明かし,うまくいくために用いているユニークな対処法,工夫,意味を明らかにすることを大事にしています。

そして,研究の成果は,うまくいっている/うまくいっていないにかかわらず,仲間や多くの人と分かち合うことが良いとされています。これは,仲間内の語りの場で分かち合うばかりでなく,当事者研究の成果のノートの共有,当事者研究ミーティングの板書の情報共有,Webサイト「当事者研究ネットワーク」の「当事者研究ナレッジベース」のページなどで多くの人と情報を分かち合っています(当事者研究ナレッジベースについては後述します)。当事者研究のやり方や成果についてはこれまで数多く発表されてきましたが,今回はこれまであまり議論されてこなかった当事者研究の「記録・まとめ・発表の仕方」について,私なりの考察をしてみたいと思います。

1人当事者研究の記録
──当事者研究ノート

当事者研究は,一般的には自分で日頃から気づいたことや興味をもったことをノートなどに書いて研究する「1人当事者研究」,2人で当事者研究的に対話を行い,そのなかで気づきを得て研究する「2人当事者研究」,複数の参加者が多種多様な意見を出し合って,グループやセッ

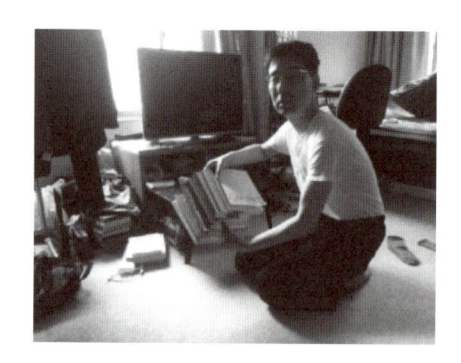

図1 亀井さんと研究ノート

ションのなかで研究する「グループ当事者研究」があります。まず最初に，研究仲間がその場にいなくてもできる1人当事者研究の記録について述べたいと思います。

1人当事者研究を語るうえでこの人抜きには語れない私たちの仲間がいます。当事者研究で「幻聴さん性格改造法」を編み出したべてるメンバーの亀井英俊さんです。

亀井さんは幻聴・幻覚・幻聴が今でも見えたり聞こえたりするのですが，そうしたなかで日々気づいたことをとにかくノートにメモするという自分の助け方をしています。日々気づいたこと，面白く感じたこと，勉強になったことなどを，亀井さんはひたすらノートに書いていきます。そのノートは今では数十冊になります（図1）。こうしてとにかくノートに記述し，あとでそれを読み返すことで，幻聴・幻覚・妄想の性格が変わっていき，自分をほめる幻聴に変わっていったと亀井さんは言います。本人は，今はなかなか仲間にもそのノートの中身を見せてはくれませんが，これらのノートは亀井さんの貴重な研究データとして蓄積されています。今後は，これらの亀井さんの研究データを亀井さんが"独り占め"するのではなく，全国の研究仲間に広く情報公開できればいいと私は思っています。

グループ当事者研究の記録——当事者研究ミーティングの板書とグループライン

当事者研究発祥の地である北海道浦河町の「べてるの家」では，毎週午前10時45分から12時まで，定例の当事者研究のミーティングが行われています。これ以外にも，今では全国で当事者研究のプログラムやミーティングが毎日のように行われています。

べてるの家での当事者研究のセッションでは，研究をするメンバーや司会者以外にも理解しやすいように，ホワイトボードに研究の内容をわかりやすく絵と文字を交えつつ書いたり，必要に応じて他の参加者に協力をもらい，研究に登場する相手や幻聴さん，マイナス思考の「お客さん」などを演じてもらうこともあります。そうすることによって，言葉の情報だけでは理解することが難しいメンバーの研究内容の理解の手助けになることがあります。なお，板書役の人が絵を描くのが苦手なときは，○と△を組み合わせて人の形を作ると，人間関係・幻聴さんとの関係を表現しやすいことがわかっています。

ここで，グループ当事者研究の事例を紹介します。べてるメンバーの佐藤太一さんの事例です（図2）。太一さんは幻聴さんに言われて水を大量に飲んでしまう多飲水の苦労をもっています。その幻聴さんは3人いて，「1号」は「水を飲め」「偉人になれ」と言って太一さんをいじめてくる幻聴さんです。幻聴さんの名前は，ポケットモンスターのピカチュウに似ており，太一さんが浦河に住んでいることから「ウラチュウ」と付けました。「2号」は，太一さんを「よくやっているぞ」「頑張っているぞ」と誉めてくる幻聴さんです。これまではこの2人の幻聴さんだけだったのですが，最近，「マリオ」という幻聴さんの「3号」も現れました。

太一さんの最近の研究の工夫は，亀井さんと同じように，幻聴の様子や1号・2号・3号の割

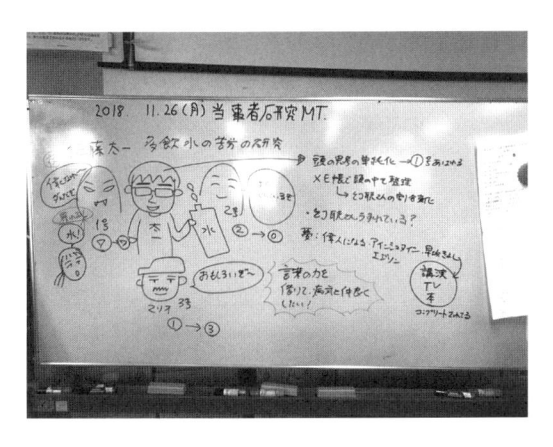

図2 佐藤太一さんの研究の板書

合をメモ帳に書いて頭を整理することで，幻聴さんの割合も変化していることがわかりました。研究成果としては，言葉の力を借りて病気・幻聴さんと仲良くしたいという将来の目標が掲げられました。

こうした日々の当事者研究ミーティングの記録は，最近では所定の記録用紙に記録するばかりではなく，スタッフや研究したメンバーがスマートフォンで写真を撮って記録することも増えています。そして，当事者研究の理念である「自分の苦労をみんなの苦労に，みんなの苦労を自分の苦労に」の通り，板書は少しの間消さずに残しておき，仲間にも研究成果を見てもらうこともあります。スタッフ間の情報共有のツールとしては，LINEのべてるスタッフ用のグループラインに「当事者研究」と名づけたアルバムを作り，そこにすぐさまその日の当事者研究ミーティングの板書の写真をアルバムに入れています。このようにすることで，あとからスタッフ間で研究の流れの振り返りができています。

2人当事者研究の記録——今後の課題

前述したように，2人での対話で当事者研究を行うことを「2人当事者研究」といいます。1

人で黙々と当事者研究をすると，人によっては行き詰まることもあるので，研究する人が信頼している人と一緒に研究を深めることで，1人だけでの研究では得られない気づきを得ることができます。

2人当事者研究のときも，単に対話をするだけではなく，ノートや紙に記録することがあります。図3はべてるメンバーの長門浩二さんが「電波」の研究をするときに毎日使う「電波チェックシート」です。長門さんは，夕方近くになると頭が痛くなったり，胸が苦しくなる「電波」という現象で苦労しています。このため，スタッフと一緒に毎日，「電波チェックシート」に今日の電波が来ている場所，時間ごとの電波の強さを書いて，スタッフと情報共有したり，スタッフからアドバイスをもらったりしています。べてるには，ほかにも個別の振り返りをしているメンバーが何人かいます。そうした仲間は，振り返りを行うことで自分だけでは気づかなかったことへの気づきを得ることもあります。

2人当事者研究の記録は，対話のなかでノートに書いて行うこともありますが，日々の何気ない会話のなかでも研究的な対話が生まれることがあるため，それを記録に残すことが今後の課題です。「これは！」と思った瞬間にスマートフォンやビデオカメラで動画を取ったり，ICレコーダーで2人研究を音声データにすぐできるようにすると，2人研究の世界は一層広がると思います。

当事者研究ナレッジベース
——Webでの共有

当事者研究の過去の研究データは，べてるの家での当事者研究ミーティングで行われたもの，NPO法人地域精神保健福祉機構・コンボの雑誌『こころの元気プラス』や，そこに載った当事者研究をまとめた書籍『レッツ！ 当事者研究』(1

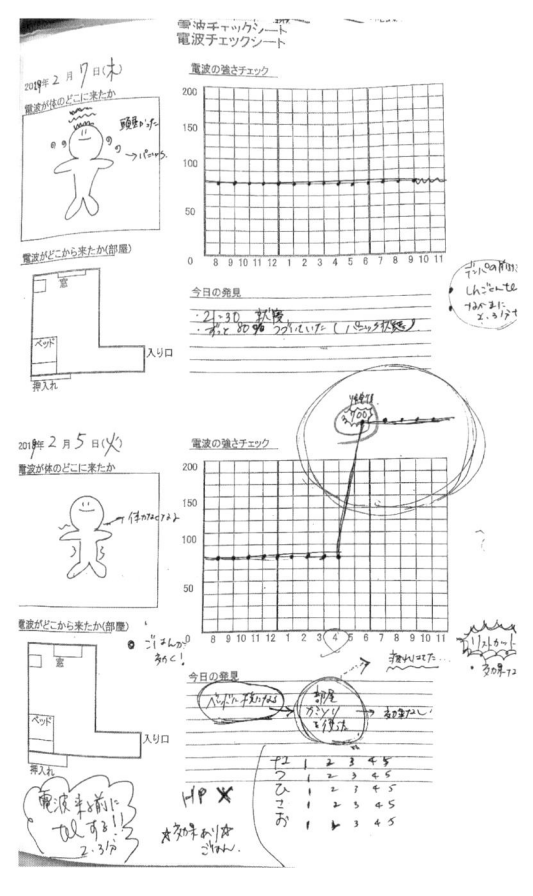

図3 長門さんの電波チェックシート

〜3巻）の研究データ，2018年現在で15回行われた当事者研究全国交流集会の発表スライドなどをあわせると，数百もの研究データが確認されています。これらを，現在東京大学先端科学技術センターの熊谷晋一郎先生のいる当事者研究のラボで集積し，2019年から過去の当事者研究のデータベースの「当事者研究ナレッジベース」というwebサイトが立ち上がりました（図4）。このサイトは当事者研究を行う人たちがつながるネットワークづくりを目的とするWebサイト「当事者研究ネットワーク」のページのひとつです。これまでの当事者研究の主な事例がエビデンスとしてまとめられています。イメージとしては，Web上の検索サイトのように，「幻聴さん」「働き方」「全力疾走」「リストカット」などの（主に苦労の）キーワードを入力すると，検索結果として，その苦労への対処法や先行研究が表示されるというものです。Webサイトのデザインも苦労の対処法を素早く導き出すために，本家Googleの検索ページのようにシンプルなものになっています。しかし，この原稿を書いている時点の2019年6月中旬現在では，表示可能な自分の助け方の事例が23個であり，まだまだ研究事例を集約していく必要があると感じています。そのためには，全国の当事者研究の発表事例ばかりでなく，何かしらの方法で日々全国各地で行われている当事者研究ミーティングの記録や板書も，当事者研究ネットワークで集約することができればと思っています。

まとめ

　べてるの家では，活動が始まった当初から日々起きることを記録することを大事にしてきました。イベントや旅行のときの写真などはもちろんですが，時に起きる爆発やハプニングのときも常にカメラやビデオで記録することが求められる場合が多いです。最近ではスマートフォンが普及したため，スマートフォンの静止画や動画で記録することも増えてきています。私たちの日々はともすると何気なく過ぎていきますが，常に研究マインドをもって日々を切り取り記録することで，新たな発見が生まれることもあると私は感じています。今，当事者研究をしている人や，これから当事者研究を始める人に伝えたいことは，ノートなどで記録するだけでなく，画像や動画などを用いることで新展開が生まれていくかもしれないということです。スマートフォンの普及で誰でも気軽に記録ができる時代になったので，こうしたデジタルの記録が今後，当事者研究でも増えていくような気がしています。

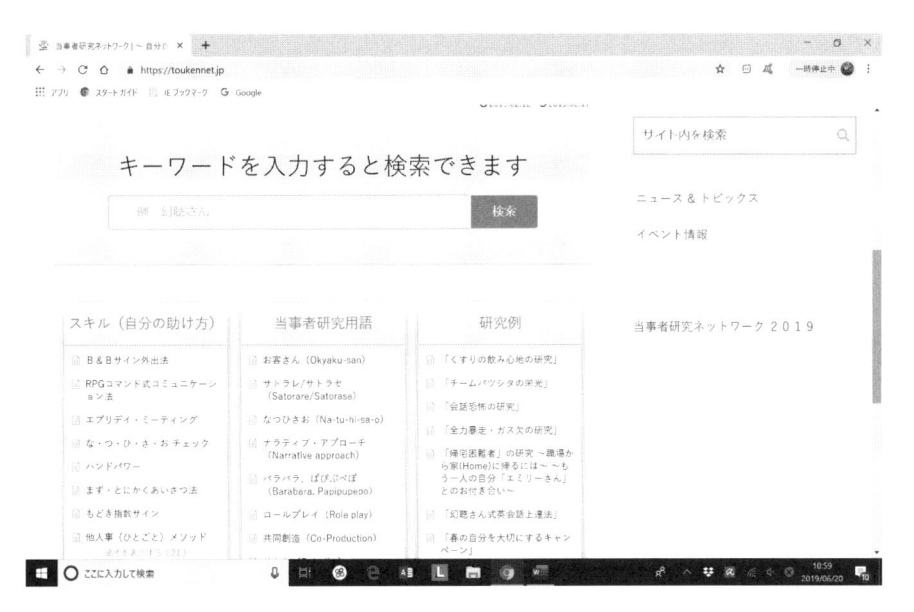

図4 当事者研究ネットワーク・Web サイト「当事者研究ナレッジベース」（https://toukennet.jp/）

好評既刊

Ψ金剛出版　〒112-0005　東京都文京区水道1-5-16　Tel. 03-3815-6661　Fax. 03-3818-6848
e-mail eigyo@kongoshuppan.co.jp　URL http://kongoshuppan.co.jp/

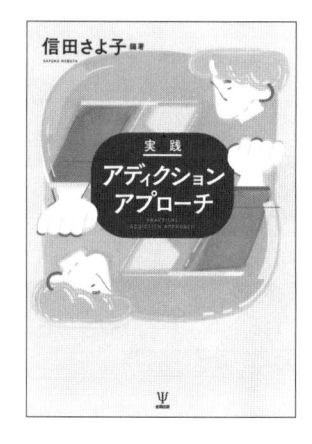

実践アディクションアプローチ

[編著] 信田さよ子

1970年代からの依存症臨床は，当事者と専門家の開かれた対話を展開しながら脱医療モデルを志向し，マージナルな「異端の実践」ゆえに独自に進化してきた。アディクションからの回復における自助と共助の可能性の探索が今，専門家と当事者の交差域で新たな実践知を起動する。回復の遺産を継承してきた自助グループカルチャー，専門家・当事者の関係を転換する当事者研究，社会変動と新潮流をとらえようとする理論的考察，そして多彩な臨床現場から創発された援助実践——パラダイムシフトの熱量に突き動かされた専門家と当事者が織り成す「アディクションアプローチ」を総展望する。

本体3,200円＋税

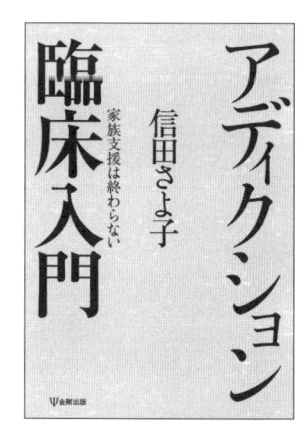

アディクション臨床入門
家族支援は終わらない

[著] 信田さよ子

アディクション臨床における「当事者」とは誰か？　「抵抗とともに転がる」とは何を意味するのか？　「家族の変化の起動点」はどこにあるのか？　カウンセラーとクライエントの「共謀」とは何か？——DVや児童虐待をも視野に収める逆転の発想でアディクション臨床における心理職の役割を確立し，アダルトチルドレン，治療的共同体，被害者臨床を補完する加害者臨床などのコンセプトと実践を取り込む機動力でアディクション臨床とともに走りつづける臨床家の思想遍歴と臨床美学を一挙公開。藤岡淳子との初対談を収録したアディクション・アプローチの聖典！

本体2,800円＋税

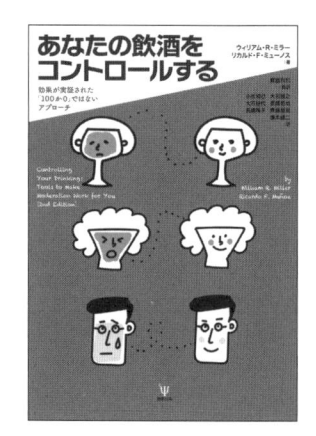

あなたの飲酒をコントロールする
効果が実証された「100か0」ではないアプローチ

[著] ウィリアム・R・ミラー　リカルド・F・ミューノス　[監訳] 齋藤利和
[訳] 小松知己　大石雅之　大石裕代　長縄拓哉　長縄瑛子　斉藤里菜　根本健二

本書は飲酒関連の問題点を解説し，問題飲酒に影響を及ぼす因子とそれらへの対応について丁寧に解説し，目標も減酒から断酒までと患者さんの意志にも十分配慮した形で提示している。特に減酒プログラムの参加者の最長8年に及ぶ追跡から，ミシガン・アルコール症スクリーニングテスト（MAST）とアルコール依存スケール（ADS）という2つのスクリーニングテストの得点によって，減酒か断酒かの目標を選択できる可能性を示している点は，特長の1つである。

本体2,400円＋税

専門家と上手につきあうために

5

専門家からアドバイスを受ける「正しい」方法

当事者スタッフのためのスーパーヴィジョン

ダルク女性ハウス　亀田医療大学看護学部

上岡陽江　宮本眞巳

東京大学先端科学技術研究センター

熊谷晋一郎

エピソード1 専門家からスーパーヴィジョンを受ける「楽しい＝厳しい」経験

私の「プロ宣言」

　1991年12月27日，仲間といっしょに薬物依存症回復施設ダルク女性ハウスを設立してしばらく経った私（上岡陽江）は，ある「危機」に悩まされていた——ハウスを利用するメンバーたちによる，決して少ないとは言えない死のことだ。当時は本当に自殺や事故が多くて，私たちは支援をすればするほど傷ついていった。どうしたらいいのか悩んだ末，とうとう私は自分が「専門家」になることを考えはじめた。そんな決意を「どうして専門家になるの？　仲間でいいじゃない？」と止めるメンバーたちもいた。2006年に自殺対策基本法が公布・施行される以前の女性依存症者たちは，自殺未遂を試みるたびに，かつぎこまれた救急医療の現場で医療者から侮蔑され，馬鹿にされ，そして謝りつづけて，そんなことが繰り返されるなかで，本当にこの世を去ってしまう仲間たちもたくさんいた。だから私は何とかそれを止めたかったし，私たちが置かれた状況を医療現場の専門家に説明する言葉も欲しかった。

　そして私は，精神保健福祉士の資格を取ることになる。今でもずっとつきあっている地元の精神障害の施設を運営する友人から，彼女の施設の理事を私が引き受けることになったとき，「あんまり書くこともなくて履歴書が綺麗だからさ，ねえ，一緒に勉強しようよ」と誘われた。2人で講習会に行き，彼女にどうしてもと誘われて最前列で2人並んで授業を受けた。この誘いがなかったら，私は資格を取っていなかったと思う。当時，精神保健福祉士資格をもっている仲間から「守秘義務があるんだよ，秘密を漏らしたら手が後ろに回るんだよ」と指摘され，あわてて一緒に勉強した彼女に，私が今まで守秘義務をやぶったことはあるかを確認すると，「ないから大丈夫だよ」と言ってくれた。こんなふうに私は，当事者が働くときにも当然，守秘義務のことを重く考える。依存症の仲間たちはお互いの問題をグループから外に出さないという約束を固く守っていて，たしかにグループのなかでは相談できる仲間の数もたくさんいる。しかし，当事者スタッフが専門家や支援者と働くときには圧倒的に当事者スタッフのほうが数が少ないから，そのなかでピアスタッフが感じる負担のことを考えさせられる。よくあることだけれど，専門家に囲まれて専門家が属している世界の専門用語が飛び交うと，ピアスタッフは疲れ果てて燃え尽きることもあるし，専門用語を使ってディスる瞬間，とても嫌な気持ちになることもある。私たちにはわからない専門用語で彼ら専門家が語り合う，専門家との研究の場でも同じことが起こる。ではそんなとき私たち当事者は，この複雑な思いと経験を誰と分かち

合えばいいのだろう。

　こうして「当事者を支援する専門家＝当事者スタッフ」になると決心した私の「プロ宣言」は，だが決して楽な道のりではなく，先行く仲間のいない「獣道」みたいなものだった。これまであまり語られてこなかったこのサイドヒストリーをたどりながら，私が当事者スタッフになっていくなかで，どのようなスーパーヴィジョンを受けてきたのか，そして当事者グループを運営する当事者スタッフは，一体どうすれば専門家から「正しい」アドバイスを受けられるのかを考えることにしよう。

「いずれ主導権は当事者の許へ回帰するだろう」──専門家と出会う

　時計の針を少し巻き戻そう。設立から間もないハウスには，メンバーのサポートを続け，やがて「プロ宣言」まですることになる私を支えてくれる，たくさんの専門家が集っていた。

　そのひとりが看護師の宮本眞巳だった。今から36年前の1983年，松沢病院に設立されたアルコール依存症専門病棟で，依存症当事者へのケアはもちろん，依存症当事者の家族が抱えるさまざまなトラブルに積極介入することも厭わなかった斎藤学とともに，家族教育グループで「子離れプラン」を発案・実践するなど，宮本は支援者としての実力を発揮していた。その後，1989年より東京都精神医学総合研究所に所属を移した宮本は，共同研究者とともに「セルフヘルプ・グループの理論的背景とケアシステムへの位置づけに関する研究」に取りかかる。研究目的は，自助グループ活動の治療効果やケアシステムとしての妥当性を検証することで，自助グループの「オールドタイマー」たちへのヒアリングが実施されていった。このインタビューに招かれたなかに，日本ダルク代表の近藤恒夫，MAC（Maryknoll Alcohol Center／メリノール・アルコール・センター）の山本晋一（故人）たちがいた。

　いくつかのインタビューを通じて，当事者による当事者のための自助の可能性とは何か，当事者の主体性と自立とは何を指すのか，そして当事者のセルフケアや自己決定はいかにあるべきかという問いにまで議論が花開いたこの研究からは，今まさに当事者研究とともに実現されつつある現実を予言するような仮説──"当事者による自己決定は支援者に準拠することから始まるが，いずれ主導権は当事者の許へ回帰するだろう"──が導かれていった。あのとき宮本は後方支援に徹することで，当事者による自助がソフトランディングするための専門家による支援の形を，ひとり静かに問いつづけていたのかもしれない。

「対等な関係」と「平場の環境」──スーパーヴァイザーと出会う

　支援からこぼれおちていく女性のための施設を求めてハウスを始めることになったとき，私たちは理事会／運営委員会を組織することになった。そのときどきで，本当にさまざまな方にお世話になった。

　理事会／運営委員会は，まるでバックグラウンドも専門も異なるメンバーが集まる毎月1回の研究会みたいだった。薬物依存症のことはもちろん，政治や社会の話題まで，ゆるやかにつながる「異種混淆の共通言語」があって，そこにはおいしいご飯も用意されていて，私は理事会／運営委員会が楽しみになっていった。薬物依存に対して専門家は無力にならざるをえないという現実から目を背けず，そして当事者の意見を尊重すること──実現しがたい奇跡のような「対等な関係」と「平場の環境」に包まれて，私は社会への入口を少しずつ手にしていった。

　ただ，理事会／運営委員会のメンバーに批判されるのではないかと顔色をうかがわなくてもよくなり，彼／彼女たちの疲れを心配できるよ

うになるまでには，実は結構時間がかかっている。また，「薬物依存は個人の問題ではなく，社会モデルとして考察すべき問題である」という考え方も，とにかくあらゆる行政窓口で支援を断られつづけてきた私たちにとって，受け入れるのには時間がかかった。依存症間の差別も，社会から家族への差別も激しく，家族が仕事を失うこともあった。当事者と関わって燃え尽きた専門家が抱いてしまう侮蔑的な視線にも悩まされていたし，深く刻まれた自己スティグマにも苦しんでいた。理事会／運営委員会以外はいつでも，「嵐」のなかにいたからだ。

　しかし改めて思い返すと，ひとつの問題を複数の視点から語り合えるこの関係は，当事者スタッフのためのグループ・スーパーヴィジョンの原型だったのかもしれない[註1]。いつでも気軽に相談できる風通しの良いこの関係に，私は長い時間をかけて，ゆっくりと少しずつ慣れていくことになる（ちなみに当時，宮本からのスーパーヴィジョンを受けていたのは私だけではなく，その当時，横浜MACスタッフだった田上和則さんも彼のスーパーヴァイジーだった）。

「限界設定」——2つの帽子を使い分ける

　私の「プロ宣言」は，このような背景のなかで起こった出来事だった。「プロ宣言以前」の私の問題は，いつも働きすぎてしまうこと，どこにも行き場のないとびきり危ないメンバーを抱え込むことだった。特に幼少期に虐待を受けたメンバーたちの試し行動に悩まされ，メンバーの見捨てられ不安に巻き込まれ，私の見捨てられ不安が暴発することは何度もあって，その結果，長い休暇を取ることだってあった。「こんな私がどうやったら"プロ"になれるんだろう？」……そう考えたこともある。

　ハウスのように依存症当事者がスタッフとなる施設では，当事者スタッフが先行く仲間として後追う仲間をサポートする。そのとき当事者スタッフは，支援者と回復者という「2つの帽子を使い分ける」ことを求められる。でも，援助専門職の系譜のなかで育まれてきた援助スキルを，（この系譜に属していない）当事者スタッフがそのまま使いこなせるわけではないし，当事者の経験が施設運営のスキルとして活かされるわけでもない。だからこそ当事者スタッフという「プロ」になるためには，ハウスという回復施設において担うべき役割を確認し，「限界設定」（自分の力量以上のことを引き受けるなどの無理はしないこと）を相談できる人と場所が必要だった——それが宮本という人と理事会／運営委員会という場所だと，徐々に私は気づいていく。

　ドキドキするような，知的好奇心の満たされる時間は，いつの間にか私の目の前にあった。でも，こんな奇跡みたいな関係は，もちろん自然に生まれたわけではない。その中心で多くを支えていたのが宮本だった。社会学者から精神保健領域の看護師へ転身した彼の発想は，医療職の常識的な発想とはとにかく別格だった。「当事者の立場からみて必要な援助は何か？」を優先し，精神医療の歴史や社会情勢を視野に収め，ボトムアップで現場を変えていこうとする熱意を，間近にいた私は肌で感じていた。助成金申請書類の作成から，組織運営のヒント，リストカットや援助交際といった利用者メンバーの個別支援まで，当事者メンバーの抱える問題に対応してくれて，それらの問題が実は家族や社会の問題でもあるという視点を与えてくれた。相談を引き受ける「心得」をみずから体現しつつ，援助を求めた私に親切にしてくれて育ててくれた宮本の実践は，私にとってスーパーヴィジョンとして機能していたように思う[註2]。

エピソード2 専門家からアドバイスを受ける「正しい」方法

宮本と理事会／運営委員会という強力なバックボーンに支えられてきた私だったが，ではハウスでの支援や運営がすべて順風満帆だったかといえば，もちろん決してそんなことはなかった。ハウス設立からしばらく経った頃，私はひとつの岐路に立ちはじめていた。ここからは紆余曲折のヒストリーをたどりながら，私が経験してきたスーパーヴィジョンについて今一度，「受容性」「有効性」「可能性」という別の角度から語り直してみたい。

「使いたければ使っていいよ」
——スーパーヴィジョンの「受容性」

ハウスを始めてしばらくすると，私はとにかくすべてのメンバーを助けたいと躍起になっていた。理事会／運営委員会には報告しないまま勝手にメンバーを受け入れてサポートすることもあったし，こっそりネコを飼ったりもしていた（笑）。ただ，こんなふうに自由にふるまっているようで，現実には困ったことが次々に押し寄せていた。当然，自分の力量や引き受けられる役割の限界も自覚するようになっていて，危機意識も目覚めていた。季節による気分と体調の変動も激しく，毎年5月になると「ダルクなんてやめてやる！」と宣言し，「いっそのこと酒を飲んでやる！」とまで宣言することだって，一度や二度ではなかった。そんな発言をされたら，きっと専門家としてはあわてて止めに入るところだが，宮本たちは違っていた。「はるえさん，飲みたければ飲んでいいよ。どうやって止めるか明日話すだけだから，飲んだことで関係性が変わるわけではないから」と言うだけだった [註3]。

もしかしたら見捨てられ不安から相手を試していたのかもしれないと，今ならちょっと笑いながら思える。でも当時はとにかくキャパシティオーバーで，こんなありえない発言が飛び出すくらい，頭も心も体も，何もかもがすっかり混乱していた。そこにするりと流れ込んできたのが宮本の言葉だった。この言葉があったから，「明日，二日酔いと後悔にまみれながら話すなら，なんとか今の生きづまりをシラフで説明しよう」と思えた。あるときはまた別の運営委員から，「僕はこの依存症の施設がきちんと法制化されるまで運営委員はやめないからね。あと10年はかかるなあ……」と呟かれた。ちょうどそのとき，もう一人の当事者スタッフと「もうハウスをやめよう」という話し合いをしたばかりだったから，二人で顔を見合わせ，黙ってお茶を飲んだことを覚えている。それからは次第に，私たちから見える景色も，すっかり別のものに変わっていった。

「どうせなら，極論をさらっと」
——スーパーヴィジョンの「有効性」

もうひとつ，宮本の印象的なエピソードを紹介しておきたい。難しい問題に直面している当事者メンバーから相談を受け，何らかの決断を迫られた結果，当人に厳しい現実とそれ自体が実に難しい対処方法を伝えなければならないとき，「どうせなら，極論をさらっと」伝えるべきだと彼は言う。もし相談者の直面している事態と今後の見通しを緻密に説明しすぎると，先回りして苦しい現実を想像して，ありもしない予期不安にさいなまれ，対処に失敗することだってあるかもしれない。そんなことを未然に防ぐために，相談者が思いもよらない"極論"を提示して，"どう転んでも何とかなる"と，状況は厳しいけれど希望はあることを伝えたかったのかもしれない。実際に，「"極論"という最悪の事態を示した以上，何があっても見捨てないし，最後までつきあう」というメッセージが伝わってきて，「私も覚悟を決めなくては」という

気になった。

「どうせなら，極論をさらっと」——このようなアドバイスが生まれた背景には，一体どのような考え方が潜んでいたのだろう。宮本が教えてくれた「異和感の対自化」という概念を手繰り寄せて，私なりの解釈でひもといてみたい。

相談者は，怒りや不安や恐れといった感情，そしてそれに伴う「しっくりこない」という身体感覚を抱えながら相談をもちかけてくる。宮本が考えるスーパーヴィジョンでは，まずこの異和感を大切にする。一見すると遠回りに思えるが，感情と身体感覚が入り混じった「異和感」が生じていることに気づけば，なぜ自分にこんな訳のわからないものが押し寄せているのか，そもそも何が誰によって何処でどのように引き起こされたのかが，徐々に時系列で空間軸とともにわかってくる。「どうせなら，極論をさらっと」という，あえて極端なアイデアを提示する働きかけは，おそらく相談をもちかけてきた当人に，みずからの「異和感」に目を向けさせるための仕掛けだ。だから「実際に何が起こっているのか？ そして現実にどう対処すべきか？」というプラクティカルな質問は，むしろその次の段階まで取っておかれることになる[註4]。

ハウスの仲間たちはたしかに薬物依存症当事者ではあるけれど，実際には虐待サバイバーばかりだ。何らかの暴力の（いじめを含む）サバイバーの多くは，当事者スタッフも含め，過去の記憶が途切れて断片化していたり，空白になっていたりするから，自分を内省＝分析するスキルを身につけるのは並大抵のことではない。それを可能にしてくれたのが，感情と身体感覚が入り混じって，なぜそのようなものが押し寄せているのかさえわからない「異和感」に注目し，その感触をゆっくり解きほぐしていく，「異和感の対自化」という実践的な内省技法だった。

「異和感の対自化」と当事者研究
——スーパーヴィジョンの「可能性」

私だけじゃなく，ハウスのみんなでいっしょに学んだ宮本の「異和感の対自化」の実践は，もしかしたら現在ハウスで絶賛実践中の当事者研究のプロトタイプだったのではないかと，私は考えている。これまでハウスでは，虐待サバイバーの仲間たちが忘れてしまった記憶を共有すること，彼女たちが自分自身で言語化できないものを言語化すること，それも自分の感情と対立せずに自己内対話を進めることを，当事者研究も取り入れながら実践してきた。感情と身体感覚を決して切り離さない「異和感の対自化」という方法は，やがて出会う当事者研究を迎え入れるための下地を，ハウスのなかに築いていたのかもしれない。

＊

最後に，当事者グループを運営する当事者スタッフが，一体どうすれば専門家から「正しい」アドバイスを受けられるのかを考えることにしよう。

ハウスにおいて花開いたスーパーヴィジョンの特徴を，「密室の上下関係ではなく水平に広がる開放性」というイメージで捉えることができるかもしれない。そして相談者（スーパーヴァイジー）の話をおもしろがって聞いてくれる専門家（スーパーヴァイザー）に支えられたスーパーヴィジョンは，仲間との対話を触媒に自己との対話をとびっきりのユーモアも交えて進めていく当事者研究とも，「好奇心」が鍵になるという点で一脈通じている。

現に私がそうだったように，ピアサポーター＝当事者スタッフの先駆者には，先駆者であるがゆえに先行く当事者スタッフが見当たらず，「経過措置」として当事者ではない専門職からスーパーヴィジョンを受けざるをえないというジレンマがある。幸い私が専門家によるスーパーヴィ

ジョンによってこのジレンマから解放されたように，当事者グループを運営するうえでは，信頼できる専門家との出会いと協働が必要になるだろう。さらにこれからの当事者グループには，当事者による当事者のためのピアスーパーヴィジョンも重要になってくるかもしれない。すると当然，「体験を共有する」「先輩－後輩関係」という横と縦の系譜を織り成す当事者スタッフの養成も必要になる。そのとき専門家からアドバイスを受ける「正しい」方法が果たしてどのようなものになるのか――私たちは，これまでに継承されてきた遺産をもとに，また新たに何度でも問い直すことになるだろう。

●付記

本稿は2019年4月3日に東京大学先端科学技術研究センターで実施された上岡・宮本・熊谷による鼎談をもとに，上岡が本文を執筆した後，宮本・熊谷による監修を経てまとめられた。

▶註

1　平等で対等な参加を可能にするグループ・スーパーヴィジョン＝事例検討会の組織化（宮本眞巳）：私はこれまで，グループ・スーパーヴィジョン＝事例検討会における参加者の対等性と率直な表現が成立するためには「役割分担」が重要であると考えてきた。支持型・査定型・直面化型・統合型という4タイプの役割を想定しながら，参加者が柔軟に連携しながらロールテイキングを実践していくことで，相談を持ちかけた参加者はエンパワメントされていく。この点についてまとめた過去の論考からの引用も参考にしていただきたい（宮本眞巳（2010）事例検討の方法論をめぐって――グループ・スーパーヴィジョンとしての事例検討会．精神科看護37-11；9-10）。

「その後，看護職による事例検討会運営に関与する中で，参加者の対等性を意識しみんなができるだけ率直に表現できるような場づくりを心がけると，おのずと参加者同士が連携して事例提供者のエンパワメントができることがわかってきました。

結論から言うと，「事例提供者を支持する人」「査定する人」「事例提供者への直面化をする人」「話しあいを統合する人」の4タイプの役割を参加者が自然に取りあっていくというプロセスをたどるということです。

支持型の参加者は，事例提供者に対して，「大変でしたね。よくがんばったじゃないですか。問題は残るけど基本的にはいまの方向でいいんじゃないですか」というような発言を投げかけ，精神的な支援を提供します。困っている人がいると，とっさに慰めたり勇気づけたりしたくなるタイプです。

査定型の参加者は，「患者さんの症状についてどのようにアセスメントしたんですか。どうしてそんなことを言ったんですか」というような，多少詰問調の発言をします。この患者にはどのような看護がなされるべきかについて明確にしたいという真面目な人たちです。

直面化型の参加者は，「ところで，この患者さんはどんな人なの？ この患者さんて面白い人だよね」というような質問や発言により，事例提供者や参加者の盲点を突き，事例の本質に迫る議論のきっかけを作ります。ふだんから着想がユニークで伸び伸びしている人です。

最後に統合型の参加者は，「いろんな案が出たけど，めざすところは一緒ですよね」というような感じに，ばらばらのやりとりを結びつけたり，もつれた話の糸を解きほぐしたりします。みんなの話しあいに耳を傾けながらも，少し距離を保って話の流れの全貌をつかむことに関心のある人です。

これら4つのタイプというのは，その基盤は，その人の基本的な人間関係のパターンであり，率直な自己表現に努める中からおのずとにじみ出てくる「その人らしさ」です。それと同時に，これらのタイプは小集団がある目的をもって活動をするときに必要となる役割分担の基本的な要素です。さらに言えば，援助者が患者や家族など被支援者の相談にのる際にとるべき役割の構成要素でもあります。

ですから，事例検討会の参加者には，自分の持ち味を認識しながら討論の成り行きや場の雰囲気に応じて，自分に求められる役割を意図的にとっていくというような問題意識が必要であると思われます。私が事例検討会に参加するときは，自分の持ち味を多少意識しつつ統合型の役割を取ることが多くなります」

2　相談を引き受ける側の心得（宮本眞巳）：救いを求めて相談を持ち込んできた人に応えるためには，相談を引き受ける側にも相応の「心得」が求められる。相談しやすいような促しと場の提供を行うこと，相談行動に踏み切れない人には介入を行うこと，相談にきた人の葛藤や自尊心に配慮すること，相談にのる役割を引き受けることを明言すること，相談しやすい人と思わせるような態度をとること……これらの「心得」の実践を怠らず，かつ「問題を抱えて援助を必要とする人を「良きクライエント」に育てる」とい

う目的を忘れず相談の場を設計していくことは，相談面接＝スーパーヴィジョンの成否を分かつ要となるだろう（宮本眞巳：看護師による相談面接技法の基本──メンタリング・システムの構築に向けて）。

3　**クライエントになる契機**（宮本眞巳）：スーパーヴィジョンも含めて，人はどのようなときに助言を求める「クライエント＝相談者」になるのか。いわば人がクライエントになる契機というこの問いについて，私は3つの回答があると考えている。第1に，「事態が悪化し自己対処の限界を自覚できた」という契機。みずからの心身の状態や社会生活の状況に生じた望ましくない変化に気づき，具体的な相談行動を起こすという瞬間がこれに相当する。第2に，「援助を求められる相談相手に出会えた」という契機。みずからの抱えている問題の解決を助けてくれる信頼できる人の存在に気づき，そして実際にコンタクトの機会が得られた瞬間と言い換えられよう。そして第3に，「事態の切迫により危機意識が覚醒された」という契機。これはいわば，圧倒的で衝撃的な出来事によって強い不安と焦燥に駆られ，なんとか対処しなくてはならないという切迫感に駆られて行動を起こした瞬間ということになる（宮本眞巳：看護師による相談面接技法の基本──メンタリング・システムの構築に向けて）。

4　**異和感の対自化**（宮本眞巳）：「異和感の対自化」とはいわば実践概念であり，私は「対人関係場面で，相手の言動に刺激されて，異和感を抱いた場面を振り返ること」と定義している。

　では，この「異和感」とは何か──「異和感」とは「しっくりこない」「すっきりしない」といった感覚をもたらす「輪郭の曖昧な不快感」のことであり，多くは「一対一の対人関係場面で，相手の態度や言動に刺激されて生じるが，複数の相手と対している時に生じる場合もある。相手の何気ない一言にムッとしたり，自分の発言に対して居合わせた人々の共感を得られず当惑したりという場合である。また，部屋のレイアウトに落着かなさを感じるなど，物や環境に対して異和感を覚える場合もある」。総じて「異和感」とは「自分が暗黙の裡に抱いていた予想や期待と，現実に生じたこととのずれによって生じた欲求不満の現れ」ということを指し，「驚きや落胆などの情動から始まって，それに様々な情動が重なり，時には不機嫌や憂鬱などの気分を余韻として残す」。異和感は，それに伴って「不快な皮膚感覚や身体感覚」が湧くこともあり，「輪郭が曖昧な感情と身体感覚の入り混じった流れ」である。不当に非難されると「怒りと連動して頭に血が上る」ことがあり，「嫌

悪感には胃のむかつき，恐怖感には寒気や皮膚のざわつきが伴う」といったように，「異和感を構成する否定的感情とそれに伴う不快な身体感覚とは対応し合っている」。

　次に，異和感の対自化という実践がなぜ必要なのか──「どのような異和感の体験も，広い意味でのトラウマ体験に通じるところがあるので，心の奥に抱えておかず，とにかく言葉にすることが重要なように思える。飲み込まれ抱え込まれた異和感は，無力感から自信喪失や自尊心の低下へと変化し，さらには虚しさや無気力を経てうつへと変質していく。異和感の体験を思い起こすことは，半ば忘れかけていた不快感を甦らせるが，あえて異和感に注目し言語化できると，聞く人の共感を支えにして，爽快感や解放感をもたらすことが確かめられつつある」。

　具体的に異和感の対自化という実践は3段階を経て達成されていく。第1段階は「異和感の察知，注目，識別」（異和感を抱いたことを察知し，異和感に注目し，その内容を感情語によって識別するという段階），第2段階は「異和感の理解」（識別できた感情が生じた原因を探ることを手がかりに，自分，相手，相手との関係性，両者を取り巻く状況についての理解を深めるという段階），第3段階は「異和感の対自化がもたらした影響についての確認」（異和感の識別，理解を経て，異和感が軽減ないし解消されたかどうか，さらには肯定的な感情が湧いてきたかどうかを確認すること）であり，発展的には第4段階として「異和感の投げ返し」（状況にふさわしい率直かつ前向きな姿勢による表現を相手に投射していくこと）をもって完遂される。

　なお，「異和感」という表記についてもふれておきたい。国語的には「違和感」という表記が圧倒的に優勢であり，多くの国語辞典には「異和感」は誤記とあるが，『新明解国語辞典』のように異和感の表記を認める国語辞典もある。「違和感と表記すると，しっくりこないのは“相手が間違っている”せいであるという一方的な姿勢が滲み出るような気がする。それに比べると異和感という表記には，しっくりこないのは“自分と相手は異なっている”からに過ぎないという公平な姿勢が感じられる。相手の言動がしっくりこない感じそれ自体は，自分の一方的な予想や期待が裏切られたことへの不快感なのだが，違和感には自己中心性への開き直りが伺われるのに対して，異和感からは自己中心性への自責と含羞を感じとれる」（宮本眞巳（2016）感性を磨く技法としての異和感の対自化．日本保健医療行動科学会雑誌31-2；31-39）。

専門家によるカウンセリングを利用する

タイミング・ポジショニング・コラボレーション

原宿カウンセリングセンター

信田さよ子

主体は誰か?

筆者は臨床心理士・公認心理師として開業心理相談機関を運営し，カウンセリングを実施しながら現在に至る。心理療法やセラピー，あるいは治療ではなく，カウンセリングという言葉を用いるのは，広義の医療化や一定の治療観に基づいて来談者を回復や治癒に導くという立場をとっていないからだ。またアルコール依存症をはじめとするアディクション臨床にかかわってきた長年の経験から，アディクションアプローチが援助の基本姿勢となっていることも強調しておきたい。この言葉になじみのない方のために，改めてアディクションアプローチについて，4つの中心的な柱を述べる。

①家族こそファーストクライエント：本人・家族という分類は無効であり困っている人は皆当事者である

②底つき概念：回復者が遡及的にとらえるターニングポイント（生死にかかわる極限状態）が底つきである

③イネーブリング：ケアが本人の問題を悪化させる（援助の有害性）ことがある

④自助グループの重要性

1999年に拙著（信田，1999）でまとめた上述の4点は，現在でも斬新ではないだろうか。特に①に関しては現在でもひとつのトピックとされるほどであり，20年を経てもそれほど援助の世界は変化していないことを表している。また④に関しては，その後さらに活動や表現は先鋭化され，（アディクションの）専門家は，言葉を当事者から剽窃してきたのであり，回復の指標や方法に関しても当事者から与えられてきたのだということが明らかになりつつある。当事者主導の世界がアディクションであり，だからこそ自助グループ（当事者グループ）との協働は専門家にとって欠かせなかったのである。障害者とともに，当事者に学ぶ，といったスローガンは援助者の世界では当たり前となっているが，専門家の役割の限定・限界，当事者に対する敗北といった関係措定に関する記述が見られるのは，アディクションアプローチだけだったと思う。

さて本稿のタイトルにある「利用する」主体とは誰だろう。それが当事者であることは明らかである。筆者は専門家の立場をとっているが，そうなると本稿は，専門家である筆者が利用主体である当事者に対して，我々専門家を利用するタイミングを示唆するという構造になる。それだけでもわかりにくいし，入り組んでいるはずだ。しかし，あえてこのようなわかりにくいタイトルにしたのは，カウンセリングを利用するということは，多くの人に埋め込まれているシェマ——当事者＝下，専門家＝上という構図——にのっとってしまう危険性があるからだ。

おそらく誰もが暗黙のうちに前提としているが決して言語化しないようにしている，専門家と当事者の関係における非対称的で権力的な構造にあえて言及しなければ，それを追認することになる。本稿のタイトルには，それを転換しようという意図が潜んでいる。つまり専門家は，当事者から利用される立場であることを前提とし，当事者研究の意味を，専門家同士で実施される研究会同様に，時にはそれを超える可能性があるものとして理解する必要があるのだ。

筆者は，これまで長いあいだ自助グループに通う当事者（依存症回復者）と多くお会いしてきた。その人たちはアディクションを手放して（酒や薬をやめて）数年が経過し，その後さまざまな問題が生じたり，自助グループ内部の問題に直面したりしていた。その経験から，専門家の役割があることを逆に思い知ったのである。アディクションの専門家は，一般的にはその問題行動を終息させるために存在していると思われがちだが，むしろ止めてからのほうが必要とされるのではないかというのは，ひとつの発見だった。

言うなれば，この発見は本稿と同じく，当事者が専門家を利用するタイミングとポジショニングを表すことになり，最終的には自助グループと専門家カウンセリングの協働にもつながるだろう。

タイミング＝衛星の存在

当事者が専門家のカウンセリングを受けるタイミングだが，自助グループや当事者研究というグループの活動だけでは不十分だと思ったとき，そしてグループ活動を支える第三者の存在が必要と思ったとき，ではないだろうか。心理臨床でも精神科医療でもそうだが，基本は一対一の関係を前提としている。この個人セラピー文化に異議申し立てをしたのが自助グループ活動であり，当事者研究であり，オープンダイアローグだったと思う。二者関係の活動から集団へという一種の変革にあって，それを支えるポジショニングは，逆説的にも専門家との二者関係なのである。ピアを支える専門家との関係と言ってしまうと，既述のような権力関係が顔を出す危険性がある。したがって，当事者研究活動の発展とともに「衛星」としての専門家という第三者との二者関係が必要となる——そうとらえるべきだろう。

グループだけでは不十分というのは，当然である。すべてが満たされるグループがあったら，それこそ危険だろう。グループの発展に伴って，それを支える場，それを離れた視点からとらえることのできる場が必要になる。それは当たり前のことだ。そして，カウンセリングが必要かもしれないと思ったら，それは当事者研究に抵触するわけではなく，むしろその発展に伴い衛星的な場が必要になったのだと肯定的に評価すべきではないか。

専門家を選ぶ

その場合，誰でもいいというわけではない。望ましいのは当事者研究活動に敬意を払い，その意義を理解している専門家である。アディクション臨床の専門家は，その点で十分に条件を満たす可能性がある。一方で，当事者と出会ったとき，まず病理査定という姿勢でかかわる，治療構造という仕組みから入ることを当たり前とする専門家は多い。プロとしてのトレーニングをどのように受けてきたかがそこには大きく影響する。

精神分析的トレーニングを受けた専門家は，残念ながら当事者研究や自助グループ活動に対して距離をもっている人が多い。だから選ぶ場合，その専門家のバックボーンなどをホームページなどで調べてみる必要がある。

ポジショニング

　この言葉は「位置取り」と訳すことができ，専門家であれば，この点には自覚的であるはずだ。自分がクライエントに対してどのような位置取り，立場性をとるかは大きなポイントだからである。利用する立場としては，「利用するのは自分だ」という点を自覚することが一番大切だろう。

　「聞いてもらう」「わかってもらう」という姿勢に陥りがちであることは珍しくないが，頭の片隅に必ず「自分のために」という言葉を刻んでおく必要がある。しかし当事者研究同様，カウンセリングもその場の関係性に左右される。そしてその場をつくるのは専門家である。優れた専門家であれば，自分がもつ権力性を自覚することであえてワンダウン的位置取りをしながら，カウンセリングを展開するだろう。

　ドクターショッピングと呼ばれる行為は肯定されるべきだ。会ってみて，どうにもうまく行きそうもないときは，遠慮なくその専門家を離れることも重要だ。筆者にとっても，クライエントに気に入ってもらえるかどうかは大きな関心事なのだ。少なくとも筆者は毎回ドキドキしている。原点の「利用する」「自分のために」に立ち返れば，何度か会ってみて合わない，何か違和感がある，言葉がすれ違うと思ったら，そこを離れてもいい。ちゃんと理由を伝えてから辞める，などといった配慮も必要ない。そんな大変なことを当事者に強いることはできないと思う。

　相手が権威をもっている，権力を有していると思えば思うほど，そこを離れる理由を率直に語るなどということはできなくなる。だからさりげなく離れるようにして，新しい専門家を探せばいい。

協働（コラボレーション）をめぐって

　専門家のカウンセリングを利用するという選択そのものが，すでに協働作業の始まりである。このことはむしろ専門家の側の認識として必須ではないか。

　なかには自助グループの限界，やはり当事者研究は無理がある，という評価とともにカウンセリングを実施する専門家もいるかもしれないが，それを看取したらそこから離れればいいだけだ。

　専門家がいつも自覚しなければならない点は，自分たちは「利用される」側であること，そして目の前のクライエントにとって，当事者研究・自助グループ活動こそ第一であるということである。それを尊重するというよりも，そこには立ち入ることはできないという限定が必要となるのだ。

　この点は専門家に一種のジレンマを感じさせるかもしれない。当事者研究そのものに立ち入ること，それに関して論評することはタブーとしなければならないからだ。隣の家にずかずかと入り込んで，家具や装飾を論評できないのと同じである。その関係性は自覚しておかなければならないと思う。なかには協働とは仲良くすることだ，と誤解する人もいる。だが，あくまで異なる世界だからこそ，協働が発生する。この点は専門家がいつも自戒しなければならない点だ。

　もちろんあらゆる心理臨床に共通する，クライエントとして語られたことを聞く態度は言わずもがなであり，守秘義務の重要性は言うまでもない。その点は専門家の生命線である。それに加えて，当事者研究や自助グループメンバーのカウンセリングにおいては，このカウンセリング関係と当事者研究の価値を等価であると位置づける必要があるだろう。以上を総括すれば，当事者研究に対する敬意と同時に，その活動に

対する境界設定が必須となる。

当事者スタッフ（ファシリテーター）と カウンセリング

プロと素人という区別についてはすでに述べたが，当事者がファシリテーターとなることは，これまで回復者カウンセラーとか，リカバリングスタッフと呼ばれた人たちが抱えてきた問題と共通するかもしれない。プロである専門家の経験が，当事者として当事者をサポートするために役に立つことは間違いないだろう。

ただしここでも従来の心理臨床のプロの世界に視点を転じてみると，グループカウンセリング・集団療法のトレーニングを受けた人は数少ないという問題がある。筆者は大学院時代から一貫してグループを臨床の基盤としてきたため，その立場からいくつかのポイントを挙げることができる。

役割・責任

ファシリテーターは役割であり，それは必ず責任を伴う。一個人として，ひとりの当事者としてだけでなく，そこにファシリテーターという役割が加わるのである。それは必然的にある種の責任を伴ってしまうことを十分自覚しなければならない。その重さから，ファシリテーターを持ち回りにすることは意味がある。役割と特定の個人が結び付くことは，権力化につながる危険性があるからだ。

したがってファシリテーターとなるときは，「私がファシリテートする」のではなく，「役割がファシリテートする」と考える。「私」と役割を分離することで，ファシリテーターをうまくこなせるようになるだろう。

仕事ではない

プロ・専門家との違いは，仕事ではないということだ。疲れたら休めばいいし，無理だと思えばそこから離れることもできる。プロはそれによってお金を得ており，疲れても休むことは責任上許されない。しかし，だからといってどちらが上でどちらが下ということはない。仕事という価値と当事者研究は別の宇宙に存在するようなものだからだ。

言い換えれば，当事者こそ問題のプロであり，専門家（と呼ばれたり自称する人）はプロではなくその問題の素人なのである。したがって本稿のタイトルそのものに，われわれ専門家はあくまで当事者に利用される存在であり，利用する主体は当事者であるという位置取りが表現されているのだ。

スーパーヴィジョン・教育分析

一般的に心理臨床の世界で専門家（プロ）として活動するためには，スーパーヴィジョン（以下，SV）が必要だとされている。SVを実施する人をバイザー，受ける人をバイジーと呼び，臨床心理士資格取得の際も，誰にSVを受けたのかを明らかにする必要がある。なかにはSVを一定の時間（たとえば100時間！）経験しないと，取得できない資格もある。そうやって徹底的に自分の個人心理療法をバイザーに開示し，検討を重ねていくことが，専門家として熟練する条件とされているのである。精神分析などでは，経験を積んだ人がバイジーに対してそれを伝達し，習熟を援助するというシステム自体が洗練されており，世界中で実施されている。また教育分析とは，自らが精神分析を受ける経験を積むことであり，いわば当事者として精神分析を経験することが専門家になる条件となるのだ。このことは示唆に富んでいる。

では本稿が想定してきたようなカウンセリングを利用することは，SVなのだろうか。筆者はそうは思わない。あくまでプロになるためのSV

や教育分析と，当事者研究を実施する際のカウンセリングは目的が異なるはずだ。当事者研究の研究者は存在するが，当事者研究の専門家という言葉はそもそも語義矛盾ではないかと思う。

遠い将来，当事者であることがよき専門家の条件であるという時代が到来するのかもしれない。しかし専門家になるということは，一種の変態的行動かもしれないのだ。自分の問題はさておき，目の前の問題を抱えた他者であるクライエントに精力を傾注すること，苦しいことやつらいこと，グロテスクなことを一日中聞くのを仕事にする，それはおよそ楽しいものではないはずだ。それが生きがいだったり楽しかったりするのだから，やはりちょっと奇特ではないか。その点で，最後は自分が楽になり，自分が回復することに専心する当事者と専門家は，対極にあるのかもしれない。

この違いが当事者研究の意味を際立たせ，専門家のカウンセリングを利用する意味をも明確にするのではないだろうか。

おわりに

当事者が専門家を利用する——このいくつかのねじれとジレンマを抱えたタイトルは，お読みになってわかるように，専門家とは何か，当事者研究とは何か，というお互いの位置取りを

明らかにするものだった。この点について今まであまり語られてこなかったのは，カウンセリングや心理臨床の専門家が，当事者の発言や当事者研究が専門家の言説に拮抗する存在であるとして認めてこなかったからだ。

本稿を当事者としてカウンセリングを利用するという位置取りから書いてみて，改めて専門家であることの意味を考えさせられた。フロイト以来ラカンも含めて精神分析が構築してきた100年を超える歴史を認めないわけではない。ただ開業心理相談機関においては，そこを訪れるさまざまな問題を抱える人にとって，アディクションアプローチや他の非力動的アプローチだけで十分有効だったのである。そもそも心理臨床は困り苦しむ人たちに対して，その身の丈に合った解決・援助を行うことを最大の柱としてきたのではなかったか。

当事者研究という試みが専門家を利用するということ，それだけでも実はエポックメーキングな出来事なのかもしれない。本稿がそんな要望に応じた先駆け的な試論になっていれば幸いである。

◉ 文献

信田さよ子（1999）アディクションアプローチ——もうひとつの家族援助論．医学書院．
信田さよ子 編著（2019）実践アディクションアプローチ．金剛出版．

メディアと公開性

当事者がメディアを活用するために知っておきたいこと

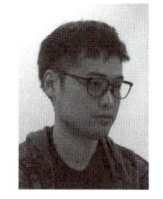

評論家
荻上チキ

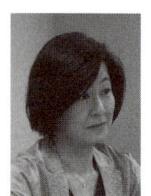

NHK「ハートネットTV」ディレクター／
精神保健福祉士
細見明日子

当事者のメディア参加はどのように始まったのか？

荻上　「メディアと公開性」というのがわれわれに与えられたテーマですが，実際のところメディアといっても，新聞，ラジオ，テレビ番組，ウェブなどジャンルは多岐にわたります。私は評論家として，またTBSラジオ「Session-22」（毎週月〜金／22時〜23時55分放送）のパーソナリティとして当事者にインタビューをすることはありますが，厳密には「制作側」ではありません。そこで今回，私もコメンテーターとしてレギュラー出演しているNHK「ハートネットTV」（Eテレ／毎週月〜水／20時放送）のディレクターである細見さんとの対談を通じて，当事者のメディア参加の展開，当事者のメディア出演と制作側の事情，当事者のメディア利用の可能性について考えていきたいと思っています。

　早速ですが，当事者にテレビ出演してもらう試みは，「ハートネットTV」の前身番組「ハートをつなごう」で，すでに2000年代半ばから積極的に進められていましたよね？

細見　私がNHKに入局したのは1994年ですが，その頃は当事者がテレビに出て自分の言葉で

語るというような番組はほとんどなかったように思います。その後，NHKを辞めてフリーランスのディレクターとなり，2006年からNHKの福祉番組に関わらせてもらうようになったのですが，ちょうどその年に放送を開始したのが「ハートをつなごう」でした。発達障害，LGBT，依存症，統合失調症，性暴力被害など，毎回ひとつのテーマを設定して，その当事者複数人がスタジオに集まり座談会形式で語り合うという，それまでになかった新しいスタイルの番組でした。

荻上　そもそも，どのような経緯でこのような試みを始めることになったのでしょうか？

細見　NHKの福祉番組の歴史は長く，タイトルを変えながらも脈々と続いていて，当時も2003年に開始した「福祉ネットワーク」という番組を放送していました。しかし，それまでの番組では，当事者のことは事前にVTRで取材してきて，スタジオではそのVTRを見ながら，キャスターと専門家だけで進めていくというスタイルがほとんどだったように思います。

荻上　つまり，当事者はVTRに収められたサンプル＝被験体であり，当事者という「素材」を専門家が解釈するという組み合わせが一般的だったわけですね。ところが「ハートをつなごう」ではこの構図を反転させて，むしろ当事者でなければ語れないことがあるということを打ち出すようになった。

細見　そうですね。「福祉ネットワーク」の放送は続けながらも，毎月最終週だけ，その枠を使って「ハートをつなごう」という別の当事者参加型番組をスタートさせたんです。なおかつ，テーマに選んだのは，先ほど挙げたもののほかに，若年性認知症，摂食障害，障害者のきょうだい，自死遺児，HIV陽性者，虐待サバイバーなど「見た目にはわからない」ものが多かったです。つまり，当事者が語っ

てくれない限り，どんな生きづらさを抱えているのかわからない。当時はそういった人々が存在していることすら，今ほどは社会に知られていなかったように思います。

荻上　実際に始めてみて，手応えはいかがでしたか？

細見　通常，スタジオには3〜5人の当事者に出ていただいたのですが，一番多いときは10人以上お呼びしたこともありました。そうすると，当事者といっても一人ひとり違いますから，お互いの話を聞くことによって，当事者同士の間でも新たな気づきや発見があったり，時には「化学反応」のような現象が起こるというか……私たちの事前取材では出てこなかったような本音が飛び出したり，感情が昂ぶって思わず涙ぐんだりする方がいたりと，目の前で「人」が変化していくんですよね。聞き手であるキャスター側も，事前の台本にとらわれることなく率直に聞きたいことを聞いて，驚いたり，時には言葉に詰まったりしながら，リアルな対話を通して当事者を理解していく。まさに「ライブ」のやりとりで，スタジオ収録の現場そのものが，一種の「ドキュメンタリー」になっていたと思います。そうした現場に毎月のように立ち会うことによって，私自身は，当事者の方々からたくさんの宝物のような言葉をいただいてきたと感じています。

荻上　その後，当事者出演番組という形式がNHKのEテレで定着して，2012年4月からは「ハートネットTV」の放送が開始されるわけですね。

細見　そうです。「ハートをつなごう」と「福祉ネットワーク」が終了し，合体する形で現在の「ハートネットTV」に生まれ変わるのですが，当事者の声を大切にするという姿勢はその後も引き継がれています。「ハートネットTV」では，VTR取材，スタジオ出演，番

組ホームページの掲示板やTwitterでの体験談募集など，放送回によってさまざまな手法を使い分けていますが，いずれにしても「当事者の声を大切にする」という姿勢は，今でも私たちが福祉番組を作るうえでの基本になっています。

荻上　このような当事者出演番組という形式ができあがっていった背景のひとつに，時代との同期性ということがあると思います。「ハートをつなごう」が放送されはじめた2000年代は，この特集号のテーマである当事者研究が話題を呼んだ時期でもあります。「福祉ネットワーク」から「ハートをつなごう」，そして「ハートネットTV」へと連なる流れが当事者研究ムーブメントとも合流しながら，当事者がみずから出演するというメディア参加形式が定着していったと言えるかもしれません。

参加する当事者・構成する制作者
──番組制作のメディア・スタディーズ

荻上　ところで，一言で「テレビ番組への出演」といっても，制作側からすれば，テーマによって出演してほしい参加者も出演方法もかなり異なってきますよね。「情報番組」ならばテーマの紹介やそれに対するコメントがほしい，ニュースなどの報道番組は速報性が命ですから即日OKできる人を選びたい，ドキュメンタリー番組であればひとつのテーマを深くじっくり掘り下げたい，セミドキュメンタリーの場合には視聴者とテーマを一緒に受け止める「オープンクエスチョン＋ダイアローグ」を重視したい。ですから，出演してもらう当事者の人選にもバリエーションが生まれてくるはずですが，たとえば，細見さんが「ハートネットTV」を制作する際は，出演してもらいたい当事者をどのように探しているのでしょうか？

細見　当事者団体の代表など，すでにメディアに露出している「著名な当事者」であれば別ですが，私たちが番組出演をお願いするのは多くの場合，「名もなき一般の当事者」です。そういう方は，ほとんどが人づてで探していきます。よくやるのは，当事者団体やそのテーマの専門家などに番組の主旨を伝え，候補になりそうな方を紹介してもらうという方法です。あるいは，番組宛にメールをくださった方に，直接連絡を取ることもあります。

そして，その方が興味を示してくださるようなら，まずはご自宅や喫茶店など，ご都合の良い場所でお会いして，一対一でじっくり話を伺います。そこでは，どのようなエピソードをお話しいただけそうか，VTR取材であればどのような場面が撮影できそうかなどを探りつつ，ご本人の意向や不安に思っていることなども丁寧に聞き取りながら，出演していただくかどうかを相談していきます。人によっては回復途上で精神的に不安定な状態であったり，出演することによって家族との関係に大きな影響が予想されたりするケースもありますから，そのような場合は安全確保を考えて，こちらから出演をお断りすることもあります。複数の候補者にお会いして，ご本人が出演OKならいったん「保留」にしてもらい，そのなかから最終的に絞り込んでいくということもありますね。

荻上　出演してもらう当事者を絞り込んでいく作業と同時に，その番組が「誰に何を語るのか」ということも問われてきます。

先ほど話に出た「福祉ネットワーク」では，かなり早い時期から自殺問題をテーマに取り上げて，自殺対策に取り組む行政と当事者の葛藤をリアルに描いていました。特にWHOのガイドラインに準拠しながら，放送時のスーパー（字幕）で相談窓口をガイドした試みは画期的でした。古くから自殺報道にはウェルテ

ル効果[註1]があると言われ，自殺問題などデリケートなテーマを取り上げる福祉番組でも，報道ガイドラインの遵守は重要になってきます。まさに番組を通じて「語りかけている相手は誰か？」ということが問われるからです。「依存症問題の正しい報道を求めるネットワーク」[註2]が提示した「薬物報道ガイドライン」を例に，このテーマを掘り下げてみましょう。いわばこのガイドラインは「当事者も報道内容を見ることを忘れてはいないか？」という一般視聴者への問いかけであり，報道内容によっては症状を悪化させかねない薬物依存症当事者を守るものであり，「社会（public）はもっと広げられる」とアピールする目的があります。

ここで福祉番組の制作プロセスを考えてみると，福祉番組は当事者が抱えている現実を伝えることが目的であり，それに従って一般視聴者に向けて内容を仕上げていくわけですから，報道ガイドラインはすでにインストールされているとも言えます。実際，「ハートネットTV」に出演するときに実感するのですが，スタッフとの打ち合わせで専門用語が説明なく通じる，きわめて稀な制作環境ですよね。ただ，ひとたび環境が変わって他の局や番組になると専門用語も通じにくくなりますし，最近では「その言葉遣いはピエール瀧をかばうことになるのでやめてほしい」と言われて，「だから薬物依存症の当事者と家族をかばってるんですよ！」と，つい言いたくなります。

細見　福祉番組の宿命といいますか，永遠の課題として，よく仲間のディレクターたちと議論になるのが，「我々は二兎を追っている」というジレンマです。どういうことかというと，わたしたちは一方では「当事者に向けて」作っている。当事者や家族にとって救いになるよう，たとえば，同じような当事者の声を紹介

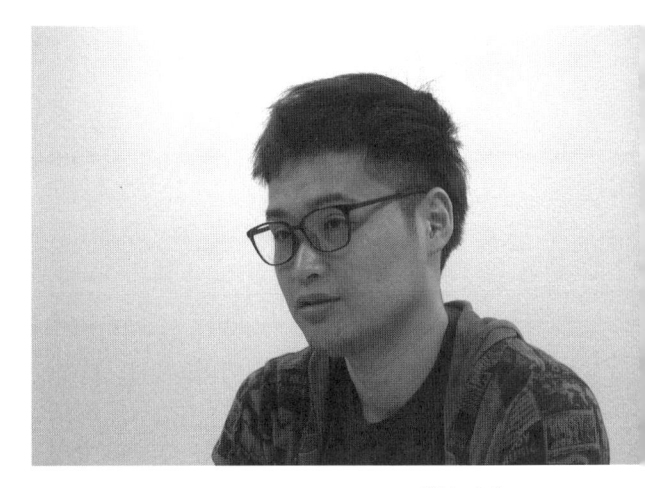

荻上チキ

して，テレビを通して気持ちを分かち合ったり，共感したり，自分は一人じゃないんだと感じてもらったり，あるいは具体的な相談窓口を紹介するなど，「当事者にとって役に立つ情報」を伝えたいと考えています。しかしながら，それらを公共の電波に乗せるということは，同時に当事者ではない一般視聴者にも見せるものにもなるわけです。そうすると，あまりにも閉じた世界にするわけにはいかない。そのテーマに詳しくない人でもわかるような平易な物言いにしなければならないとか，紹介する当事者の声を聞くことによって，一般視聴者にとっては最終的にどういうことがわかってくるのか，何が得られるのかなどを，作り手として客観的に判断しなければいけないという側面もあるわけです。

「当事者向け」と「一般向け」，どちらに重きを置くのか。そのバランスはいつも悩むところです。「当事者向け」オンリーなら，わざわざテレビで放送する必要はないですし，社会を啓発していくという意味で「一般向け」にわかるように作るということは大切ですよね。しかし，あまりにも「一般向け」になりすぎると，当事者を「素材」としてしか見て

ない，当事者に寄り添っていないものになってしまう。難しいところですが，少なくとも私は，常に「当事者も番組を見ている」という視点は欠かさないように意識しながら作っています。

荻上　「当事者向け」と「一般向け」のバランスは番組制作の重要なポイントですね。これに関連して考えておきたいのは，「メディアの中立性」ということです。NHKでは，正規の時間枠で放送された番組のうち，一部をダイジェスト版にして動画サイト「NHK1.5チャンネル」で公開していますよね。番組終了後も放送された情報を検索できるという意味では，ウェブメディアに近い機能があるように思います。ただ，ウェブメディアには検索の利便性というメリットがあるのですが，たとえば「ハラスメント」という言葉を検索して必ず信頼できる正しい情報にアクセスできるかというと，必ずしもそうではありません。

　だからこそ番組制作サイドには，たとえば「差別問題」といった諸説相半ばするテーマをどのような観点から制作・放送するのかという「手さばき」が求められます。具体的には，多様な意見を募る「両論併記」をあえて避けるべきテーマかどうか，その判断は制作者に委ねられるわけです。先日，LGBTパレードを特集する別の局の番組に出演したとき，番組の放送中，その象徴である「レインボーフラッグ」を立てようと提案したのですが，放送局としての明確な意思表明になることを理由に断られるという経験をしました。そのときは私自身の胸に「レインボーフラッグ」をつけて発言するのであれば構わないという折衷案に落ち着いたのですが，そこまで慎重になる必要って本当にあるのでしょうか？　細見さんはこのような「両論併記」や「メディアの中立性」について，どのようにお考えですか？

細見　たとえば，ある社会問題を解決するためのアプローチとして，Aという方法とBという方法があり，どちらが良いか世論が分かれているというようなものであれば，メディアとしての中立性・両論併記は必要かと思います。しかし，私たちが福祉番組で取り上げるようなマイノリティーの方々をめぐっては，そもそも「中立」という概念自体がありえないのではないかと思っています。もちろん，取り上げる事実やデータが間違っていないかなどは，きちんと確認して公正に報道しなければなりません。しかし，マイノリティーとマジョリティーがいるという時点で，そもそもその関係は「対等」ではないと思います。私が若い頃に，ドキュメンタリー番組の基本を教えてくれた師匠のようなプロデューサーがいるのですが，その人の言葉で心に残っているのが「権力者・大企業のような『足を踏んでくる側』と『足を踏まれている側』との間に『まんなか』はありえない」ということです。一方が権利を奪われていたり，声が上げられなかったりと，弱い立場に追いやられている状況で，両者を同等に扱うことは，すなわち強者の側に立ってしまうことを意味す

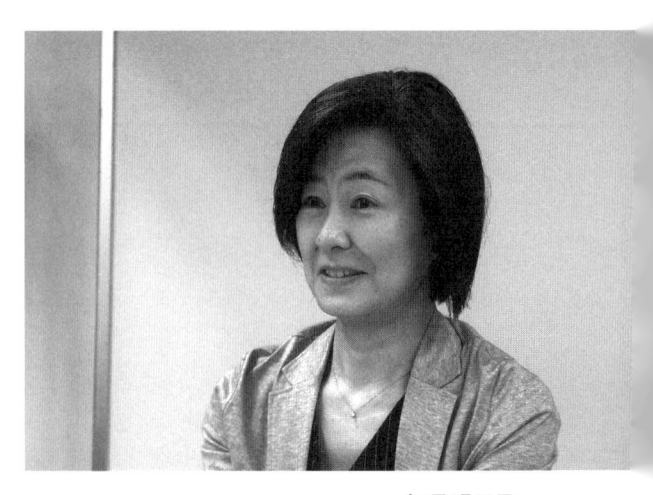

細見明日子

る。なので，私は取材をするとき「中立」かどうかなどと考えていなくて，基準にしているのは，多様性やインクルージョンです。ある人々が自分らしく生きられなかったり，人権や尊厳や命を不当に脅かされていたりするのであれば，そういう社会であることはおかしい……そこを軸に考えていけば，立ち位置に迷うことはほとんどないですね。

荻上　制作者が人権に照らして判断しているか否かは，当事者への取材において非常に重要になってきますね。ただし現在，人権侵害であることが明白な優生保護法は別として，夫婦別姓や同性カップルの報道には，制作者が自分のイデオロギーや好みを主張したいわけでもない，とはいえ各種メディアには「ためらい」が見られ，人権に依拠した結果ではなく「世相」にアジャストした判断にすぎないのではないかという気配が漂っているようにも見えます。このような現状もあるなかで，当事者の言葉を伝える制作者には，具体的にどのような配慮が必要になってくるのでしょうか？

細見　とにかく苦しんでいる当事者を出して，むき出しの言葉をそのまま伝えればいいかというと，必ずしもそうではなく，制作者としてはさまざまな工夫が必要になってきます。たとえば，私の場合はテレビなので，出演をお願いするときは，その方がどういう話ができるのかに加え，表情や語り口，声色などの非言語情報も含めて，「テレビ的に魅力的かどうか」を見定めます。誤解しないでいただきたいのは，決してその人が人として優れているか劣っているかということではありません。ただ，その人に出演してもらうことによって，その背後にいる大勢の当事者のことをも伝えることになりますから，視聴者にとって「わかりやすいか」「共感しやすいか」というのは大きな判断材料になります。そういう意味で

も，何人もの当事者にお会いして，出演してもらう方を吟味します。

また，生放送の場合は別ですが，通常はスタジオでのトークやVTR取材でのインタビューは長めに収録しておき，後で編集したりカットしたりして使います。それは，当事者の語りをそのまま出すことが，必ずしも「一般の人」に伝わるとは限らないからです。たとえば，依存症の世界では，自助グループのミーティングなどで「依存症の○○です」と自己紹介をするカルチャーがあります。これは，依存症は"完治"しないが"回復"はある，自分がアルコールや薬物に対して"無力"であることを認めて，それらを使わずに"今日一日を生きる"といった価値観が共有されているうえでの言葉ですが，そういった事情がわからない一般の方がこの言葉を聞くと，「依存症者＝現在もアルコールや薬をバリバリやってるヤツ」みたいに誤解されてしまう。あるいは，当事者が「また薬をやりたい気持ちがある」と正直に言えることは，依存症の知識があれば回復のプロセスおいてとても大切なことだとわかるのですが，そのインタビューをそのままテレビで流すと，「反省が足りない」など大変なバッシングを受ける。そうした「一般の人」の感覚を考慮しながら，当事者の言葉のどこを切り取り，どう編集していくかを考えなければなりません。時には，スタジオで専門家に補足してもらうことも必要になってきます。「伝えること」と「伝わること」は違う。私としては，制作者は「当事者の世界」と「一般の人の世界」との境界線上に立ち，橋渡しをする「翻訳者」であると思っています。

荻上　当事者が出演している「ハートネットTV」を見てみれば，当事者が決して一元的な個人からなる集団ではなく，実に多様な人々が集まっていることがよくわかります。バラ

エティ豊かな当事者がたくさん出演していますからね。ただ，ニュース番組で同様のメッセージを伝えるのは難しい。当事者が出演した一瞬の映像だけで，当事者が抱えている問題やそれを巡る論点などのすべてを伝えることはできませんし，かといって特定の人だけを「長尺」で取り上げれば，そこには意図していない「代表性」が生まれる可能性もあります。番組を見た人から「自分もそうだ」「いや，自分の場合はちょっと違う」という多様な意見を引き出せるかどうか，そして「代表性」を解体しつつ出演した当事者が抱えている事態を具体的に示せるかどうか──そこでは当事者と一般社会の橋渡しをする制作者の手腕が問われるわけですね。

当事者はメディアを活用できるか？
──メディアの正しい使用法

荻上　先ほど細見さんから，制作者は「当事者の世界」と「一般の人の世界」の橋渡しをする「翻訳者」であるということをお話しいただきました。一方，テレビ番組に出演する当事者の多くは，視聴者や制作者の意図を忖度して「いかにも当事者らしい当事者」を自己演出する，「セルフプロディース」を求められることもあります。いわば当事者にすべての戦いを担わせてしまっていることは否定できません。では，当事者が「メディアの活用法」をみずから考えなくてはならない現在，メディアに出演する当事者には，どのような心構えが必要になるのでしょうか？

細見　「あなたのすべてを伝えることはできない」ということを理解していただく必要があるかと思います。番組で紹介できるのは，何十年と生きてきたその方の人生のごく一部分，一側面です。事前取材ではたくさんのお話を聞きますが，実際に放送に出せるのは時間の制約もあり，10の話を聞いたうちの1といったところです。しかし，1しか聞かずに1を出すのと，10知ったうえで1を出すのとでは，内容の理解度や濃さが違うので，事前のお話は細かいところまで丁寧に聞きます。そのうえで，「今回の番組ではこのことを伝えたい，だからあなたの『この側面』だけに焦点を当てて取り上げ，番組全体の構成上『こういう役割』を担っていただくことになりますが，それでOKしていただけますか？」ということに対して，納得してもらえるかどうかだと思います。

また，放送後に予想されるさまざまな反響に対して，覚悟ができているかどうかも重要です。出演すれば，SNSでバッシングを受けることもありますし，場合によっては同じ当事者から「あなたは恵まれている」「私のほうがもっと辛いのに」といったような声が書き込まれることもあります。番組に出演したことによって，家族や周囲の人との関係に影響があるかもしれません。もし，そうしたことで放送後に傷ついたとしても，私たち制作者はその人の生活の場に行って守ってあげることはできません。ですから，「そうしたリスクがあるかもしれない」ということも含めて，出演を引き受ける覚悟があるかどうかは，何度も話し合って見極めます。

一方で，出演するということは，テレビの向こう側にいる多くの当事者を勇気づけたり，世の中に大切なメッセージを伝えたりすることができます。出演をきっかけに，自分のこれまでを改めて振り返って言葉にすることで，気持ちの整理がついたり，新たな一歩を踏み出せたりした方もいらっしゃいました。嫌な思いをするかもしれないことも承知のうえで，それを引き受けていただく覚悟があるかどうか。語弊のあるたとえかもしれませんが，私自身は，「私（制作者）は『作る人』，あなた

（当事者）は『出る人』というそれぞれの立場で，一緒にタッグを組み，社会にこのことを伝えるための『共犯者』になってくれますか？」という問いかけに対して，腹をくくってYESと答えられるような人であるかどうかを確信して，初めて起用できると思っています。

荻上　当事者がメディアをうまく活用していくためにも，それぞれのメディアには個性があること，そしてニーズに応じてメディアを使い分ける術を知ってほしいですね。たとえばニュースで報道される「記者会見」も，方法さえ知ってしまえば開催すること自体さほど難しくはありません。記者会見を開いて意見を伝えたいときは，まず広報してほしいニュースを選ぶ，メディアにアピールできるニュースバリューを整理してプレスリリースにまとめる，当事者をセンターとする出演者の配置を計画する，もし用意があれば当事者の声をまとめたアンケートも携える……このような事前準備を整えていけばいい。記者会見が開かれれば，あとは出席した記者がプレスリリースも参考にしながら記事にしてくれます。もちろんSNS上でリッチな情報を提供して，発信力のあるコメンテーターを巻き込み，SNS上での拡散を視野に入れるのも有効な方法でしょう。

　こうしたさまざまな「ニュースのつくられ方」を知っておくだけでも，メディアとの距離感をつかむことができますし，一方的に情報を搾取されずにメディアをうまく活用することができます。アウトプットだけでインプットが少ないメディア出演は，たしかにある意味で「消耗戦」です。それでも誰かが道なき道を切り拓いていく必要はあります。一度だけの当事者の出演が歴史になることもあるわけですから。

　では，このようなさまざまな選択肢を駆使しながらメディアを活用するうえで，当事者はどのようなことに注意すればいいでしょうか？

細見　まずは「取材依頼が来ても遠慮なく断ってください」ということをお伝えしたいです。一番大切なのは，ご自身の安全であり，回復です。心身の状態が危ないと感じたら，それを脅かしてまで取材に応じる必要はないと思います。

　もし不安だったり迷ったりしていたら，正式に取材を受けるかどうかは保留にして，まずは取材者と一対一で話をしてみることをおすすめします。一口に「マスコミ」「メディア」といいますが，その内実はさまざまですから，どこのテレビ局か，どこの新聞社か，どういう媒体のどういう枠なのか，そのなかでどういうふうに取り上げるつもりなのか……何よりも「その取材者が信頼できる人なのかどうか」をしっかり見極めてほしいです。当事者が抱える事情について，これまでどのくらい取材してきていて，どのくらい理解しているのか。私個人としては，「取材者は取材相手に値踏みされている」と思っています。信用できないと思われたら断られても当然，そのくらいの覚悟をもって臨んでいるつもりです。ですから，取材を受ける当事者の方々も，「こいつダメだ」と思ったら遠慮なく断ってください。それが自分を守ることに繋がります。

荻上　たしかに，取材を断るのに伴う罪悪感みたいなものって不要ですよね。それにテレビ出演といった大がかりなものでなくても，放送された内容への応援メッセージや反論を書いて番組宛に送ることもメディア参加になります。新たなテーマを提案して制作者を誘導したり，逆にコンフリクトを生むような提言をしたりすることも，メディア参加のひとつの形です。さらにテレビやラジオなどオープンメディアだけでなく，小部数の冊子を作って自分のアイデアを述べることも，対象となった

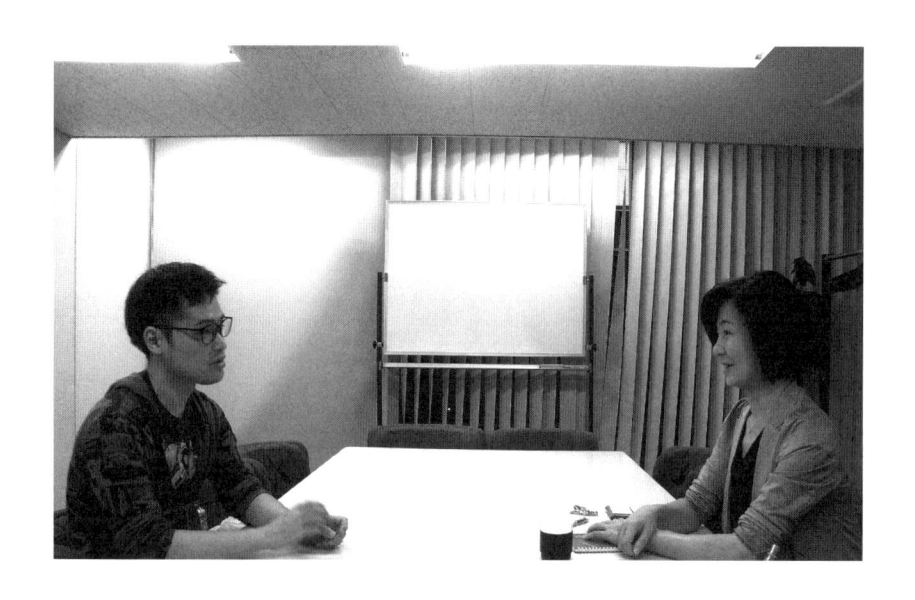

テーマを巡る言説がアーカイブされるという意味ではメディア参加となりえます。当事者のみなさんには、まず一度メディアをシャットオフして、本当に自分にふさわしい方法や人脈をじっくり選択してほしいですね。

細見 「取材者を信頼できるか」という点について補足すると、長年そのテーマを取材しているディレクターや記者であれば、当事者業界とは自然と繋がりができていきます。私も福祉番組を13年やっているなかで、親しくなった当事者の方々が何人もいますが、放送が終わった後もずっとお付き合いを続けていて、たまに一緒にゴハンを食べたり、半分プライベートで業界のイベントやセミナーに顔を出したりして、情報交換しています。普段から人脈を作っておいて、基本的なことが共有できており、いざ何か起こったときにすぐ動ける取材者は、信頼していただいて大丈夫かもしれませんね（笑）。

　一方で、お馴染みの人の取材しか受けてもらえないとなると、次の世代が育たないということにもなります。もし皆さんの前に、「知識もないし、イマイチ頼りないんだけど、頑張って理解しようという気持ちやハートは感じられるなぁ」という若手のディレクターや記者が現れた時は、門前払いをせず、鍛えてやっていただけると嬉しいです。私も、仲間のディレクターたちも、最初は何もわからず現場に飛び込み、時には怒られたり、取材を断られたりしながら、当事者の方々に揉まれて、ここまで育ててもらいました。いわば、「当事者が取材者を育てる」という側面も多分にあると思います。当事者の方々には、ぜひ厳しくも温かく、後輩たちを育てていただけるようお願いしたいですね。

荻上 メディアの規範をトレースするだけで終わらず、そのパラダイムを解体しようという気概のある制作者には見込みがありますし、規範を相対化するセンスをもつ人材を育てることは、社会への問題提起の機会を増やし、メディアの新陳代謝にもつながります。かつてのマクロメディアは今後、放送局内メンバーが個別に制作チームとして再編成されて分業化し、マイクロメディアとして生き延びていくこともあるでしょう。それによって総合ジャンルではなく個別ジャンルのトップになる可

能性も生まれます。ですから考えようによっては，当事者が自分たちで独自にメディアをつくって発信するという選択肢も生まれてくるのかもしれません。

＊

荻上 当事者研究が話題になっていった2000年代は，評論家のコメントが減り，代わって当事者のコメントが急増した時代でもあります。新聞においても，ひとつのニュースについて当事者がコメントするメソッドは確立されていて，逆に当事者の意見が掲載されていないほうが不自然に映る──メディア界は今，このようなフェイズに移りつつあります。今後，さまざまなメディアが変わっていけるかどうかは，当事者性への感度によって決定されることになるでしょう。

● 2019年4月25日
東京八重洲

▶**註**

1 社会学者のデイヴィッド・フィリップスによって命名された，マスメディアの自殺報道に影響されて自殺が増える現象を指す。ゲーテの小説『若きウェルテルの悩み』刊行後に自殺者が急増した事件に由来する。

2 「依存症問題の正しい報道を求めるネットワーク」は，依存症関連の市民団体・当事者団体・家族・治療者・研究者からなる有志メンバーにより2016年7月に結成され，テレビ・新聞・雑誌などのマスメディアで依存症問題に関する誤解・偏見を招く問題報道がなされたとき，これを協議して改善を求めていくことを主な活動としている。「Session-22」2017年1月17日放送回「薬物報道ガイドラインを作ろう！」（パーソナリティ：荻上チキ／出演：松本俊彦・上岡陽江・田中紀子）において荻上チキの作成案に出演者の意見を加えて改訂された「報道ガイドライン」は，依存症報道に関して「望ましいこと」「避けるべきこと」を掲げ，同年1月30日の記者発表で提案された（一連の活動ならびに「報道ガイドライン」の詳細については，「依存症問題の正しい報道を求めるネットワーク」ホームページを参照（http://izon-hodo.net/［2019年7月1日閲覧］））。

全米障害と技術の作業部会とインクルーシブ駆動型開発モデル

コロラド大学コロラドスプリングス校

スコット・クッファーマン

全米障害と技術の作業部会（NCDT）の概観

本稿では，私たちの取り組みにおけるさまざまな成功例と，私たちが学んだいくつかの教訓について，簡単に共有しようと思います。みなさんにとっても参考になれば幸いです。まず，少し自己紹介をします。私は今，3つのポジションに就いています。1つ目として，全米障害と技術の作業部会 (National Collaborative for Disability and Technology : NCDT) の理事を務めています。2つ目のポジションは，コロラド大学コロラドスプリングス校の教育学部の教授です。3つ目に，学部生から博士課程学生までを含む特別支援教育学位プログラムも担当しています。以前はリハビリテーションエンジニア，特別支援教育の教員，そして支援技術の専門家として働いていました。

NCDTは，約250人の障害のある人々とエンジニアとが一緒に行っている，連邦政府の助成金によるプロジェクトです。メンバーは協力して新しい技術を開発するとともに，既存の技術を評価します。最年少のメンバーは9歳前後ですが，他方で99歳になるメンバーもいます。私たちは主に，新しいソフトウェアの開発に焦点を当てていますが，ハードウェアを開発するプロジェクトも手がけてきました。Apple，Facebook，Skypeなど，さまざまな企業と一緒に活動してきた一方で，より小規模なプロジェクトも進めてきました。現時点では米国内で活動していますが，韓国，ドバイ，その他いくつかの国でインフォーマルな仕事もしてきました。

私たちがNCDTを設立したのは，障害のある人の社会参加の機会が損なわれていたからです。以前は，エンジニア集団と，障害のある人の集団が縦割りになっていて，2つのグループが協力して何かをする関係にはありませんでした。また，何が役に立って，何が役に立たないのかについて，障害のある人々がテクノロジー企業にフィードバックする機会もほとんどありませんでした。技術改善については，事前に考えられる障壁を検討する前向きな（proactive）思考をするのではなく，まさに事後対応的（reactive）でした。

社会における障壁
──障害の社会的モデルの重要性

2011年にNCDTが設立された頃，障害の医学モデルに焦点を当てた，他のいくつかの技術開発の取り組みがありました。医学モデルは個人に焦点を合わせようとして，問題は修復や治療が必要な個人の内部にあるとみなされます。これとは対照的に，私たちは社会モデルにもっと焦点を合わせ，参加や包摂を妨げる社会の側に

ある障壁に対処しようと試みてきました。

　障壁に関して，やってはいけない実に悪い例をいくつか紹介しましょう。図1は，黄色い線の描かれたとても素敵な車椅子用スロープを示していますが，階段の1段目までしか届いていません。

　図2は，何枚かのベニヤ板が接ぎ木されて階段の下から一番上まで渡してあり，素敵な車椅子マークもついていますが，あまり安全そうには見えません。

　図3では，車椅子用スロープの途中に木があります。木の幹が目立つよう白く塗られているので，木の存在に気づきやすく，安心して木を避けることができますね。

　図4は，「車いす用スロープがあります。カウンターでお尋ねください」という案内です。ただし，カウンターは建物のなかにあるのですが……。

　図5は，「高温注意」と書かれた案内です。そこには点字もついています。みなさんが点字を読もうとするとき，やけどしないといいのですが……。

　これらの写真は私の学生が送ってきてくれたものですが，もしみなさんも似たような写真を見つけたら，ぜひ私にメールで送ってください。私の「やってはいけないものコレクション」に加えようと思います。

私たちのアプローチ
──インクルーシブ駆動型開発

ユニバーサルデザインの重視

　私たちが重視するのは，ユニバーサルデザインの視点です。ユニバーサルデザインは，広く理解されている概念ではないかと思いますし，みなさんもよくご存知でしょう。私たちはすべての技術プロジェクトに対して，ユニバーサルデザインのアプローチを通じて，情報にアクセスしたりデバイスを取り扱うための選択肢を複数提供しています。たとえば，図6の車椅子用ス

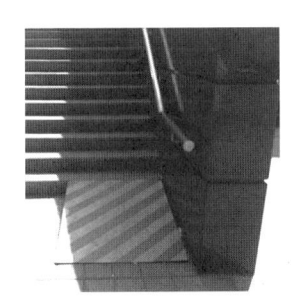

図1

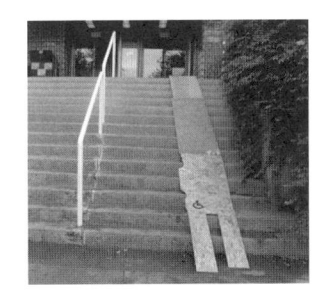

図2

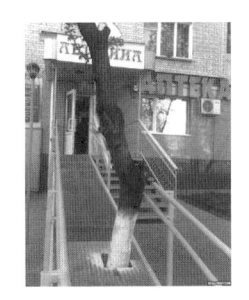

図3

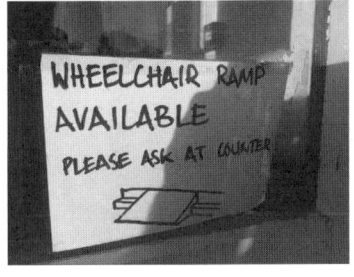

図4

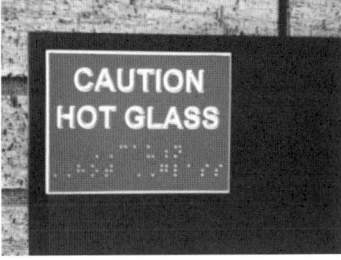

図5

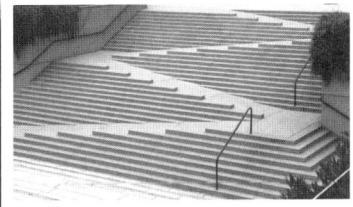

図6

ロープは，手すりつきの階段の一部として組み込まれています。これなら利用者は複数の経路と方向からアプローチすることができます。これは，建物の裏側に，忘れていた要素として後から車椅子用スロープが作られるのとは対照的です。私たちはソフトウェアおよびハードウェア開発プロジェクトにも同じ考えを適用しようと努めています。

IDDの8つのステップと2つの問い

コ・デザイン（co-design）と共同評価（co-evaluation）を通じた開発プロセスについて，もう少し詳しく説明します。私たちは，インクルーシブ駆動型開発（Inclusive Driven Development : IDD）モデルと呼ばれる枠組みを使っており，各メンバーはその枠組みのなかでそれぞれ果たすべき役割を担っています。このモデルにおいて，主要なパートナーとなるのが，専門家である障害者と，開発者であるエンジニアです。より複雑なプロジェクトでは，プロジェクトがスケジュール通りに進み，適切なリソースと支援が得られるように，共同作業の促進をサポートするコーディネーターもいます。ほかに，コンセプトや知識のファシリテーター（NGOなど）などもいました。ニーズや政策，プロセスに関して，私たちの持っていない情報を彼らが持っているということは非常に多いのです。

開発過程において取るべき手順と役割を定式化するために，2012年にこのIDDモデルを開発しました。これは以下のような障害者とエンジニアとのターン・テークシステムに基づいています（図7）。

1. 専門家である障害者がコンセプトやアイデアを紹介する。
2. エンジニアは技術的な枠組みのもとで概念化する。
3. すでに利用可能な技術を分析する。

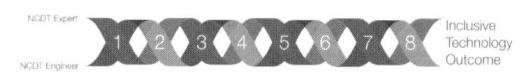

Inclusive Driven Development（IDD）

1. Introduce
2. Conceptualize
3. Benchmark
4. Design
5. Match
6. Evaluate
7. Implement
8. Re-Evaluate

図7 IDDモデル

4. 試作品をデザインする。
5. ソフトウェアまたはハードウェアを実際の用途に合わせる。
6. 実際の使用状況を公式および非公式に評価する。
7. より長期間の実装を試みる。
8. 当該技術の使われ方を再評価する。

各プロジェクトにおいて段階的に進めていく私たちの手法を，IDDモデルは示しているわけです。協力相手の企業がどこか，その企業内部のシステムはどのようなものか，それに応じて，進め方にはある程度のバリエーションがあります。

どのようなプロジェクトを進めていくときでも，私たちが自問する包括的な問いがあります。1つ目が，技術の質の判定基準として，速さ，信頼性，効率性といった基準と並んで，アクセシビリティというものをどのように位置付けるかという問いです。2つ目が，アクセシビリティ，普遍性，コラボレーション，インクルージョン，民主主義，社会正義などの価値が，後付けや事後対応的なものではなく，どうすれば事前に検討すべき技術開発プロセスの一部となりうるかという問いです。

一般論として，私たちが各々の技術開発プロジェクトに導入した鍵となる要素は，ライブプロトタイピングです。ライブプロトタイピングにより，ユーザー行動のデータ，豊かな定性的観察，ユーザーインタビューからの洞察など，

さまざまな種類の定性的および定量的フィードバックを取り込むことができ、それをニーズや、選択と行動、包摂の機会の分析に役立てることができます。

IDDの例とケーススタディ

私たちが取り組んできたさまざまなプロジェクトについて、もう少し説明しましょう。

エンゲージメントの向上
──ダイナミックビデオキャプション（図8）

私たちが取り組んだプロジェクトのひとつは、ダイナミックビデオキャプションと呼ばれるものです。これにより、ビデオキャプションにクリック可能な要素を含めることができます。これは、ろう者や難聴者のための事後対応的な配慮であるビデオキャプションを、すべての人々のための事前的でユニバーサルデザインに基づく教育ツールに移行させるという考えに基づいています。単語の定義、コンセプトマップ、その他の情報をビデオのキャプションに埋め込むことができ、単語をクリックすると、補足情報が表示されます。

経験の拡大──VRプラン（図9）

もうひとつのプロジェクトの例は、VRプランです。米国における大きなニーズのひとつは、卒業後の生活支援です。米国では、学校教育の期間は、素晴らしい早期介入サービスと、インクルーシブなクラスルームが提供されます。しかし、いざその人が仕事を探したり、大学に行ったり、自立生活したりしようとすると、しばしば急にサービスや支援が得られなくなるのです。このプロジェクトは、バーチャルリアリティを使って、コミュニティ内、職場内、そして大学内のさまざまな設定を体験可能にします。このプロジェクトの意義のひとつは、学校から生活への移行を考えている若者たちの熱意とモチベーションが増したことです。

情報の拡大──モバイルOCR（図10）

次のプロジェクトは、モバイルOCR、つまり、光学文字認識です。この技術は、現在ではごくありふれたものとなっています。私たちが関わったのは、文字の画像をリアルタイムで音声としてアウトプットできるようにするプロジェクトでした。これを使えば、全盲や弱視の人でも、レストランに入り、メニューの写真を撮って、そのメニューをリアルタイムで読み上げることができます。米国のいくつかの学校では、幅広い支援ニーズを抱えた人たちがワークシートや本を一人で読むのに使っています。

社会におけるつながり／機会の増加
──ソーシャルダイアリーアプリケーション／Facebook（図11）

私たちのプロジェクトの次の例は、ソーシャルダイアリーアプリケーションで、Facebookに組み込まれています。たとえばバスの乗り方のような個別の社会的ストーリーを収集し、自動的に日記に書き出すことで、教師がそれらのスキルをより詳しく教えることができるようになります。

移行の改善
──電子成績表／LinkedIn（図12）

次の例は、電子成績表（Summary of Performance：SOP）で、LinkedInに組み込まれています。すでに述べたように、米国における大きなニーズのひとつとして、学校生活から卒業後の生活へと移るのをサポートする移行の問題があります。SOPは、生徒が就職したり、大学に進学したり、自立して生活したりするのを手助けする公文書になります。このプロジェクトは、LikedInと共同で、他のキャリア開発ツールとと

もに SOP を LinkedIn のプラットフォームに組み込むものでした。

コミュニケーションを豊かに
——文脈対応 AAC（図13）

次の例は，文脈対応 AAC というものです。AAC とは，拡張代替コミュニケーション（Augmentative and Alternative Communication）の略称で，イラストを用いた標準的なコミュニケーションデバイスです。AAC のアプリやデバイスは数百種類もあるのですが，この技術は AAC デバイスを利用する人々がさらに豊かにコミュニケーションできるようにするものです。このプロジェクトは，場所・時刻・天候・その他の環境因子に基づく，文脈対応 AAC というものを作り，状況にあったコミュニケーションの選択肢を促進しようというものでした。たとえば，スターバックスに入ってこの AAC コミュニケーションデバイスを使うと，スターバックスのメニューがポップアップして選択肢が提示されます。あるいは，外が寒いときには，T シャツではなくジャケットのシンボルが現れます。

アクセスの拡大
——MyALT-Alternative Format（図14）

次の例は，MyALT あるいは Alternative Format というものです。私たちにとっての大きな挑戦のひとつは，文書がすべての人にアクセス可能なフォーマットに変換できるように保障することです。フォーマットには，点字・拡大印刷・電子テキストなどがありえます。書籍をそのようなフォーマットのひとつに変換することを仕事にしている，代替メディアセンターもあるのですが，1 冊の書籍を点字ないし拡大印刷に変換してもらうまでの待ち時間は，通常は 4 〜 6 週間程度かかります。このプロジェクトでは，1 つのファイルをアップロードすると，点字や拡大印刷のような異なるフォーマットにリアル

タイムで出力できるシステムを作りました。

標準を超えて——自動代替テキスト（Auto Alt-Text）／環境（図15）

次のプロジェクトは，Auto Alt-Text というものです。米国では，リハビリテーション法第508条という法律により，すべてのウェブサイトが一定のアクセシビリティ要件を満たさなければならないと義務づけられています。それによれば，ウェブサイトに画像を載せる場合，その画像を説明する文書を付けなければなりません。こうした記述は alt text と呼ばれています。しかし，ウェブサイト上の画像全体の約半数には alt text が付いていません。Auto Alt-Text 技術は，画像認識を利用して，画像が何を示しているかという記述を生成し，それを HTML コードあるいは alt text として付加します。これにより，JAWS のような画面読み上げソフトの利用者も，自動プロセスで画像が示しているものを読み，そして理解できるようになります。

地域生活支援——Smart Skills（図16）

次のプロジェクトは，Smart Skills というものです。これは，静止画像または動画をアップロードしてインタラクティブにすることで，多様なスキルを教えることを可能にするものです。図16に示されているのは，ある職場の例で，スキルを学習するために，その職場で何をすればよいかを示しています。今，大きなトピックとなっているウェアラブル端末の利用に向け，この技術をさらに改良しはじめたところです。このプロジェクトの主要なパートナーは Apple で，その製品である Apple Watch のおかげで，利用者に対してより多くの練習や集中を促し，次になすべきことを伝えるさまざまな合図を出すことができます。

身体活動を増やす
——Wearable Access（図17）

つい最近，Apple Watchを使ったプロジェク

トを開始しました。これは，振動フィードバックを与えることで，全盲や弱視の人々がより自律的に移動できるようにするものです。歩いて

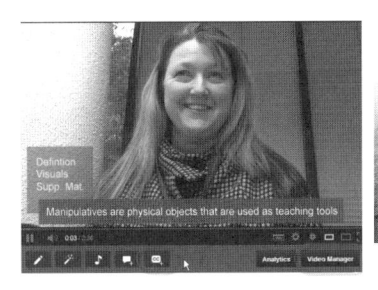

図8

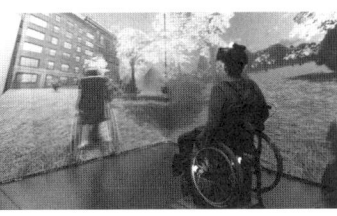

図9

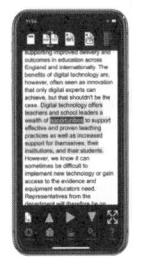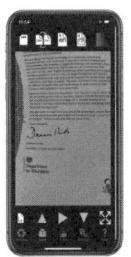

図10

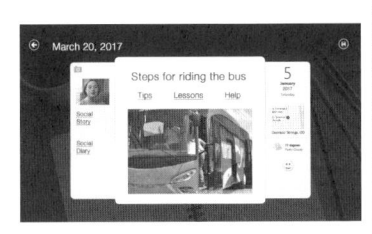

図11

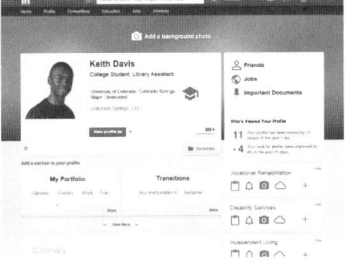

図12

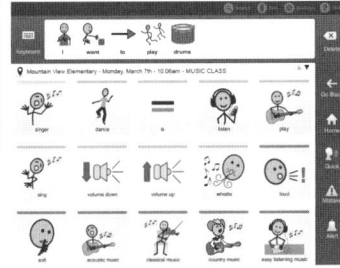

図13

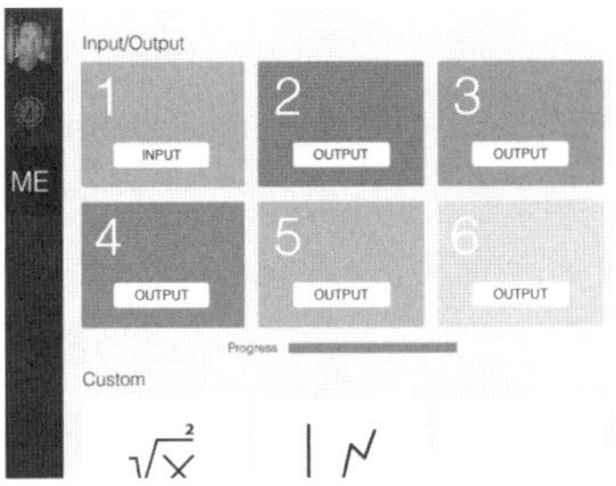

図14

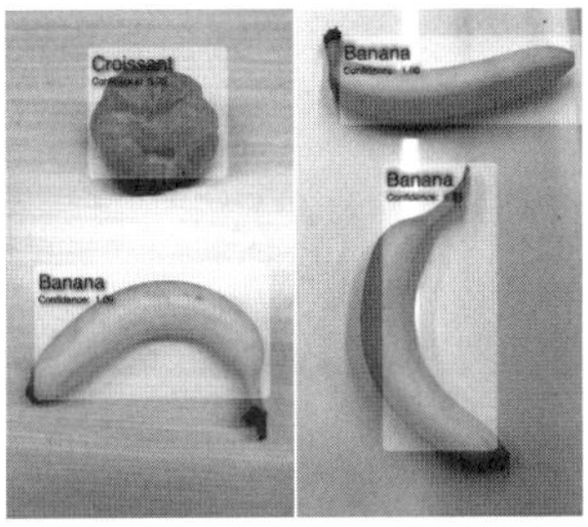

図15

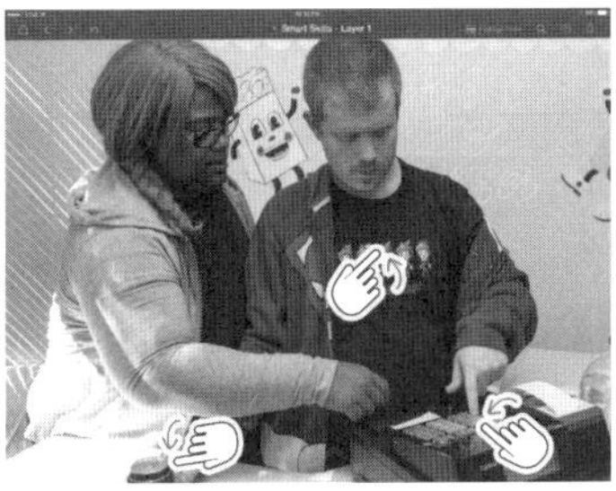

図16

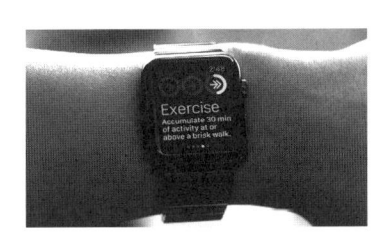

図17

いるとき，右側に障害物があれば，時計は右側でより速く振動します。そして，その物体に近づくほど，さらに速く振動するのです。

*

　私たちの開発してきたプログラムないしコードの大部分は，大学のものではなく，企業に提供されています。私たちの究極的な目標は，プロジェクトをオープンソースとして配布することです。

NCDTで使用するアプリケーションおよびその他のツール

技術者および障害者の態度の変化

　最初は，この種のコ・デザインプロジェクトに対する抵抗は深刻で，特に技術者の側に抵抗がありました。当初受け取った反応の例としては，「ほかに優先すべきことがある」「私たちの仕事ではない」「市場のシェア，顧客の需要が小さいから，そういう技術で利益を得る人はごく限られている」「まさにアクセスに改善が必要だからこそ，支援技術がある。支援技術業界から仕事を奪うわけにはいかない」といったものがありました。

　しかし，コ・デザインプロジェクトを通じて，彼らの態度は変わりました。結果として生じた変化をいくつかを選んで紹介したいと思います。まず，技術者がアドボケートする存在に変わりました。アクセス可能でない技術のもたらす帰結が他人事でなくなり，社会のうちにある障壁に関してより理解するようになったのです。彼らはまた，本当に優れた評価者にもなり，備えるに値する特徴や機能がどのようなものかについて，自分自身の考えを生み出すことができるようになりました。

　さらに技術者たちは，この取り組みになぜ価値があるのかということに関して，他の技術者

たちを相手に最良のアドボケートを行ってくれる存在になったということも付け加えたいと思います。私が技術者たちのところへ行って，一緒に参加すべき理由を話すよりも，技術者が技術者と話をすることが実際は成功につながるとわかりました。みなさんにもぜひお伝えしたいのですが，あなたが一緒にコ・デザインしたいと考えているどんな技術者とでも喜んで話をしてくれる技術者を4人知っています。

　その他の変化として，障害者が自己決定を下す専門家になったということがあります。自己決定という概念は，卒業後の生活に向けた準備のために，学校生活を通じて一貫して，私たちが中心に据えている概念です。これは大きなトピックです。自己決定には，自分が何を望んでいるか，どうすれば望むものを手に入れられるかを知るということも含まれます。

法的な事柄

　米国には，すべての技術企業が従うべき基礎的な標準があります。たとえば，第508条は，直近で改正されたのは約10年前になりますが，アクセスに関して企業が満たすべき指針を与えています。別の例として，VPAT，すなわちVoluntary Product Accessibility Template（製品のアクセシビリティのための自主的取り組みを説明する書式）というものがあります。5,000ドルを超える製品を売ろうとする企業はいずれも，VPATを提出する必要があります。この文書は，ソフトウェアやハードウェアがいかに法令に準拠しているか，いかにアクセシビリティに関する義務を満たしているかを記述したものです。

既存の技術の評価

　技術の評価は重要なステップのひとつです。新しい技術の設計だけでなく，私たちが推進しようとしているのは既存の技術の評価です。企業とつながることを可能にするルートのひとつ

は，彼らの既存の製品の無料評価サービスを提供することです。NCDTの評価サービスは，将来の技術を向上させ，学術活動のためにデータを使用するという条件で，ベンダーには無料で提供されます。

このプロセスは，ベンダーがアクセス／ユニバーサルデザインを積極的に組み込めるように支援するという最終的な成果に基づいて分析されます。NCDTの作業時間の約50〜60%は，新しい技術の開発ではなく，既存の技術の評価に費やされています。そこには私たちにとって大きな必要性があるのです。

コミュニケーションや話し合いをするためのインフォーマルまたは自発的な機会

もっと上手な時間の使い方をするための他の取り組みとして，インフォーマルまたは自発的な機会と呼ばれるものがあります。図18は，非公式なソーシャルメディアアプリと同じようなプラットフォームを介して，私たちがメンバー同士でさまざまなアイデアを交換したり話し合ったりできるよう開発したアプリです。

このアプリのポイントは，すべてのプロジェクトがAppleのような大企業との大規模なコ・デザインプロジェクトである必要はないということです。このアプリによって，2人だけが作業するような非常に小規模なプロジェクトが可能になりました。こうした小さなプロジェクトは，それでも非常に意味のある意図や成果をもってはいますが，形式的で本格的なプロジェクトではありません。コ・デザインについて考える際には，ぜひとも，共同作業する人たちのフォーマルな議論とインフォーマルな議論の両方を支

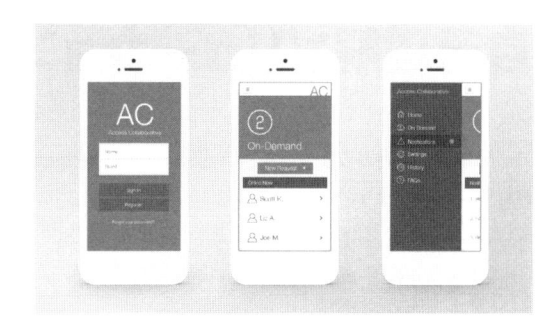

図18

えるようなコミュニケーションのツールや選択肢を考えていただきたいと思います。

おわりに

みなさんに覚えていただきたい考え方がひとつあります。このプロジェクト以前は，米国の技術開発プロセスに障害のある人々を参加させるという正式な取り組みはありませんでした。そのため，「私たち抜きで私たちのことを決めるな」という標語が示す，1970年代から80年代の障害者権利運動に由来するアイデアが，NCDTという取り組みに火をつけました。コ・デザインが障害を持つ人々の視点と経験を取り入れる機会であるという考え方は，つねにこうした歴史的文脈の一部に置かれる必要があるのです。

●付記

本稿は，2018年11月1日に開催された「国際カンファレンス コ・デザインと当事者研究」の「ラウンドテーブル・ディスカッションⅠ テクノロジー開発とAIをどのように民主化するか」におけるスコット・クッファーマンの発表に基づいている。

自己理解ソリューションのco-design

オムロンソーシアルソリューションズ株式会社

大畑真輝

東京大学先端科学技術研究センター

熊谷晋一郎

背景

オムロンソーシアルソリューションズ株式会社（以下，OSS）は，電子式自動感応信号機や無人駅システムを世に送り出して以降，長きにわたり，交通，決済といった社会インフラを支える先進的なシステム・サービスを提供してきた。近年では労働力不足という社会課題に対してIoT，AI技術を活用した駅案内ロボットの開発を行うなど，人々が安心・安全・快適に生活できるソリューションを提供しつづけている。

2018年度よりOSSにおいてイノベーティブな組織風土醸成と事業による社会課題の解決を加速させることを目的に，社内ビジネスコンテストが開催された。これは，社員一人ひとりが自分の職種・業務にとらわれず自由に社会課題解決のアイデアを提案する取り組みで，優秀テーマには事業化に向けて会社が支援するというものである。

本稿で紹介する「自己理解ソリューション」は，コンテストのなかで大畑が提案した事業アイデアである。なお本システムの提案は，まだ計画段階にあり，読者の皆様からの忌憚のない意見を踏まえて，今度，co-design（本特集号・クッファーマン論文参照）の過程を通じて洗練させていきたいと考えている。

以下では，IDDモデルの8つのステップに対応する形で，現在の進捗の報告を行う。

当事者の声が製品のコンセプトを生み出す──IDD step1

社内ビジネスコンテストをきっかけに発達障害支援に自社の技術を活用できないかと考えていた大畑は，2018年9月，発達障害をもつ子どもたちが多く通うフリースクールを訪問した。そこでは数多くの子どもたちの笑顔を見ることができた。しかし教師からは，「ここでは子どもたちは皆楽しそうに過ごしている。ただ，就職できなかったり，就職後に会社を辞めてしまったりしてしまう子が多く，学校を卒業してからのほうが不安だ」という話を伺った。このときに，本特集号・クッファーマン論文で紹介されている米国の状況と同様，日本においても，発達障害支援において教育段階と就職段階の接続（transition）に大きな課題があると気づいた。

その後，就労支援に関するさまざまな情報収集を行うなかで，精神的な障害や病気をもった本人が，仲間の力を借りながら，症状や日常生活上の苦労など，自らの困りごとについて研究する当事者研究を就労支援に活用しようとしている，熊谷の取り組みを知った。当事者研究では，困りごとが発生するメカニズムやニーズを含んだ，自分に関する知識の把握と共有の重要性を，自伝的記憶（後述）に関する先行研究と関連づけつつ研究している。大畑は，熊谷との議論を通じ，当事者研究などの自伝的記憶に注

目するアプローチが，発達障害など，さまざまな障害のある人々の就労支援において有効である可能性があると考え，ICTを活用して自伝的記憶の構築を支援する手段を検討しはじめた。

同時に，さまざまな企業，当事者の方々にヒアリングも行った。その結果，多くの企業が発達障害者雇用を進めたいと考えているものの，「発達障害者の特性，個性，困りごとがわからないため，企業としてどのようにサポートしたらいいかわからない。そのため，発達障害者に就労定着してもらえるか自信がもてず，雇用に踏み切れない」と考えていることがわかった。また，当事者も「特性，個性，困りごとが十分には把握できておらず，自身のメカニズムを知りたい」と考えていることがわかった。そのような現場の問題意識を背景として，熊谷と進めていた自伝的記憶の構築による自己理解（困りごとの見える化）支援というアプローチに対して，多くの企業，当事者の方々からぜひ実現してほしいという声をもらうことができた。

その後，これら一連の調査・研究を資料にまとめ，発達障害などの障害のある人々を対象とする自己理解支援事業を，社長をはじめとした会社役員に提案した。その結果，会社としての承認を得ることができ，事業化に向けて企業からの後押しがもらえるようになった。

次節では，自伝的記憶に関する先行研究を簡単にレビューし，自伝的記憶が構築できないとどのような症状が出るか，その構築がどのようなアウトカムにつながるのか，また，構築に必要な条件は何なのかを簡単に整理する。

自伝的記憶とは何か

人は誰でも脳のなかに，過去に経験した出来事の記憶（エピソード記憶）をたくさん抱えている。それらのエピソード記憶を整理することなく脳に押し込めておくと，容量がかさばるだけ

でなく，現在や未来の課題に直面したときに過去の経験を参考にしようとしても，散らかった部屋からものを探すのが難しいように，役立つ記憶を素早く検索できない。ゆえに，検索しやすいように索引や見出しをつけたり，目次のような構成を構築することで，エピソード記憶を物語のようなフォーマットで整理統合している。このようにして多くのエピソード記憶が統合されてできあがったデータベース全体を「自伝的記憶」という。

心理学者のコンウェイ（Conway, 2005）によると，自伝的記憶は「自己整合性」「現実対応性」という2つのルールに縛られながら統合される。自己整合性のルールとは，「ああなりたい，こうしたい」といった自分の期待や，「こうなるだろう，こうなるべき」といった自分の信念と，大きく矛盾しない形で自伝的記憶を作れという指令である。言い換えれば，正確さを犠牲にしてでも，不都合な出来事の記憶を無視したり歪めたりして，期待や信念に沿うものに編集せよということだ。他方，現実対応性のルールとは，どんなに不都合であっても，現実に起きたことを正確に記憶せよという指令である。

自伝的記憶の不安定化

この2つのルールに従って，自伝的記憶が統合されているうちは問題は起きない。多少不都合な現実が起きても，「世の中はそういうものか」と，期待水準や信念のほうを，より現実的なものへとアップデートすることで，自己整合性と現実対応性を両立させることができる。

しかし，障害のある人々は多数派に比べ，「世の中はそういうものか」では済まされないような，きわめて不都合な出来事に直面することが多い。なぜなら，社会が彼らに要求する期待水準も，期待を実現するための社会資源も，多数派向けにデザインされているからである。すると，期待水準や信念のアップデートを完遂でき

ず，2つのルールに引き裂かれて自伝的記憶の統合が外れる。一般に，自伝的記憶の統合を外すほどに不都合な出来事の記憶は「トラウマ記憶」と呼ばれ，障害のある人は必然的にトラウマ記憶を負いやすい。トラウマ記憶は，現実対応性は満たすが自己整合性は満たさないエピソード記憶であり，自伝的記憶全体を不安定化させる。

　不安定化した自伝的記憶をもっていると，2つの現象が生じる（Conway, 2005）。1つ目は，過剰一般的な自伝的記憶（Overgeneral Memory：OGM）である。OGMとは，過去の具体的な出来事を思い出して描写することの困難，とりわけ特定の時間と場所で起こった出来事をうまく報告できない状態のことである。OGMは，うつ状態（Brewin et al., 1998）やPTSD（McNally et al., 1994）の発生を予測し，社会的問題解決の効力低下に結びついていることが知られている。そのほか，摂食障害とパーソナリティ障害においてもOGMが見られると言われる（Dalgleish et al., 2003）。2つ目の現象は，思い出したくない不都合なトラウマ記憶が，それを連想させるような刺激に誘発されて勝手に想起される，フラッシュバックである。したがってOGMとフラッシュバックが併存している場合，自伝的記憶の統合がうまくいっていない可能性を考えなくてはならない。

自伝的記憶構築の効果
苦労の見える化

　自伝的記憶とは，分厚い自伝のようなデータベースである。それは，自分が何者で，どのような特徴をもっており，どのような経験を重ねてきたかということすべて，言い換えればアイデンティティ情報を提供するものだ。自分の経験を元手にして，自分の苦労のパターンや物語を構築する当事者研究は，自伝的記憶の構築を行おうとしているとみなすこともできるだろう。

　ここで注目すべきなのは，当事者研究を必要

としていた当事者の多くは，精神障害や依存症，発達障害など，周囲だけでなく自分からも，自分の特徴が見えにくい障害をもつ人々だったという点である。見えやすい身体障害のある人々の多くにとって，自分の特徴は自明であり，それを研究する必要はなかった。彼らは，自分に合った社会を実現するための当事者運動に専念することができた。

　それに対して，見えにくい苦労をもつ当事者は，まず自分が何者なのかを探る必要があり，ゆえに当事者研究を必要としたのである。彼らは，当事者研究を通じて自伝的記憶を整理統合し，それを周囲の人々と共有したり，広く社会に発信したりすることで，ようやく自分に合った社会が実現されていく状況にある。現在検討中の「自己理解ソリューション」が自伝的記憶に注目した理由の1つ目は，自伝的記憶の構築を助けることができれば，「苦労の見える化」に貢献することができるのではないか，というものである。

生きやすさ

　自伝的記憶に注目したもうひとつの理由は，より直接的に，生きやすさにつながりうるだろうというものである。先行研究によると，先述したOGMは，自殺傾向（Williams & Broadbent, 1986），大うつ病（Brewin et al., 1998），心的外傷後ストレス障害（McNally et al., 1994），摂食障害（Dalgleish et al., 2003），季節性感情障害（Dalgleish et al., 2001）などと関連すると言われている。また，OGMに介入するため，今日一日に起きたことを振り返って，なるべく具体的に語る練習をする具体化訓練（concreteness training）を行うと，うつ状態からの回復効果があるという報告もある（Mogoase et al., 2013）。

　さらに，自伝的記憶が統合されていると，他者の心を推論しやすくなるという報告もある。他者の心を推論するとき，相手と同じ立場に立っ

たことのある過去の自分の出来事を素早く思い出すことができれば効率が良いが，自伝的記憶の整理が不十分だと，その検索効率に制限が生じるとしても不思議ではない。たとえば，自閉スペクトラム症（Autism Spectrum Disorder：ASD）という診断をもつ人々は，他者の言動から，その人の心的状態（言動の裏にある意図，感情，信念など）を推論するのが苦手であると報告されてきたが，個人差を見てみると，OGMが強いほどより苦手な傾向がある（Crane et al., 2013）。そこから窺われるのは，当事者研究など，自伝的記憶の整理を促す支援によって，コミュニケーションがサポートできるかもしれないという可能性である。

ほかにも，OGMの傾向が強いと，自分が望む未来を具体的に想像し，そこから逆算した長期的視点に立って現在の意思決定をすることが困難になると言われている（Szpunar et al., 2007）。変化が激しく，10年後が予測できない不確実な現代社会において，自分の将来に長期的な展望をもつことは誰にとっても難しくなりつつある。そのような状況で，真っ先に生きづらさを経験するのは，OGM傾向の高い人である可能性がある。不当に不確実性を高めた社会に対しては，働きかけを行っていく必要がある。それと同時に，自伝的記憶の整理は，そのような社会を生きざるをえない人々の支援としても有効である可能性がある。

自伝的記憶構築の三要件

前項では，自伝的記憶の統合を支援することが，いかに苦労の見える化や生きやすさにつながりうるかについて述べた。本項では，ではどのようにして自伝的記憶の統合が実現されるのかを，「身体感覚」「睡眠」「記憶の具体化と他者との分かち合い」の3点に分けて述べる。

身体感覚

トラウマ研究で有名なヴァン・デア・コークは，自伝的記憶と身体感覚の関連を指摘している（van der Kolk, 2006）。トラウマ患者の多くは，身体内部の感覚に注意を向けることがきわめて困難である。たとえば瞑想の訓練で身体感覚に注意を向けるよう教示すると，トラウマに関連した感覚や知覚，感情に直面することになることも多い。これは，意識が身体感覚にアクセスしようとするや否や，トラウマ記憶が想起されてしまう状況とも言える。PTSDにおける自伝的記憶の統合を実現するには，過去のトラウマ記憶に身体感覚がジャックされるのではなく，好奇心をもって今ここの身体感覚に注意を向けつづけながら，過去のトラウマティックな経験を，認知的，感情的，感覚運動的な諸側面を無視せず，理解可能な言語に翻訳することを学ぶ必要がある。安全に，今ここの身体感覚に注意を向ける方法を学ぶと，ある時刻で凍りついたようなトラウマ経験とは異なり，現在の身体的な経験が時々刻々変化しつづけるものだということを知る。こうして過去の身体経験と現在の身体経験が分離されるようになると，トラウマ記憶が現在に侵入しにくくなるという。

このように，時々刻々と変化しつづける今ここの身体感覚に好奇心を向けつづけることは，「現在」に身を置きながら，「過去」を振り返る練習になる。これは，過去にタイムスリップするかの如く，まるで現在の経験のように生々しい形で過去を思い出してしまうフラッシュバックとは異なる，安全な思い出し方である。このような安全な過去の思い出し方のもとで初めて，距離を置きながらトラウマ記憶を想起し，言語化によって他者と共有することが可能になる。変化しつづける身体感覚を本人に届けるモニター技術は，このプロセスを支援する可能性がある。

睡　眠

　自伝的記憶の統合には，睡眠覚醒リズムが重要である（Rasch & Born, 2013）。覚醒時に取得された新しいエピソード記憶がもつ具体的な感覚情報や運動情報は，まず脳の一次感覚運動皮質という場所に記憶される。次に，その感覚運動情報は海馬という場所に転送され，そこで出来事が起きた時間的な順序や空間的な配置に沿って並び替えられ，短期的なエピソード記憶へと束ねられる。次いで深い睡眠中に，自伝的記憶の貯蔵庫である連合皮質という場所へと徐々に移し替えられる。この過程を記憶のシステム・コンソリデーションと呼び，次々に入ってくるエピソード記憶がこうして自伝的記憶に統合されていく。

　システム・コンソリデーションにおいて変化をこうむるのは，自伝的記憶だけではない。新しいエピソード記憶の側も，過去のエピソードと共通している成分のカテゴリー抽出が行われ，その成分以外の詳細はそぎ落とされるという，抽象化の処理を受ける。これは，新たに学習された情報のなかでも，とりわけ重要な核心部分が，深い睡眠中により頻繁に再活性化されるために起きる。睡眠は，「あの出来事は，要するにこういうことだった」という形で，過去の自伝的記憶やエピソード記憶と比較しながら新しいエピソード記憶をカテゴリー分類することで，エピソードに意味を与えつつ自伝的記憶の一部として吸収することを可能にしている。

　このように，深い睡眠は自伝的記憶の統合にとって重要である。逆に，自伝的記憶の統合がうまくいかないと，入眠時にフラッシュバックや，それに伴う反芻（フラッシュバックした記憶に対して，あれはどういう意味だったのかとあれこれ推論しつづける状況）が生じ，睡眠が妨げられることも少なくない。自伝的記憶の統合と良い睡眠は，鶏と卵の関係と言える。

記憶の具体化と他者との分かち合い

　新しいエピソード記憶からカテゴリー抽出し，それを既存の自伝的記憶に統合していくシステム・コンソリデーションの過程は，睡眠の専売特許ではない。私たちは自らの経験を，言語という道具を媒介にして他者と共有するなかで，システム・コンソリデーションと同様のカテゴリー化や統合を行っている。

　カテゴリー化が起きるためには，類似した事物と最低でも2回は遭遇しなくてはならない。しかし，エピソード記憶というものはその定義上，一生のうちに一回しか生じない出来事（一回性の出来事）に関する情報を含んでいる。たとえば，虫垂炎の手術をしたという出来事は，多くの場合，一生に一度しか起きない。にもかかわらずその記憶は，ほとんどトラウマ記憶にはならない。その理由のひとつは，他の多くの人々が，虫垂炎の手術という一回性の出来事を「私」と同じように経験しているということを，「私」が知っているからである。「私」には一回しか起きなかった出来事でも，人間社会のなかでは何度も繰り返し起きてきた出来事であれば，ゆえにカテゴリー化できるのである。

　このように，エピソード記憶の十全なカテゴリー化（意味化），言い換えると自伝的記憶への統合には，経験を分かち合える他者が必要ということになる（Fivush et al., 2011）。身体障害など見えやすい障害のある人の場合，たとえ少数派でも，自分と類似した経験をしていそうな同じ障害のある他者を見つけやすいが，精神障害や発達障害などの見えにくい障害の場合には，仲間を見つけ出すことが困難になる。さらに言えば，具体的なエピソード記憶の想起と分かち合いができず，過度にカテゴリー化した記憶のみを表現しがちなOGM状態では，この過程が進まない。したがって，記憶の具体化と分かち合いを支援する必要がある。

コンセプトを技術者がテクノロジーに落とし込む——IDD step2

　現在は実証実験開始に向けて，当事者の声から抽出されたコンセプトを，先行研究とも関連づけながら，テクノロジーへの落とし込みを検討している段階である。現在検討中のシステムの一部について，以下で紹介する。

記憶の具体化サポート

　本システムでは，本特集号・綾屋論文「当事者研究を体験しよう！」で詳述されている「当事者研究ワークシート」（図1）を参考にして，記憶の具体化サポートを行う方針を考えている。具体的には，システムから質問された観点でエピソードを入力し，感情や苦労度データに紐づいた形でエピソードを振り返ることができるスマートフォンアプリを検討している。

　はじめに，スマートフォンアプリにて研究テーマとなる苦労の内容を記入し，そのテーマがど

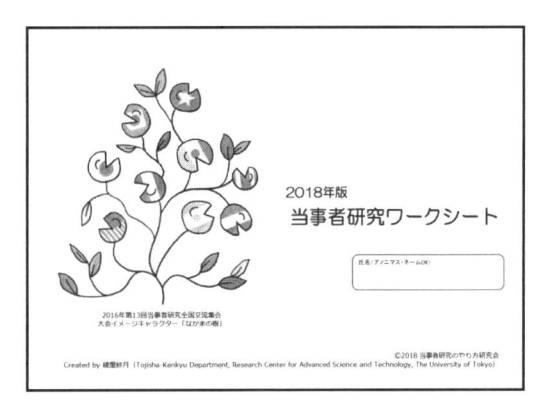

図1　当事者研究ワークシート

のようなカテゴリーに当てはまるかを選択してもらう。カテゴリーの選択肢としては，2005年から2013年までに寄せられた当事者研究225事例のそれぞれについて，「考察」のセクションから当事者研究のメリットに焦点を当てて分析した研究[註1]で明らかになった6つ（図2）に，「その他（自由記述）」を追加する形で検討している。

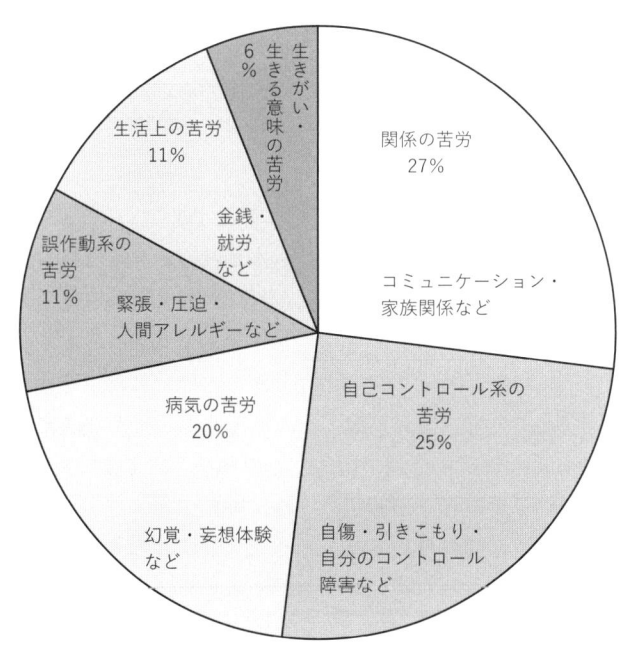

図2　当事者研究テーマのカテゴリー分類

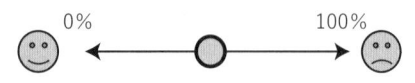

今日の苦労度入力（マークを触って）

0% 100%

図3 苦労度を入力する場合の例

その後，システムから質問される「いつ，状況，気持ち，思考，行動」という5つの観点からの問いに対して利用者が答えていくことで，記憶の具体的な整理を支援する。これ自体，本稿で紹介した具体化訓練（concreteness training）の機能をもつとも考えられる。しかし具体的なだけで，〈今ここ〉の身体感覚や，感情が抜け落ちた過去の振り返り方では好ましくない。先ほども述べたように，トラウマ記憶をもつ当事者の場合は特に，好奇心をもって〈今ここ〉の身体感覚に注意を向けつづけながら，過去の経験を感情的な側面を無視せず，理解可能な言語に翻訳することを意識する必要がある。本システムにおいても，気持ちに関しては，細かな感情の変化を記録してもらうようにするため，現在の感情や，過去の苦労の度合を，エピソードごとに0〜100の軸に入力してもらう方向で検討を進めている（図3）。

振り返りサポート

振り返りのためのエピソード検索の仕方は，①連続した日付で検索，②苦労のカテゴリーで検索，という2つを想定している。苦労度の時系列グラフは，日々の苦労度プロットデータを時系列に並べたものとなっている（図4）。

①連続した日付で確認することで，毎日の感情や苦労度の変化，その原因となるエピソードを知ることができ，②苦労のカテゴリーで確認することにより，自分の悩みごと別に自身の感情，苦労度，その原因となるエピソードを知ることができると考えられる。

本システムの記録後に，感情や苦労度グラフ

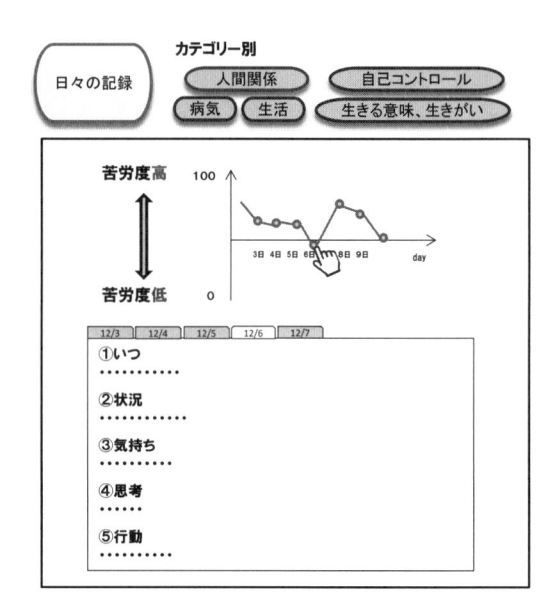

図4 アプリ振り返り画面例

の大きな変化が起きた前後のエピソードを確認することで，苦労の原因，調子が良くなる要因の見える化ができ，自己理解のサポートができる可能性がある。また，見える化されたデータをもとに，他の当事者，もしくは支援者や職場の人々と話をすることで，自伝的記憶への統合や，周囲の理解，合理的配慮につながることも期待される。

今後について

本節では，自伝的記憶構築の三要素である「身体感覚」「睡眠」「記憶の具体化と他者との分かち合い」のうち，「記憶の具体化と他者との分かち合い」に焦点を当てたシステムを提案した。しかし，自伝的記憶の構築には，「身体感覚」「睡眠」も重要な要素であるため，将来的には，睡眠のモニタリングとアドバイス機能や，ウェアラブル端末を使った感情センシング，変動する身体感覚への注意を促す身体情報（心拍，血圧）センシングなどの活用に関しても検討していきたい。

おわりに

　重視される価値や必要とされる技術や知識の面において変化の激しい現代の労働環境に適応しようと，日々，悪戦苦闘するうちに，誰しもが，「自分は何者か」「何を目標にして生きていくべきか」といったこと，言い換えると自分のアイデンティティを見失いがちである。とりわけ，発達障害や精神障害といった見えにくい障害をもつ人々は，よりいっそうアイデンティティの問題を抱え込んでしまうことになる。本稿において注目した自伝的記憶とは，このアイデンティティそのものといってよい。当事者研究は，この自伝的記憶を仲間と共に構築共有しようとする実践ともみなせる。本稿で報告した取り組みは，当事者研究をサポートするシステムのco-designの中間報告と言えよう。

　先にも述べたように，自伝的記憶がうまく構築されていると，精神的な健康状態が向上し，他者とのコミュニケーションがうまく生きやすく，未来の展望を描きやすくなることが報告されている。これらの能力は，OECD（経済協力開発機構）が，流動性を増した現代社会において求められる中核的能力（キー・コンピテンシー）として発表した内容とも共通している[註2]。したがって，自伝的記憶は，現代の労働環境において求められる能力の中核に位置するものであると言えよう。

　しかしこれら能力を個人に内在するものととらえ，無慈悲なほどに不安定な環境に際限なく適応する努力を強いることは厳に慎まなくてはならない。そのためには，この能力が一個人ではなく，類似した人々の分かち合いを通じて生み出される集合的な現象であることを見逃してはならない。情報技術を使って，こうした集合現象を促進することができればと思う。

● 謝辞

　本稿で紹介した研究報告の一部は，第二著者・熊谷晋一郎が受けた以下の助成に基づいている——JSPS科研費・基盤研究（A）「生態学的現象学による個別事例学の哲学的基礎付けとアーカイブの構築」（No.17H00903），MEXT科研費・新学術領域研究（研究領域提案型）「当事者視点と社会モデルを踏まえた自閉スペクトラム症研究プラットフォームの実現」（No.19H04896），およびJST・CREST「認知ミラーリング：認知過程の自己理解と社会的共有による発達障害者支援」（課題番号：JPMJCR16E2）。

▶註

1　山根耕平, 向谷地生良, 熊谷晋一郎, 石原孝二, 向谷地悦子, 池松麻穂, 泉望, 木村純一, 山口絢可, 伊藤知之, 小林茂, 渡辺さや可, 吉田めぐみ (2014) 当事者研究の「研究テーマ」と「研究のまとめ方」の実態調査からみる当事者研究の傾向と意義. 日本精神障害者リハビリテーション学会第22回いわて大会.

2　個人の能力開発に十分な投資を行うことが，社会経済の持続可能な発展と，世界的な生活水準の向上にとって唯一の戦略であるという，人的資本論に基づく考えが広く受け入れられるにつれ，教育がもつ経済効果への関心が高まり，OECD（経済協力開発機構）は，プログラム「コンピテンシーの定義と選択」（DeSeCo）を1997年末にスタートし，流動性・複雑性・相互依存性を増した現代社会を生きる人々が備えるべき一連の能力を「キー・コンピテンシー（key competencies）」として定義した。2003年に公表された最終報告は，OECDの学習到達度調査（PISA調査）の概念枠組みの基本ともなっている。キー・コンピテンシーの中核には，「思慮深さ」（相手の立場に立ち，自らが所属する社会や文化を相対化して自主的な判断を行える能力）が置かれており，「相互作用的に道具を用いる能力」（記号・知識・技術を相互作用的に用いる能力），「異質な集団で交流する能力」（他人と良い関係を作り，協力し，争いを処理して解決する能力），「自律的に活動する能力」（大きな展望のなかで人生計画や個人的プロジェクトを設計・実行し，権利・利害・限界やニーズを表明する能力）という3つの広域カテゴリーが提案されている。

◉ 文献

Brewin CR, Watson M, McCarthy S, Hyman P & Dayson D (1998) Intrusive memories and depression in cancer patients. Behavior Research and Therapy 36 ; 1131-1142.

Conway MA (2005) Memory and the self. Journal of

Memory and Language 53 ; 594-628.

Crane L, Goddard L & Pring L (2013) Autobiographical memory in adults with autism spectrum disorder : The role of depressed mood, rumination, working memory and theory of mind. Autism 17 ; 205-219.

Dalgleish T, Spinks H, Yiend J, & Kuyken W (2001) Autobiographical memory style in seasonal affective disorder and its relationship to future symptom remission. Journal of Abnormal Psychology 110-2 ; 335-340.

Dalgleish T, Tchanturia K, Serpell L, Hems S, Yiend J, De Silva P & Treasure J (2003) Self-reported parental abuse relates to autobiographical memory style in patients with eating disorders. Emotion 3 ; 211-222.

Fivush R, Habermas T, Waters TE et al. (2011) The making of autobiographical memory : Intersections of culture, narratives and identity. International Journal of Psychology 46 ; 321-345.

McNally RJ, Litz BT, Prassas A, Shin LM & Weathers FW (1994) Emotional priming of autobiographical memory in posttraumatic stress disorder. Cognition and Emotion 8 ; 351-367.

Mogoase C, Brailean A & David D (2013) Can concreteness training alone reduce depressive symptoms? : A randomized pilot study using an internet-delivered protocol. Cognitive Therapy and Research 37 ; 704-712.

Rasch B & Born J (2013) About sleep's role in memory. Physiological Reviews 93 ; 681-766.

Szpunar KK, Watson JM & McDermott KB (2007) Neural substrates of envisioning the future. Proceedings of the National Academy of Sciences of the United States of America 104 ; 642-647.

Williams JMG & Broadbent K (1986) Autobiographical memory in suicide attempters. Journal of Abnormal Psychology 95 ; 144-149.

van der Kolk BA (2006) Clinical implications of neuroscience research in PTSD. Annals of the New York Academy of Sciences 1071 ; 277-293.

結論｜当事者研究のネクストステップ

当事者研究のネクストステップ

東京大学先端科学技術研究センター

熊谷晋一郎

『みんなの当事者研究』『当事者研究と専門知』に次ぐ当事者研究3部作の締めくくりとなる本特集号は，明日から当事者研究をはじめようと考えている人々にとって参考になる1冊となることを願って編纂された。今回も，実践の経験が豊富な執筆者を迎えることができ，当事者グループはもとより，企業や大学，さまざまな施設など，多くの現場で活用できるものになったのではないかと考えている。結論にあたる終章では，本特集号の内容を，全体的な文脈を意識しながら振り返りつつ，再構成する。そして，当事者研究が進む次のステップについて，若干の展望を述べることにしよう。

誰のための当事者研究か？

第2部「当事者研究の理念・歴史」には，当事者研究がどのような歴史的経緯で，どのような当事者によって担われてきたのかを解説した3本の論考が掲載されている。

当事者による当事者のための当事者研究の歴史

当事者研究はしばしば，より良い支援技法を探求する支援者視点の歴史的文脈のなかに置かれて論じられてきた。もちろん，そのような視点から当事者研究の歴史を切り取ることは間違いではない。しかし，それが唯一の切り取り方というわけでもない。少なくとも，支援者視点から当事者研究を歴史的に位置づけようとする限り，支援を受ける当事者は，客体の位置に留まることになるだろう。当事者研究は，当事者 "を" 研究する実践というよりも，当事者 "が" 研究する実践であり，したがって，当事者研究の歴史を紐解く際にも，当事者視点から行う作業が重要だろう。

2017年に出版した『みんなの当事者研究』に掲載された，國分功一郎との対談のなかで，筆者は，「北海道の浦河で歴史的諸条件が揃い，依存症自助グループと当事者運動・主権が距離を取りながら合体して当事者研究が産み落とされた」という見解を述べた（熊谷・國分，2017）。しかしその時点では，こうした見方を裏

づける十分な歴史的資料を持ち合わせてはいなかった。

　綾屋論文は，書籍やさまざまな一次資料，そしてインタビューを通じて，支援者を中心とした援助法の系譜ではなく，当事者活動の系譜のなかに当事者研究を位置づけた。綾屋によれば，難病当事者で北海道難病団体連絡協議会を設立した伊藤建雄や，札幌いちご会を設立した身体障害者の小山内美智子などの具体的な当事者との関わりを通じて，難病患者・身体障害者運動の影響を受けたソーシャルワーカーの向谷地生良が，その系譜を精神障害の領域に注ぎ込んでいった。また，依存症当事者活動のレジェンドである長屋敏男や近藤恒夫らの，依存症者であることをオープンにして，なさけなくて弱いところも正直に自分の言葉で語り，笑いながら現実に向きあう姿に衝撃を受けた精神科医の川村敏明は，依存症自助グループの系譜を本格的に浦河に持ち込んだ。これまでもすでに，当事者研究に関連づけて注目されてきた向谷地や川村の存在だが，旧来の支援の文脈をラディカルに問い直し，先立つ当事者活動の理念と実践を精神障害の領域にもたらした，いわば媒介者として理解してこそ，彼らから当事者研究が何を受け継いでいくべきなのかが見えてくるだろう。

依存症自助グループのなかで語られなかったもの

　依存症自助グループと難病患者・身体障害者運動という，2つの当事者活動の系譜が合流した先に当事者研究が産み落とされた歴史を記述した綾屋論文に続く，2つの論考は，「そもそも誰がこの合流を必要としたのか」という問いを投げかけるものである。

　上岡論文は，過酷な養育環境と6回の刑務所生活を経てダルク女性ハウスにつながり，回復の道を歩んできた「ゆき」が語る半世紀にわたるミクロな個人史と，まるでそれをナレーションするかのように上岡が語るマクロな歴史とが，交互に配置されたテキストである。1990年に開設されたダルク女性ハウスは，当初，「ゆき」のような重複した逆境を生きる薬物依存症の女性とつながることができずにいた。しかし，2000年代に実現したさまざまな法制度の大転換——虐待防止法（2000年），DV防止法（2001年），監獄法改正（2006年），自殺対策基本法施行（2006年）——は，暴力や性虐待や薬物使用によって社会のなかで周縁化され，スティグマを色濃く刻まれた女性たちに，家族でもない民間施設のダルクがつながる道を拓いた。2006年にようやくダルク女性ハウスにつながることのできた「ゆき」の物語の背景には，大きな歴史の転換点が影響していたのである。

　しかし，新しい仲間をグループに迎え入れるということは，グループがこれまで共有してきた理念・方法・言葉では対処しきれない困難に向き合うことでもある。「ゆき」をダルク女性ハウスに迎えるなかで，徐々に，誰も答えを知らない困難についてみんなの知恵を持ち寄る「当事者研究」が始まっていった。研究テーマは，家族のサポートを一切受けない子育て，生理など女性特有の身体ケア，メイクの仕方といった，男性中心の依存症自助グループではほとんど主題化されて

こなかったものだった。依存症コミュニティのなかでも周縁化されがちな薬物依存症，そしてそこからも周縁化されがちな女性の薬物依存——これらの合流による当事者研究の誕生を必要としたのは，既存の依存症自助グループで周縁化された彼女たちの存在だった。

難病患者・障害者運動のなかで語られなかったもの

　続く油田論文は，自立生活運動の担い手たちに象徴される〈強い障害者像〉が，現代の障害者にとって，いかに強迫的で排他的なものになり，抑圧的に働きうるのかを，著者自身の介助者との体験をもとに説得的に論じた力作である。油田は，筋力低下や筋萎縮を示す先天性かつ進行性の難病である脊髄性筋萎縮症の当事者として，物心ついた頃から日常生活のほぼすべての動作——寝返り，着替え，排泄，ベッドと車椅子間の移乗など——に全介助を要した。中学生の頃から地域の自立生活センターにつながり，「障害が社会によって作られるものだとすれば，変わるべきは社会の側であり，身体が不自由で介助が必要な私が悪いわけではない」という考えや運動に触れ，自分のなかにもそれを取り込みながら道を切り開いてきた。しかし大学に進学し，24時間の介助サービスを利用しながら一人暮らしを始めてから，〈強い障害者〉という理想と現実とのギャップを感じはじめたという。

　油田がギャップを感じた場面として考察する具体例は，「介助者が誰かによって自分の行動や欲求が影響を受けること」「服の脱がせ方のコツに関する指示出しの煩わしさ」など，24時間介助を受けながら営む日常生活の一場面を，高解像度のカメラで切り取ったものであり，きわめて説得力がある。近代的主体の理想を障害者にまで徹底しようとした自立生活運動は，近代的主体の理想そのものが宿している矛盾を受け継ぎ，その歪みがこうしたミクロな場面に立ち現れる。幸いにも油田はその後，大学で触れた哲学や思想，それらの問題について語り合える人々，同じような悩みを共有できる障害当事者に恵まれ，自分の悩みや苦しみが，自分だけのものではなかったことを知り，自分のなかの漠然とした苦しい感情に形を与えてくれる「コトバ」に出会うことができた。そして，先行する当事者研究も参照しつつ，近代的主体性が問いに付された後の障害者の「主体性」や「自立」を再考し，「介助者に影響されながらも，より私の望む仕方で，より私のやりたいこと（として感じられること）を行う」という，スペクトラム状の自己決定概念を提唱している。難病患者・障害者運動において十分に語られてこなかった周縁の経験もまた，当事者研究を必要としたのである。

＊

　全体を通じて第2部は，依存症自助グループと，難病患者・障害者運動という2つの当事者活動に支えながらも，そこで十分に扱われてこなかった経験やニーズをもつ周縁化された当事者（経験）こそが，2つの合流の先にある当事者研究を必要としたことを示唆している。今後も，語りを通じて分かち合われた経験は，そ

の周縁に，再び未だ分かち合われない経験を析出させるだろう。当事者研究はつねに，こうした周縁において実践されつづけていくのかもしれない。

グループ運営に必要なもの

第3部は，「グループを作るきっかけ」（秋元論文），「活動場所や資金の確保」（井上論文），「グループ内外のつながり」（倉田論文），「情報保障」（綾屋・上岡・廣川・松﨑座談会），「ウェブ空間の活用」（池上論文）など，当事者研究に限定されないさまざまな当事者グループを運営するうえで必要となりうる資源とその活用法を紹介している。

恨みと役割分担

秋元論文は，グループをはじめるきっかけについて，依存症の12ステップグループのなかで語り継がれている「新たにグループを始めるには，恨みとコーヒーポットがあればいい」という言い回しを導きの糸として，自らのグループ運営の経験と，依存症グループの歴史を踏まえて論じている。秋元によれば，依存症自助グループが増えていくプロセスには，グループが大きくなりすぎた結果，より効率的なアクセスなどを求めて発展的に小グループに分かれていくタイプと，対立によって新しいグループが誕生するタイプの2つがある。先述の言い回しは後者のタイプを表現したものだが，実際に歴史を振り返ってみても，自分の意見が通らなかったことへの怒り，頑張りを正当に評価されなかったことへの怒り，不当な行為，侮辱されたことへの怒りなどが鬱積して，もはやそのグループにいられなくなったとき，たいてい新しいグループができあがったという。

一方，怒りや恨みというマイナス感情は再飲酒・再使用の危険を高める。グループからはじかれ恨みを抱えたメンバーは，以前であればこれを言い訳にして元の生活に逆戻りしていたが，すでに一度はグループにつながり，対立や分裂があっても自助グループがあれば飲まずにすむという生き方を学んでいるため，新しいグループを立ち上げるという選択に水路づけられていく。秋元論文では，アルコール依存症の自助グループにおいて周縁化された薬物依存症者が，その恨みを元手にして，NAやダルクといった薬物依存症者の自助グループや組織を拡大していった歴史が臨場感たっぷりに描かれている。

しかし，いったんグループを立ち上げたら，その恨みを手放す作業が始まる。12ステップグループにおいて恨みは最上位の欠点とされ，アルコールや薬物のない生活を維持するためには真っ先に手放さねばならないとされている。そして，恨みを抱いた人物，場所，制度，社会的状況などのリストを作り，そのときどのように行動し，自分自身の何が傷ついたのかを躊躇なく徹底的に書き出し，口の堅い理解者に口頭で話さなければならない。

では，コーヒーカップのほうはどうか。コーヒーの香りがもつリラックス効果

に加え，コーヒー係という役割もまたグループにとって重要だという。AAには，再飲酒してどうにもならなくなったメンバーを正気に戻すために，スポンサーが「生きることも死ぬこともできないのなら，コーヒー係をすればいい」と声をかけるという逸話も残されている。コーヒー係に没頭していると，ほかにとらわれることがなくなりかえってスッキリするだけでなく，皆に奉仕しているという充足感も得られるという。アメリカの大きな自助グループのイベントで秋元が目撃した，悪態をつきポリバケツを蹴飛ばしながら4日間一人でコーヒー係をし，最後にひときわ大きな拍手とハグを参加者全員から送られたあるメンバーのエピソードは，周縁化された仲間を包摂する際のひとつの参照点になるだろう。

インフラ整備

　恨みとコーヒーカップの次は，会場，役割分担，日程調整，資金，メンバー集めなど，グループ運営のためのより具体的な資源や仕組みづくりが課題になる。井上論文では，自らも摂食障害と虐待のサバイバーである井上が，グループ自体がわずかしかない地方で，20数年間にわたって地道に，摂食障害とアルコール依存症からの回復を願う女性のためのグループを運営してきた経験を踏まえ，いわばインフラ整備の試行錯誤を紹介している。

　「場所」に関しては，使用料の安さはもちろん，交通の便，最寄り駅からの近さ，部屋数などのさまざまな条件から，女性を支援する公共の会館，青少年を支援する公共の施設，隣県の公民館の3カ所を井上は選んでいる。「役割分担」は通いはじめて3〜6カ月くらいで本人の希望により，会場予約係，会計係，コピー係，メール係などを担い，すべての役割を定期的に交代する仕組みにしている。「日時」については，当初は立ち上げメンバーの都合を優先し，毎週月曜日の19時から1時間ほどに設定していたが，その後，人数の増加や新しいメンバーの都合を踏まえ，月曜日と金曜日の週2回，時間も1時間半に伸ばした。さらに，結婚，妊娠，出産，育児，介護などに伴う生活の変化があり，さまざまな症状が大変で自宅で一日を過ごしているメンバー，家族から夜に家を空けてミーティングに参加することを快く思われていないメンバーなどのために，木曜日の午前にもミーティングをはじめている。会場費やミーティングハンドブック，案内チラシのコピー代など，必要な「資金」はメンバーからの献金でまかなっており，月に一度，グループの会計報告を含む運営についての話し合いをもち，グループのお金の流れやその他の問題などについても検討している。「メンバー集め」については，グループ案内を各ミーティング会場に置いたり，医療・行政・福祉・教育・司法関係機関への郵送，講演活動やオープンスピーカーズミーティング，お花見やカラオケ，一泊旅行など各種イベント，ニューズレター発行，問い合わせメールアドレスの公開など工夫をしている。また，外部からの批判や中傷には反応しない姿勢を貫いているという。

　井上論文の後半には，こうした運営スタイルを構築するまでに経験したさまざ

まな苦労が紹介されている。妊娠出産のため自助グループから疎遠になり孤立状態になっていた井上は，「新しく女性の施設ができるから手伝ってもらえないか」と声をかけられたが，「以前お世話になった施設でも大変な迷惑をかけた私がやれるはずはない。まして子どもも生まれるのに」と躊躇し，グループとはつながらず家族とひっそり幸せに暮らしたいと思っていた。しかし，みずからも大変な状況に置かれていたこと，グループやメンバーの大切さを少しは理解していたことなどを理由に，恐る恐る引き受けたという。当初，井上以外に3人いた女性スタッフはさまざまな事情で辞め，気づけば井上一人が悪戦苦闘する日々を送ることになった。「摂食障害者には無理でしょ」と言われることが何度かあり，「くっそー！　何としてでもやってやる！」と固く決心したという。これは，秋元論文の内容とも呼応するエピソードと言えるだろう。

　恨みは，家事，育児，施設での勤務，ミーティングを両立しようとする強迫的な努力へと発展し，自分が疲れていることに気づけず，うつっぽくなり，怒りでどうにもならなくなっていった。次第に自分の弱さや苦しさがグループのなかで話せなくなり，不真面目に見えるメンバーが許せなくなっていった。また，地位を奪われる怖れから意地悪をしたり，それを何とか抑えようとしてさらに具合が悪くなるという最悪の状態にまで落ち込んでいった。しかし，先行く仲間への相談や，地域の専門家からの応援に助けられ，さらには家族や仲間のことばかり考えるのではなく，自分を大切にするためにカウンセリングにもつながり，現在に至るまで，仲間との関わり方も含めた相談を続けているという。これは，秋元論文や次章の倉田論文，さらには第5部で上岡・宮本・熊谷論文が扱うスーパーヴィジョンにも関わる転機と言えるだろう。

縦の系譜と横のつながり

　『当事者研究と専門知』では，当事者活動において，「先行く仲間」からの知恵の伝承という縦の系譜と，分かち合いや共感といった横のつながりの重要性を強調したが，この主題をグループ運営の文脈に引き寄せて論じたのが倉田論文である。動機とインフラが整った後に重要になるのは，グループダイナミクスのマネジメントである。倉田は，縦と横という幾何学的なイメージを使って，依存症の12ステップグループを統べる秩序を解説する。倉田によれば，依存症の自助グループにおける縦の系譜には，回復のためのドグマ「12のステップ」と，グループを運営していくためのマニュアル「12の伝統」という2つの背骨がある。そして，その背骨をたどっていった上部には「ハイヤーパワー」と呼ばれる目に見えない大きな力をもった存在が据えられているという。

　重要なことは，古くからのメンバー（オールドタイマー）と新しいメンバー（ニューカマー）をつないだ通時的な直線が縦の系譜ではないという点だろう。そのように誤解すれば，オールドタイマーや施設長がカリスマ化されたり，グループが権威主義に陥ることになってしまう。12ステップグループにおける縦の系譜は，共

時的な横のつながりが張り巡らされた空間と直行するだけでなく，歴史的な時間軸とも直行する軸を形成している。このことは，『当事者研究と専門知』で想定した縦の系譜のイメージと，12ステップグループにおける縦の系譜のイメージが，必ずしも一致していなかったことを示唆する。「縦の時系列の系譜のなかで世代を特定してしまったら，私自身がスリップ（薬物の再使用）をして一からやり直しをせざるをえなくなったときに，ますます行き場がないではないか」という切実な倉田の指摘も，時系列の系譜と縦の系譜が同じではないことを強調している。

　それを象徴するように倉田は，この縦の系譜を「どこを切っても同じ顔が現れる金太郎飴」になぞらえている。場所によっても時間によっても変わらない普遍的なもの——12ステップと12の伝統——が，縦の系譜が担っているのだろう。12ステップグループのなかで，この普遍的なものを担うのがスポンサーシップである。回復のプログラムを実践するにあたり，より経験のあるメンバーに相談に乗ってもらったり，助言や提案を示してもらったりするとき，その助言者をスポンサー，その関わりをスポンサーシップと呼ぶ。ただし，倉田によると「オールドタイマー＝スポンサー」というわけではなく，オールドタイマーがニューカマーに悩みを打ち明けることもあるという。スポンサーシップとは，「私の問題を2つの頭で考える双方向性の縦の関係性」であり，相談する側とされる側の役割は固定していない。幾何学的なイメージを膨らませるなら，スポンサーシップは縦の系譜の，グループにおける写像のようなものかもしれない。倉田によれば，複数の参加者によって開催される自助グループのミーティングはスポンサーシップの発展形態だという。

　また，回復が進むとともに「可能性」が狭められるオールドタイマーではなく，未だ可能性を秘めているニューカマーのところにハイヤーパワーはつねに宿るという指摘も興味深い。「ニューカマー＝周縁」は，最もグループの外延に接している。グループの通時的・共時的な広がりと直行するように存在する縦の系譜やハイヤーパワーも，その大半がグループの外部にあることを踏まえると，外部に最も近い周縁においてその存在が顕現するという幾何学的なイメージが浮かび上がってくる。縦と横，普遍と個別，可能態と現実態が交わる場所としての周縁。そして，周縁に当事者研究の場が立ち現れるという第2部での記述を接合すると，当事者研究は縦と横の交わる場所に切り拓かれると言えるのかもしれない。

　では，横のつながりとはどのようなものだろうか。倉田は12ステップグループ内部の横のつながりの例として，仲間同士のフェローシップを挙げる。そしてグループの外部にも，グループ間，地域間，当事者と専門家の連携，国家間のグローバルな回復者コミュニティと，同心円状に横のつながりは広がっている。倉田によれば，横のつながりへの帰属意識は，回復にとって重要なスピリチュアリティを高めているという。とりわけニューカマーは，はじめから縦の系譜や横のつながりを実感できるわけではない。また，縦の系譜のプログラムは効くが，しばしばカルト的な息詰まり感を感じることもあり，息抜きの場としての横のつな

がりが重要になるという指摘はきわめて重要であろう。

　最後に倉田は，誰もが本当のことを言い出しにくい統治構造をもった近年の処遇プログラムの作成・実施に協力するなかで，当事者と専門家との横のつながりの狭間でみずからが傷ついていると吐露する。しかし，そのような横のつながりでの行き詰まりを，縦の系譜と，昔から聞かされてきた仲間の言葉がいつも正してくれるという。

情報保障

　当事者グループでは，広い意味でさまざまな情報が交わされる。しかし，情報がどのようなスタイルで交わされるかによって，その情報を受け取りやすい人と受け取りにくい人の間に格差が生まれてしまう。たとえば，音声中心で情報が交わされれば，聴覚に障害のあるメンバーは対話の輪に入れないし，文字や画像で情報が交わされれば，視覚に障害のあるメンバーはコミュニケーションについていけないだろう。ほかにも，発達障害やトラウマサバイバーなど，視聴覚に器質的な障害がなくても一般的な情報提示のスタイルでは十分に情報取得できない人々もいる。

　綾屋・上岡・廣川・松﨑の4人による「情報保障の普遍化」と題した座談会と，自閉スペクトラム症（ASD）の人々がウェブ空間を活用することで安全な自助グループの場を実現できている状況を報告した池上論文は，多数派が当たり前だと思っている情報提示やコミュニケーションのスタイルが，一部の少数派にとっては障壁となっていることを教えてくれる。当事者グループを運営するうえでは，情報保障の不足によって一部のメンバーを不当に周縁化している可能性をつねに考えておく必要がある。

　ASDの綾屋，薬物依存と摂食障害の上岡，聴覚障害の廣川と松﨑の4人による座談会は，手話通訳と，音声を文字に自動変換するアプリ「UDトーク」を使いながら行われた。

　はじめに廣川から，視聴覚に障害のある人々への既存の情報保障の方法について解説されている。聴覚に障害のある人々への情報保障としては，手話通訳，音声認識アプリ，要約筆記，補聴器，ヒアリングループ，補聴支援機器ロジャー，電話リレーサービスが，視覚に障害のある人々への情報保障としては，点字，音声ガイド，触覚を使った支援が紹介された。また，視聴覚の両方に障害のある人々に対しては，先に視覚障害になった場合には点字が，先に聴覚障害になった場合には触手話や接近手話が用いられると説明されている。

　綾屋は当事者研究会を8年継続してきた経験から，目も見え耳も聞こえているけれども，「話し相手の声以外の音をシャットアウトできなくてうまく聞き取れない」「短い時間しか情報を記憶できない」「集中力が切れるのが速い」「事実より感情や善悪の判断ばかり受け取る」「興味のあるところだけを受け取ってそれ以外の情報が抜け落ちる」「自分の想像の世界へ飛びやすい」「傷つきの経験と関係す

る情報を受け取った途端，過去の世界に飛んで現在から遮断される」などが原因で，発達障害者の多くが情報の取得に困難を抱えていると指摘している。そのうえで，必要な情報保障として，音声と文字など複数の感覚（マルチモーダル）を同時に使用することで情報の絞り込みを助けたり，音声と日本語対応手話の同時使用（マルチリンガル）によって音声や文字だけではわかりづらい時間的経緯や空間的配置の情報を得られるようになるという具体的提案を行っている。

　文字や音声といった記号レベルの情報だけでなく，発達障害者の多くは，グライスの格率などが差し示す，多数派向けの語用論的な会話にうまくなじめず，情報を受け取り損ねる場合も多い。たとえば，「量のルール」については，平均よりも細かくたくさん覚えている人は，伝えようとする内容もより多くなる可能性がある。「質のルール」についても，周囲にとっては妄想でも，本人にとっては現実ということがあり，「関連性のルール」では，人より連想しやすいタイプの場合，本人にとっては関連性があっても一般的には逸脱だと判断されかねず，「様態のルール」に沿って順序立った言い方を求められても，記憶の思い出し方が順不同のスナップショット的で，順序立てて話すのが難しい場合もある。その結果，身体的特徴のマイノリティ性のために，他者の行動の意味や意図の推測においてすれ違いを抱えることになる。綾屋は，このような発達障害者に必要な情報保障として，推測過程を共有する「意味づけ介助」という支援を提唱している。

　日本における聴覚障害当事者研究の第一人者である松﨑は，テキスト化できる言語情報が保障されたとしても，補聴器や人工内耳ではイントネーションなどの「パラ言語情報」が十分に取り込めないため，手話通訳なら文法情報を示す顔の動きなどで，要約筆記なら「？」のような記号で，いわば「パラ言語情報」を伝えることの重要性を述べる。これを受けて廣川は，パラ言語の情報保障の不在がターンテークの逸脱を引き起こす例として，通訳者が発話者の発話が一区切りついた最後に「終わり」という手話を使うケースを挙げた。この手話を見たろう者は「これで終わります」と発表者が言ったのだろうと予想するが，実はパラ言語を媒介にして「終わりの雰囲気」を出していただけかもしれないという微妙な誤解が生じることもあるという。その結果，手話を見たろう者は，話が終わって自分に発言権が移ったと判断し，場合によっては話すべきタイミングを誤る可能性もある。

　さらに松﨑は，発達障害のみならず聴覚障害においても，実は語用論レベルの情報保障が必要であると指摘する。たとえば，事実を記述する「発話行為」，発話に仮託して相手に命令や依頼，質問といった行為を投げかける「発話内行為」，発話内行為を向けられた相手がそれに応じて為す「発話媒介行為」という3つのレベルのうち，従来の情報保障は発話行為の通訳を行ってきたものの，経験不足によって多くの聴覚障害者が推論を苦手とする後二者の通訳は十分保障されてこなかったと指摘している。それを受けて綾屋は，「言葉の裏が読めない」「字義通り」と言われてきた発達障害者においても同様に，発話内行為や発話媒介行為へ

のアクセシビリティが保障されていないと解釈すべきという見解を述べている。

　さらに松﨑は，グライスの格率における「量のルール」や「様態のルール」においても，日本語と日本手話とでその規範性が異なり，日本手話は，たとえ量が多くなっても暗にほのめかすのではなく明示的に言語化するとともに，順序についても結果や結論を先に言ってから，その経過や背景などを話す傾向があると指摘している。こうしたいわば文化的差異は，聴者とろう者の身体性の差異と無関係ではないだろうという松﨑の意見は，マイノリティの身体性を踏まえた聴覚障害者や発達障害者向けの語用論的デザインを今後構想するうえできわめて興味深い。

　虐待や暴力被害の経験も少なくない薬物依存症者の当事者研究を長年実践してきた上岡は，依存症の男性と当事者研究をするようになってから，彼らが少なからず字を読むことに困難を抱えていると気がついたという。また，人の話を長く聞いていられない，講演もずっと座って聞いていられない，裁判など司法の場で差別的扱いを受け，きちんと説明されなかったり，自分だけがわからない言葉で会話が進んでいったりすることもあり，依存症の現場でも情報保障の課題は大きいという。だが，とある講演会に仲間と共に出席し，会場のスクリーンに要約筆記が映し出されたとたん，小学校から授業にまったく参加できていなかった仲間たちが，はじめて最後まで参加し，内容も理解していることに驚かされた経験をしている。

　上岡によれば，薬物依存症者が情報の取得に困難を抱える背後には，違法薬物を使っている引け目から，わからないことがあっても誰かに伝えられないことや，学校の授業についていけなくて軽んじられた記憶など，恥の記憶がフラッシュバックしているという。

　さらに，育ってきた環境があまりに違うために，同一の語彙でもそこから想起されるイメージが大きく異なることも，情報の授受に困難を生じさせる。たとえば，刑務所に入っている人たちが思い描く「家庭」や「家族」のイメージは，刑務所の外で生活をしている人と大きく異なる。ゆえに，ここにおいても意味づけ介助が必要になるわけだが，そのとき，上岡たちが当事者研究を通じてまとめてきた「刑務所経験の研究」「女性の生理の研究」「子育ての研究」などは，通訳の資源となるだろう。こうした研究を発信していくことが，これからやってくる仲間たちへの情報保障になっていくだろうと，綾屋は述べている。

　わからないまま頷くことになれた聴覚障害者も，恥の感情に圧倒されている依存症者も，わからない理由がわからない発達障害者も，「私はわかっていない」と伝えられないという状況は共通している。しかし，わかっていないことを自分から伝えない限り情報保障につながらないというジレンマがある。上岡が言うように，うまくいかないときに人格の問題にせず，互いに情報がきちんと伝わっていない可能性を考えつづけることが重要であり，その意味で，情報保障の当事者研究は，すべての当事者グループにおいて必須と言えるだろう。

仮想空間

　情報保障の延長線上には，情報環境の大胆なデザインを構想できるだろう。そのひとつ，ウェブ上の仮想空間におけるASD当事者グループを参与観察した池上論文は，テクノロジーが可能にする新しい形態の当事者グループのスタイルを紹介している。2017年に『ハイパーワールド——共感しあう自閉症アバターたち』（NTT出版）を出版した社会学者の池上は，「セカンドライフ」という仮想空間を使いはじめ，そこに "キレミミ" という名前の自分のアバターを作って参与観察してきた。身体障害，精神障害，発達障害，聴覚障害，パーキンソン症などのさまざまな当事者が，「セカンドライフ」のなかでコミュニティ活動を活発に行っており，特に池上はASD当事者グループの調査を精力的に行ってきた。

　会話を縛るタイミングや内容，身体配置に関する縛りが少なく，また注意をそらすノイズとなる音や光，においがなく，ジェスチャーや表情から言外の意味を取ることを要求されないなど，「セカンドライフ」はASDの人々が参加しやすい特徴を備えている。適温の親しさと安全な距離感，だがライブでたしかに人とつながっている感覚，質問や発言に対して必ず何かが返ってくる信頼，アバターの向こうに当事者がいて，今この時間とスペースをシェアしているという存在感，そして長年毎週のように重ねてきたときの熟成が，あたたかいコミュニケーション文化を可能にしているという。医学的にA3Dは，コミュニケーションや対人関係，共感性における困難によって定義されているが，「セカンドライフ」での共感に満ちて洗練されたコミュニケーションの様子は，この定義自体が多数派向けの社会環境やコミュニケーション様式を暗黙の前提としており，ASDの人々に合った環境があればコミュニケーションの困難は軽減もしくは消失しうることを示唆している。

　池上はさらに，"ラレ" という寡黙なアバターが創造した圧倒的なビックリハウスをはじめとして，仮想空間には当事者グループだけではなく，一人でも行われているさまざまな形をもつ創造的な活動や遊び，そして交易（自分で作ったアバターの衣装を売るなど）の要素があり，当事者としての範疇にあてはまらない外に開いた活動も可能にしていることに注目する。そのような活動を通じて，当事者のなかには，仮想空間ではじめて人を楽しませ翻弄する主権的自由を手にすることができる人もいる。想像，創造，主権的自由——当事者運動の理念とも言えるこれらの要素が，仮想空間においてはじめて実現することがあるのだ。

　では，仮想空間と現実空間とは，どのような関係にあるのだろうか。倉田論文では，依存症のアノニマス・グループにおいて，横のつながり——利害関係を伴った不平等な人間関係やしがらみ，権力勾配を伴った当事者と専門家との関係などが含まれるネットワーク——の周縁において，それと直交する縦の系譜，そしてその延長線上に措定されたハイヤーパワーが，スポンサーシップや12ステップミーティングのなかに顕現するというグループの秩序が解説されていた。12ステップグループにおいて一人ひとりのメンバーは，横のつながりに巻き込まれた

普段の自己を表す名前とは異なるアノニマスネームを名乗ってグループに参加する。この構造は，現実の世界でさまざまな困難や逆境を生きているASDの人々が，アバターとなって「セカンドライフ」のなかで別の世界を並行して生きる姿に重なる。

　池上は著書のなかで，属性や役割によって分離され，不平等な構造として統合されたネットワーク群を直交するように貫く平等な場を「パブリック圏」と表現し，「セカンドライフ」はASDの人々にとって「パブリック圏」として機能しているのではないかと論じた。そのような意味では，倉田の語る縦の系譜やスポンサーシップ，12ステップミーティングもまた，「パブリック圏」の例と言えるかもしれない。「アバター」という言葉はもともと，聖なるものが地上に降り立った仮の姿のことを指すという池上の解説も，ハイヤーパワーを頂点とする金太郎飴として縦の系譜を説明した倉田の解説と重なるように思われる。

　さらに池上は，「自己を知る」という難しい作業を行ううえでも，自分の一部を外部に対象化して，その経験を観察することができれば，自己省察も深まるだろうと指摘する。「パブリック圏」たる仮想世界に身を置いて，現実世界の自己について距離を保ちつつ語るアバターの存在は，〈研究する私〉が〈問題を抱える自己〉を外在化しつつ語る当事者研究の分身構造と重なる。

　当事者研究が閉鎖的な共同体を形成するだけに尽きるなら，それは当事者をひとつの情報・言説のバブル（泡）のなかに囲い込むことにもなりかねないという池上の指摘は重要だ。第1部では，難病患者・障害者運動と依存症自助グループという既存の2つのバブルの周縁に切り拓かれた空間において2つのバブルが交わり，当事者研究が誕生した歴史を概観した。また『当事者研究と専門知』では，当事者研究という場が，クロス・ディスアビリティや共同創造という，異なるバブルの架橋を可能にするのではないかという構想を述べた。当事者研究は，まさに池上の言う「パブリック圏」の一例であり，仮想空間には当事者研究の最前線のひとつが存在していると言えるのかもしれない。

＊

　全体を通じて第3部では，グループを運営するうえで必要な要素を概観した。グループを作るきっかけとしての「恨み」は重要だが，活動を進めていくなかで手放すのも重要であること，それぞれのメンバーが自分に合った役割をもつこと，活動場所や資金の確保，普遍＝可能態を担う縦の系譜（パブリック圏）と個別＝現実態を担う横のつながり（ネットワーク）が統べるグループの秩序，マルチモダリティや語用論レベルも加味した情報保障，縦の系譜（パブリック圏）と情報保障を極限まで徹底したような仮想空間の活用など──当事者グループを運営するうえで考慮すべきポイントがちりばめられている。ここで紹介されている「グループ」のうちのどれかだけを丸ごと参考にするのではなく，ここで紹介された「要素」を参考にして，それぞれをどのように実現するかを，参加者の状況や活用で

きる資源など個別の条件に合わせて検討していく必要があるだろう。

当事者研究の進め方

　グループ運営の枠組みができあがったら，いよいよ当事者研究をはじめることになる。第4部では，綾屋が中心となって開発し，ワークショップや授業での活用を通じてバージョンアップしてきた，当事者研究の初心者向けに入門編の体験ができるワークシート（第7部参照）の使用法が詳述される（綾屋論文）。同時に，このワークシートを使ったワークに参加したダルク（綾屋・熊谷・上岡論文）および聴覚障害学生（松﨑論文）からのフィードバック，「言いっぱなし聞きっぱなし」の自助グループでは明示的に採用されてこなかった当事者研究の重要な要素である「記録と公開の仕方」（伊藤論文）が収められている。第1部で述べた当事者研究の「歴史」，および『みんなの当事者研究』で解説した当事者研究の「方法的態度」の理解と合わせて，このワークを体験することで，明日からとりあえず当事者研究をはじめ，研究報告を「当事者研究ナレッジベース」（https://toukennet.jp/）や「当事者研究エピソードバンク」（http://www.episodebank.com/crest/）などで随時公開できるようになることを想定している。当事者研究は，はじめる前からあまり深く考えすぎず，とりあえずはじめてみて，実践しながら進め方自体を研究するのがおすすめである。本特集号に書かれたことが全部わからなくても，第4部に沿ってはじめてみて，困難にぶつかったときに，本特集号のほかの部分に目を通してみるとよいだろう。

導入用ワーク

　綾屋論文ではまず，このワークシートが「仲間とのわかちあい」と「日常生活における実践」，そして「上下関係を少なくする」という3つのねらいをもってデザインされていることを述べる。さらにワークシートはあくまで当事者研究を進める際に最低限あるとよいと思われる「基本8項目」を押さえたものであり，第3部のグループ運営上の要素のリストアップがそうであったように，各グループでそれらの項目をどのように現実化していくかは，当事者研究をしているメンバーの傾向を優先し，メンバーが語りやすい順序や形式に合わせた進行が望ましいと留意点を述べている。さらに，このワークシートが現在のバージョンになるまでの変遷を概観し，現場で活用するなかでフィードバックされた意見を踏まえて改訂を続けてきたこと，そして今後も改訂が続くであろうと説明している。

　ワークシートの作成にあたり，浦河べてるの家やダルク女性ハウスに関する歴史研究（第2部・綾屋論文）と，自身の当事者研究の経験を踏まえ，綾屋は，当事者研究が対象とする「自分」を，具体的なエピソードを並べたときに浮かび上がってくる，"あのときもこうだった，このときもこうだった"という「パターン」と，個別のエピソードを一度きりの出来事と捉えたうえで，それらを連ねて

編み上げられる「自分史」の2つに分類する。「パターン」は，日常生活の実験を通じて変えられる範囲と変えられない範囲の境界線が不断に見直され，変えられない部分についての理解が周囲の環境の変化を導くものとして想定されている。これは，難病患者・障害者運動の系譜を受け継いだものである。一方，「自分史」のほうは，過去の棚卸しを重視する依存症自助グループの系譜を受け継いだものと言える。ワークシートはこの2つの自分を，仲間と分かち合いを通じて発見・共有できるようにデザインされている。

　続いて，ワークシートを用いたワークの進め方が詳細に説明される。ワークは，イントロダクション（導入），8つのワーク，クロージング（結び）の3段階によって構成され，全部で3時間ほどになる[註1]。綾屋論文では，各ステップの詳細と留意点が解説されていく。イントロダクションでは，一般的な挨拶や全体説明，参加者およびファシリテーター双方の緊張をほぐすためのストレッチやハンドマッサージ，「今の気分や体調」を開示する自己紹介，的外れな発言が喜ばれる雰囲気作り，不得意な作業の事前共有など，安全な場を作り出すための工夫が紹介されている。続くワーク1で暫定的な研究テーマを決めた後，二人一組となってワーク2で，研究の出発点となり一次データとなる苦労のエピソードを相互インタビューの形式で聞き取り合う。このエピソードは，先述の自分を構成する2つの要素であるパターンと自分史にまとめあげられ，前者は「ワーク3：苦労のパターン」，後者は「ワーク4：苦労の年表」においてそれぞれまとめる作業を行う。ワーク5は，障害の社会モデルを意識し，ワーク7と8で行う実験に先立って自分と環境双方の可変／不変の境界線を問い直す練習として，困りごとや苦労のうち，①自分の内側にあると思われる個人的な要因（身体・感覚・経験・気持ち・考え方／行動パターンなど）と，②自分の外側にあると思われる社会的な要因（家族・地域・規範・慣習・デザイン・人的／物的環境など）について仮説を立てる。ワーク6の仲間のコメントでは，3人以上のグループになって，互いのワークシートを回覧し，①経験の共有，②自分助けの共有，③質問を，アドバイスや詰問ではなく，自分個人の経験を書くというアナウンスとともに，メッセージのように互いのワークシートに書き込んでいく。過去のエピソードから出発した以上の研究を，明日からの生活につなげていくようにして，「言葉を変える，振る舞いを変える」「研究は頭でしない，身体でする」という当事者研究の理念に基づき「日常生活における実践」に展開していくのが，「自分もしくは環境を変える具体的な一歩としての実験」である。続いてワーク7で実験計画を立て，次回の当事者研究会でワーク8の実験報告を行うことになる。最後のクロージングでは，できる限り，参加者全員が一言ずつ感想を述べ，①共感，②研究的関心，③称賛，④身体感覚の確認，⑤疲労の確認などを共有する。特に，傷つき体験やトラウマを抱えているメンバーの場合，「今の気持ち」「今の身体の感じ」に注目せず，過去の出来事を細かく話したまま会が終わってしまうと，後から気持ちや身体感覚が過去に引き戻されたり，解離して感覚が変質してしまうことがある。その対処法として，クロージン

グでは司会者（ファシリテーター）などに気を遣わず，今の自分の身体の感覚に注目し，「今どこが痛い」「どこが気持ち悪い」ということを話して分かち合い，「現在の自分に戻ってくる」よう促すことがきわめて重要である。

ワークに対する依存症自助グループのフィードバック

続く2本の論文は，このワークが活用されはじめている2つの当事者活動——依存症当事者グループと聴覚障害当事者グループ——における実践報告である。綾屋・熊谷・上岡論文は，依存症自助グループにおけるワーク活用の実践報告になっている。

ダルク女性ハウスでは当初，依存症自助グループによって作成された長い歴史をもつ「12ステップ・プログラム」ができる人たちだけを受けいれていたが，第2部の上岡論文でも詳述されているように，さまざまな法制度の変化を背景に，刑務所出身者や重い虐待経験者など，日常生活が大変で，「語る」ところに至るのに時間がかかりすぎるメンバーたちが施設に入り，従来の12ステップ・プログラムに乗れないメンバーも増えてきていた。そんなとき，自分たちのことを人に明け渡すのではなく自分たちで研究し，社会に発信していく当事者研究という取り組みを導入し，ダルク女性ハウスのメンバーたちは自信を取り戻していった。

さらに近年では，全国的に，違法薬物の使用者から処方薬物の過剰使用者へと依存者の傾向が変わりつつあり，なかには発達障害など重複した障害を併せ持つメンバーも少なくない。そこで上岡は，発達障害の当事者研究を続ける綾屋とともに，全国にあるダルク女性ハウス以外のダルク施設でも，このワークを用いて当事者研究を活用できるようにすることを目指して，2018年からスタッフ研修やワークショップを行ってきた。

本論考では，クロージングにおける参加者の感想をテーマ分析した結果，参加者からのフィードバックは，依存症のグループで本ワークを実施するうえでの「配慮」に関係したテーマと，依存症当事者に対する本ワークの「効果」に関係したテーマという，大きく2つに分けられた。どちらも，第2部の上岡論文で詳述された，監獄法改正などの制度化のなかでグループ内部の多様性と権力勾配を増した依存症自助グループにおいて，どのようにして多様性を捨象することなく「縦の系譜」（倉田論文）を維持するかという面で，本ワークがもつ可能性と実施における留意点を教えてくれる。

ワークに対する聴覚障害者のフィードバック

制度化以降，依存症自助グループが内部の多様性を高め，互いに隔絶された小さなバブルの集合になりかねない状況と同様，聴覚障害当事者のコミュニティもまた，日本手話を用いるろう者，主に聴覚や音声を活用する難聴者，人生の途中で失聴した者，ろう重複障害者，盲ろう者，聴覚情報処理障害のある者など，いくつかのバブルに分かれている状況がある。それらをつなぐ「縦の系譜」（倉田論

文）もしくは「パブリック圏」（池上論文）として，松﨑は当事者研究に注目してきた。

すでに松﨑たちの精力的な活動によって，聴覚障害当事者ならではの実践メソッドが少しずつ集まってきている。たとえば，2018年9月に行われた「聴覚障害当事者研究シンポジウム」では，①聴覚障害当事者の苦労（困りごと）に聴者とともに取り組む，②聴覚障害当事者の体内に起こっている苦労に非言語的手段でアプローチする，③聴覚障害当事者同士の共同語りによってさまざまな苦労を構造化する，④マジョリティの先行研究を参考にして苦労が生まれる構造の発見やワザの開発に取り組む，などのメソッドが披露されている。松﨑論文では，先述の綾屋が中心となって開発したワークを使い，2018年10月に行われた「第14回日本聴覚障害学生高等教育支援シンポジウム」において，はじめて聴覚障害学生を対象にした当事者研究のワークショップを実施した様子が報告されている。準備段階で綾屋と松﨑がワークシートをカスタマイズし，二人一組で対話しながら行っており，松﨑論文はその実践報告である。

研究テーマはあらかじめ「大学における聴者とのかかわりかた」に設定し，参加申し込みの段階で，「この企画では，自分自身のことやこれまでの経験について語るというグループワーク活動が中心となります。そうした活動に参加することや上記の企画の主旨をご理解の上，お申込ください」というアナウンスとともに，事前のレポート課題として「大学における聴者との関わり方について自分が苦労していることは何か」を400字程度で記述・提出してもらっている。現役大学生ということもあり，慣れ親しんだ授業形態に合わせてワークショップを行うことで，初対面でも互いに「弱さの情報公開」ができるような環境整備を実現できたのではないかと松﨑は振り返る。

参加した学生からは，「聴覚障害に対する情報を共有する最高のツールになると思った」「これまでモヤモヤしていたが，今回の企画では自分で言語化し，発表することができて良かった」「皆さんの実験計画を聞いてこれからの生活で自分の武器になるものが得られた」「今までは自分一人で解決していたが，今回は自分の経験を他の人が尋ねることで自分の考えを客観的に見ることができた」「とても勇気づけられた」「聴覚障害がある自分の棚卸しのような機会になった」など，好意的な感想が寄せられている。また，事前レポートとの内容比較によって参加者一人ひとりの苦労のパターンがより具体的になり，評価的機能としての自伝的ナラティブから参照的機能を有する自伝的ナラティブへと変化したという分析は，今後，ワークショップの効果を検討し，それを踏まえてワークを改善していくプロセスとしてきわめて参考になる。

今後の課題として，時間とファシリテーターの確保，相互インタビューにおいて相手にたずねる項目の追加，日本語の読み書きに困難のあるメンバーを考慮に入れたワークのデザイン，綾屋たちが進めてきたソーシャル・マジョリティ研究との接合など，重要なポイントも指摘されている。

記録と公開

綾屋・熊谷・上岡論文のなかで，これまで依存症の自助グループでは，「言いっぱなし聞きっぱなし」と呼ばれるルールのもとで，グループのなかで語られた内容は記録を取らず，守秘義務の対象として門外不出を前提としてきたが，当事者研究ではその内容を「わたしたち」という主語によって記録・公開することで，女性やシングルマザー，生活保護受給者など，複数の差別偏見にさらされている依存症者が言葉と自信を取り戻すことに役立ったことが述べられる。記録と公開は，難病患者・障害者運動から当事者研究が継承した重要な特徴であり，重複的なスティグマによって無力化された当事者にとって必要不可欠である。伊藤論文では，その方法をべてるの家の実践に基づいて紹介している。

べてるの家における当事者研究の方法には，自分で日頃から気づいたことや興味をもったことをノートなどに書いて研究する「1人当事者研究」，2人で当事者研究的に対話を行い，そのなかで気づきを得て研究する「2人当事者研究」，複数の参加者が多種多様な意見を出し合って，グループやセッションのなかで研究する「グループ当事者研究」の3つがあり，伊藤はそれぞれの方法ごとに，記録や公開の仕方を具体例を交えつつ解説していく。まず「1人当事者研究」のエキスパートであり，「幻聴さん性格改造法」を編み出した亀井英俊さんの記録方法である「研究ノート」が紹介される。「2人当事者研究」の記録法としては，長門浩二さんが「電波」の研究をするときに毎日使う「電波チェックシート」が紹介され，日々の何気ない会話のなかで生まれる研究的な対話を記録に残すことが今後の課題と述べる（これについては，第5部のスコット・クッファーマン論文で紹介される，非公式で自発的なメンバー同士の対話のプラットフォームとして開発したアプリなども参考になるかもしれない）。最後に「グループ当事者研究」の記録法として，定例の当事者研究のミーティングにおけるホワイトボードや写真，グループLINEやロールプレイが紹介される。特にロールプレイは，言葉の情報だけでは理解が難しいメンバーにとって情報保障として役立つだけでなく，人々の共同的な記憶に記録するという面でも重要な手続きと言えるだろう。

さらに伊藤は，研究内容を公開するプラットフォームとして，「当事者研究ナレッジベース」というwebサイトを紹介している（前述）。ここには，これまでの当事者研究の主な事例が，「幻聴さん」「働き方」「全力疾走」「リストカット」などの（主に苦労の）キーワードから検索できる形で収集されている[註2]。

＊

第4部では全体を通じて，ワークシートを用いた当事者研究における8つの要素の確認，依存症自助グループや聴覚障害当事者グループにおいてワークがもつ効果，実施上の留意点，研究内容の記録や公開の方法が紹介された。

専門家との協働の仕方

　第3部・井上論文では，グループを運営する当事者メンバーが，強迫的に追い詰められ孤立していく場合があること，そのときには他の当事者メンバーや支援者，専門家とのスーパーヴィジョンや，カウンセリングが必要な場合もあることが述べられていた。自分を犠牲にしてグループを運営するのではなく，グループ運営する自分自身をまず大切にし，必要なときには外部の力に頼ることは，他のメンバーにとって安全な場をグループにもたらすうえでも必要不可欠である。しかし一方で当事者研究では，当事者運動から受け継いだ，自分の困難を専門家に丸投げしないという姿勢も大切にしている。では，この両者をどのようなバランスのもとに捉えたらよいのだろうか。具体的には，どのようなタイミングで，どのようにして，どのような外部専門家に力と知恵を貸してもらえばよいのだろうか。

スーパーヴィジョン

　スーパーヴィジョンとは，狭義には支援者たちによる事例検討会を指し，言い換えれば，支援者としての当事者性を自覚したメンバーからなる自助グループとみなせるかもしれない。当事者グループを運営する役割を果たすようになると，困難を抱えた当事者としての自分とともに，支援者としての自分が生まれる。すると，井上も経験したように，自分を犠牲にして強迫的に支援にのめりこむ危険性が生じる。かといって，そうした運営スタッフ・支援者としての困難を，みずからが運営する当事者グループのなかで分かち合うことは難しい。そのようなときに，支援者の自助グループとしてのスーパーヴィジョンの空間が重要になってくる。

　1990年にダルク女性ハウスを設立した当時，上岡はメンバーたちの自殺や事故に傷つく日々だった。そのようななかで，当事者でもあり支援者でもある上岡を支えたスーパーヴィジョンの場は，ハウスの理事会／運営委員会だった。理事会／運営委員会は，毎月1回，薬物依存症のことはもちろん，政治や社会の話題まで語られ，おいしいご飯まで用意されていて，上岡の知的好奇心とおなかを満たす，奇跡のような場所だったようだ。なかでも宮本は，当事者の立場からみて必要な援助を優先し，精神医療の歴史や社会情勢といったマクロな視野をもちながら，助成金申請書類の作成から，組織運営のヒント，リストカットや援助交際といったグループやメンバーのミクロな問題にまで対応し，それらの問題が家族や社会の問題でもあるという視点を与えてくれた。薬物依存に対して医療は「無力」であるという現実から目を背けず，当事者や当事者スタッフの意見が尊重され，「平場の環境」が実現しているだけでなく，当事者の自己スティグマを煽る，薬物依存は個人の問題であるという言説を斥け，薬物依存は「社会モデル」に従って考察すべき問題であるという知恵を与えてくれる場でもあった。このようにしてみると，「メンバーが無力を認め合い，社会モデルの視点を基本として共有しな

がら，平場の多角的視点から研究する会」という特徴をもった理事会／運営委員会は，本書で述べた当事者研究の場を実現していたと言えそうでもある。

これほど豊かなスーパーヴィジョンの場が身近にありながら，上岡は当初からその場につながることはできなかった。理事会／運営委員会から一歩外に出れば，あらゆる行政からの差別，仲間同士の差別，社会から家族への差別，専門家が抱いてしまう侮蔑的な視線，深く刻まれた自己スティグマという「嵐」のなかにいたからだ。井上と同様，上岡もまた当初は強迫的にすべてのメンバーを助けたいと躍起になっており，理事会に隠れて勝手にメンバーをサポートすることもあった。自由にふるまっているように見えて，実際には困ったことが次々に押し寄せ，自分の限界も自覚するようになっていた。そして理事会／運営委員会の，いつでも気軽に相談できる風通しの良い関係に，長い時間をかけて，ゆっくりと少しずつ慣れていくことになったという。

宮本がスーパーヴィジョンにおいて重視している技法のひとつが，「異和感の対自化」である。ここでいう異和感とは「自分が暗黙の裡に抱いていた予想や期待と，現実に生じたこととのずれによって生じた欲求不満の現れ」であり，筆者もこれまで予測誤差などの概念で表現してきたものに近い（熊谷，2013, 2014）。異和感はその程度が大きければトラウマ体験と地続きであり，心の奥に抱えておかず言葉にすることが重要であり，その作業が「異和感の対自化」である。宮本によれば対自化は，「異和感の察知，注目，識別」「異和感の理解」「異和感の対自化がもたらした影響についての確認」の3段階からなる。これは，内に抱えればトラウマや反芻，暴力に転嫁する予測誤差を，「対話＝予測誤差の交換」と「省察」を通じて，研究とつながりの資源に転換するのが当事者研究であるという筆者の認識とも重なるものである（熊谷，2013）。宮本はさらに発展的な第4段階として「異和感の投げ返し」を挙げているが，これは公開することによる当事者研究の運動的側面に対応すると言えるだろう。実際に上岡は，ダルク女性ハウスにおいてこの異和感の対自化の文化が，当事者研究導入の下地を作ったと述べている。

上岡のようなピアサポーター＝当事者スタッフの先駆者には先行く当事者スタッフが見当たらず，上岡自身，当事者ではない専門職からスーパーヴィジョンを受けざるをえなかった。それでも宮本をはじめとする専門家たちは，理想のスーパーヴィジョンを提供してくれた。今後は，こうした優れた先行実践も参照しつつ，当事者による当事者のためのピアスーパーヴィジョンが模索されていくことになるだろう。

カウンセリング

井上や上岡が述べるように，グループを運営する当事者メンバーが，強迫的に追い詰められ孤立しそうになるとき，自分自身をまず大切にするためにカウンセリングを受けることは想定される。しかしその際，当事者運動から受け継いだ，自分の困難を専門家に丸投げしないという姿勢も両立しなくてはならない。信田

論文は，タイミング，ポジション，コラボレーションという3つのディメンジョンから，このバランスを繊細に解説している。

　臨床心理士・公認心理師として開業心理相談機関を運営し，カウンセリングを実施している信田は，アディクションアプローチを自らの援助の基本姿勢としてきた。アディクションアプローチでは当事者主導が前提であり，だからこそ自助グループ（当事者グループ）との協働は専門家にとって欠かせない要素として認識されてきた。信田論文では，専門家の役割の限定・限界，当事者に対する敗北といった，アディクションアプローチにおける専門家と当事者の関係措定を前提としたうえで，当事者によるカウンセリング利用のポイントを——主体的な消費者への商品説明のような一歩引いた筆致で——慎重に綴っている。事実，信田は明示的に，本論文を書くうえで「専門家である筆者が利用主体である当事者に対して，我々専門家を利用するタイミングを示唆する」というポジション取りを宣言している。誰もが暗黙のうちに前提としているが決して言語化しないようにしている，専門家と当事者関係における非対称な権力構造に言及しなければ，それを追認することになるがゆえに，あえてこれを転換しようという意図がある。

　まず，専門家のカウンセリングを受けるタイミングとして，信田は，「自助グループや当事者研究というグループの活動だけでは不十分だと思ったとき」「グループ活動を支える第三者の存在が必要と思ったとき」の2点を挙げ，二者関係の活動から集団へという発展的な構想変化に伴う一過性の動乱を緩衝し，変革過程を支える衛星のような存在としてカウンセラーを肯定的に利用すべきだろうと述べる。ただし，この衛星機能は，カウンセラーなら誰でも担えるわけではない。望ましいのは当事者研究活動に敬意を払い，その意義を理解している専門家であるとも述べる。

　このことは，当事者と専門家のそれぞれが，どのようなポジショニングでカウンセリング関係を取り結ぶかという問題にも関わっている。当事者はとかく「聞いてもらう」「わかってもらう」という姿勢に陥りがちだが，頭の片隅に必ず「利用する」「自分のために」という言葉を刻んでおく必要があるという指摘は重要だ。それと呼応するように，優れた専門家は，自分がもつ権力性を自覚するがゆえにあえてワンダウン的位置取りをしながら，カウンセリングを展開するという。また専門家は，当事者研究そのものに立ち入ることや，それに関して論評することはタブーとしなければならないという信田の言葉には，アディクションアプローチが血肉となった信田の高い倫理性を感じさせる。さらに重要なのは，この倫理が，当事者と専門家との協働の前提条件であるという指摘である。協働とは仲良くすることだ，と誤解する人がいるが，あくまで異なる世界だからこそ協働が発生すると信田は喝破する。

　さらに，カウンセラーが役立てるもうひとつの場面として信田が挙げるのは，グループのファシリテーションに悩む当事者スタッフへのコンサルテーションである。信田は，ファシリテーターには独特の役割と責任があり，その重さゆえに，

ファシリテーターを持ち回りにすることには意味があると述べる。役割が固定すれば習慣が生じ，権力の固定化が生まれるからである。また，「わたし」がファシリテートするのではなく，「役割」がファシリテートすると考えることも重要で，ここにも別の意味での外在化が求められる点は興味深い。

＊

　第2部の池上論文は，テクノロジーの力によって，情報保障と，公開性・主権的自由と，パブリック圏＝縦の系譜という，当事者研究の重要な要素が増強された場としての仮想空間を紹介した。こうしたテクノロジーの活用による当事者研究の促進過程もまた，当事者研究のテーマとなりうるだろう。本特集号では，公開性・主権的自由の増強に深く関わる「メディア」（荻上・細見対談），および，さまざまな要素の増強を実現しうる「支援機器」（クッファーマン論文／大畑・熊谷論文）という2つのツールを例に，当事者主導でこれらのテクノロジーをデザインしていこうとする取り組みを紹介する。

メディア

　2000年代以降，NHKの福祉番組に制作側として関わってきた細見と，メディア論に造詣に深い評論家としてTBSラジオ「Session-22」のパーソナリティも務める荻上との対談は，メディア制作側の思考プロセスを明らかにすることで，当事者がメディアを利用するうえでの留意点を知るための優れた視座を提供している。

　細見によれば，1990年代までは当事者がテレビに出て自分の言葉で語る番組はほとんどなく，2003年に開始した「福祉ネットワーク」においても，当事者のことは事前にVTRで取材し，スタジオではそのVTRを見ながらキャスターと専門家が進行していくという形だった。転機となったのは2006年に放送を開始した「ハートをつなごう」であり，発達障害，LGBT，依存症，統合失調症，性暴力被害，若年性認知症，摂食障害，障害者のきょうだい，自死遺児，HIV陽性者など，見た目にはわからない困難を抱える当事者複数人がスタジオに集まり，座談会形式で語り合うという新しいスタイルの番組だった。2012年4月からは荻上もコメンテーターを務める「ハートネットTV」が始まり，VTR取材，スタジオ出演，番組ホームページの掲示板やTwitterでの体験談募集など，さまざまな手法を使い分けている。

　あるカテゴリーで括られた当事者の経験やニーズを取り上げる際に問題になるのが，誰を呼ぶかという「代表制」の問題である。細見は番組出演をお願いするのは多くの場合，「名もなき一般の当事者」であり，事前にじっくり相談を重ねながら出演の可否を決めるという。その当事者が出演することによって，その背後にいる大勢の当事者についても伝えることになるため，視聴者にとって「わかりやすいか」「共感しやすいか」という要素が大きな判断材料にならざるをえない。その意味で，何人もの当事者に会い，出演してもらう方を吟味するという。荻上

は，代表性を解体しつつ出演した当事者が抱えている事態を具体的に示せるかどうかが次の課題であると，きわめて重要な問題提起をしている。

さらに，当事者に向けて番組を作ると同時に，一般視聴者にも向けているという，「宛先」の問題もある。そのため，当該テーマに詳しくない人でもわかるような平易な物言いにしなければならず，一般視聴者の受け取り方を客観的に判断しなければならない。当事者の語りをそのまま出すことが，必ずしも一般の人に伝わるとは限らず，長めに収録した後に「編集」が行われることもある。これは第2部や第4部でも述べたように，ダルク女性ハウスにおいて，当事者同士でメッセージを送り合う自助グループから，一般の人にも研究成果を公開する当事者研究へと移行したとき，代表性を高めるために主語を「私」から「わたしたち」に変換して，研究的な語りの編集手続きが必要とされたことと重なる。

さらに「中立性」に関する記述も興味深い。細見は，マイノリティとマジョリティがいる時点で，その関係は「対等」ではなく，両者を同等に扱うことは強者の側に立ってしまうことを意味するという重要な指摘をしている。したがって取材をするときには，中立かどうかではなく，多様性やインクルージョンを基準にしているという。ナイーブな中立性によって権力勾配に鈍感になってしまっているかどうかは，信頼のおける制作者かどうかを見分けるポイントとしても役に立つだろう。

ほかに，出演することに伴う「リスク」についても細見は強調する。もちろん，出演することで多くの当事者を勇気づけたり，世の中に大切なメッセージを伝えることができたり，出演をきっかけに自分のこれまでを振り返って言葉にすることで，気持ちの整理がつき，新たな一歩を踏み出せるというメリットも期待できる。しかし他方で，番組で紹介できるのは，出演する当事者の長い人生のごく一部分であり，番組で伝えたいメッセージに関連したある一側面だけに焦点を当て，特定の役割を担ってもらうことを理解しておく必要がある。また，放送後に予想される反響に対して，覚悟ができているかどうかについても十分確認をするという。医療におけるインフォームド・コンセントのように，メディア出演の効果と副作用の両方を十分に理解したうえで，出演するか否かを選択する権利が当事者にはあるのだ。

荻上は，こうしたメディアの仕組みを熟知することが，当事者がメディアをうまく利用するうえで重要だと述べる。たとえば，ニュースで報道される「記者会見」も，方法を知ってしまえばそれほど難しいものではない。放送された内容への応援メッセージや反論を書いて番組宛に送ったり，新たなテーマを提案して制作者を誘導したり，逆にコンフリクトを生むような提言をすることも，メディア参加のひとつの形であり，当事者が独自にメディアをつくって発信する選択肢もある。「代表性」「宛先」「編集」「中立性」「リスク」など，対談で指摘されたいくつかの要素を参考にしつつ，さまざまなメディアと良い関係を取りもっていく必要があるだろう。

テクノロジー

メディア論で有名な英文学者ハーバート・マーシャル・マクルーハン (1987) は，メディアを広義に捉え，人間の身体，精神などの拡張と考えた。たとえば，テレビやラジオは中枢神経組織の電気的拡張であり，自転車や自動車は人間の足の拡張であり，衣服は皮膚の拡張であり，すべてメディアであると主張した。言ってみれば，マクルーハンにとってのメディアとは，人間の生み出した技術（テクノロジー）の別名であり，人間の所与の能力を何らかの形で拡張したもの全般を指すのである。

しかし，多くの技術はマジョリティの身体に合うようデザインされており，マジョリティの身体拡張には資するが，マイノリティの身体拡張には使えない。そこで近年重要視されるようになった概念が，コ・デザイン（co-design）である。これは，マジョリティ向けにデザインされた技術を，後からマイノリティ向けに修繕するのではなく，技術の設計段階からマイノリティがデザインのプロセスに参画し，エンジニアとともに新しい技術を開発していく過程を意味する概念である。

2018年11月に，東京大学先端科学技術研究センター熊谷研究室主催／在日米国大使館共催による国際カンファレンス「コ・デザインと当事者研究」は，当事者と専門家が共同して知識や技術を生み出す2つの実践——米国のコ・デザインと日本の当事者研究——を互いに紹介し合い，学び合うことを目的に開催された。その際，コ・デザインの専門家であるコロラド大学コロラドスプリングス校のスコット・クッファーマン教授を招いて，レクチャーを行ってもらった。その記録を翻訳したのが，クッファーマン論文である。

米国には，連邦政府からの資金提供を受け，障害者と技術者あわせて200名以上がアクセス可能な支援技術の共同開発と共同評価を初期段階から行う「全米障害と技術の作業部会（National Collaborative for Disability and Technology : NCDT）」が存在しており，クッファーマンはその理事を務めている。NCDTでの技術開発は，インクルーシブ駆動型開発（Inclusive Driven Development : IDD）モデルと呼ばれる枠組みを使っており，各メンバーはその枠組みのなかでそれぞれ果たすべき役割を担っている。このモデルにおいて主要な2つのパートナーは，経験やニーズの専門家である障害者と，技術開発者であるエンジニアであり，IDDモデルでは，両者が順番交代で，①導入，②概念化，③ベンチマーク，④デザイン，⑤マッチ，⑥評価，⑦実装，⑧再評価，という8段階を踏んでいくことにより新しい技術がコ・デザインされていく。

クッファーマン論文は，AppleやFacebookなどの大企業とコ・デザインしてきた新しい支援技術を豊富に紹介している。さらに，NCDTに参加する前と後における，技術者および障害者の態度の変化，コ・デザインの根拠法，コ・デザインプロセスを活性化するために開発したアプリなどについても解説している。また最後に，NCDTの歴史的・思想的背景には，障害者運動が存在しているという言葉で締めくくっている。

　第4部・伊藤論文でも，日々の当事者研究を記録・共有していくために，今後，テクノロジー活用を検討すべき時期に来ているという指摘がなされているが，その際，従来の技術のコ・エバリュエーションと，新しい技術のコ・デザインのノウハウはきっと役に立つだろう。

　これを受けて，大畑・熊谷論文では，予備的段階（IDDモデルで言えばステップ1と2）ながら，オムロンソーシアルソリューションズとのコ・デザインの実践報告をしている。発達障害をもつ人々に対する就労支援において，自伝的記憶の構築と共有を助ける当事者研究が，苦労の見える化と自己理解，ウェルビーイングの向上をもたらすのではないかという着想から，綾屋の開発したワークシートを参考にして，記憶の具体化サポートと振り返りサポートを実装したシステムのプロトタイプを作成する手前までの報告である。

＊

　第5部全体を通じて，先行く仲間，医療者やカウンセラー，メディア制作者やエンジニアといった，グループの外部にいる専門家と連携して，当事者研究の活動を持続可能なものにし，さらに発展させるためのポイントを解説した。

当事者研究のネクストステップ

　2017年に出版した『みんなの当事者研究』では，当事者研究を巡るこれまでの展開をなるべく広範囲に紹介することを目的に，当事者研究と関わりの深いさまざまな歴史や哲学の系譜，当事者研究の方法論的態度の分析，障害の有無も超えたさまざまな当事者たちによる当事者研究の実践報告，共同創造の具体例などを総花的に紹介した。

　2018年に出版した『当事者研究と専門知』では，編集方針自体を当事者主導型の共同創造にするために，さまざまな分野，さまざまな世代の当事者を編集委員として招き，編集委員会で執筆テーマと依頼先を決めるという実験的試みを行った。内容もさることながら，手続きにおいても非常に大きな学びとなった。

　そしてこのたび，『当事者研究をはじめよう』と題して，より実践的な「当事者研究のやり方」に照準を合わせた特集を組んだ。

　これまでの3冊で扱った内容は，大きく以下の4つのカテゴリーに分類できるだろう。

　　①当事者研究の歴史と理念
　　②当事者研究の態度（倫理）と方法
　　③当事者研究の成果報告
　　④当事者研究と共同創造

上記それぞれに，まだまだ取り組まなくてはならないことは多く残っている。来年からは，お世話になった『臨床心理学』誌から暖簾分けする形で，当事者研究だけを扱う雑誌を，年1回の頻度で刊行する予定である。上記の4つがその雑誌の構成要素となって，より広範囲の当事者や専門家を巻き込みながら，当事者研究はこれからも広がり，深まっていくに違いない。

▶註

1 このワークを使った当事者研究導入用の講習会は，東京大学先端科学技術研究センター当事者研究分野で定期的に開催されている。読者の皆さんにも，無償の自主的な活動としてこのワークをぜひ広く活用していただきたいと考えている。ただし知的財産管理の点で，このワークを使って有償の講習会やワークショップを行う権利は，東京大学先端科学技術研究センター当事者研究分野のみが保有し，その他の個人および団体がこれを行うことは固く禁じられている。

2 「当事者研究ナレッジベース」と連携する形で，「当事者研究エピソードバンク」（http://www.episodebank.com/crest/）というシステムも公開されている。

◉文献

熊谷晋一郎 (2013) 痛みから始める当事者研究. In：石原孝二 編：当事者研究の研究. 医学書院, pp.217-270.

熊谷晋一郎 (2014) ひとりで苦しまないための「痛みの哲学」. 青土社.

熊谷晋一郎 編 (2017) みんなの当事者研究 (臨床心理学増刊第9号). 金剛出版.

熊谷晋一郎 責任編集 (2018) 当事者研究と専門知——生き延びるための知の再配置 (臨床心理学増刊第10号). 金剛出版.

熊谷晋一郎, 國分功一郎 (2017) 対談 来たるべき当事者研究——当事者研究の未来と中動態の世界. In：熊谷晋一郎 編：みんなの当事者研究 (臨床心理学増刊第9号). 金剛出版, pp.11-34.

マーシャル・マクルーハン [栗原 裕, 河本仲聖 訳] (1987) メディア論——人間の拡張の諸相. みすず書房.

付録｜当事者研究実践のためのツール

7

2019年版
当事者研究ワークシート

氏名（アノニマス・ネームOK）

2016年第13回当事者研究全国交流集会
大会イメージキャラクター「なかまの樹」

Created by 綾屋紗月（Tojisha-Kenkyu Department, Research Center for Advanced Science and Technology, The University of Tokyo）

当事者研究の入門体験ができる「2019年版当事者研究ワークシート」は、綾屋紗月を中心に開発され、ワークショップや授業での活用を通じてバージョンアップされてきた。このワークシートを使った当事者研究入門講習会は「東京大学先端科学技術研究センター当事者研究分野」(http://touken.org/) にて定期的に開催されている。読者の皆さんにも、無償の自主的な活動としてこのワークをぜひ広く活用していただきたいと考えている。ただし、知的財産管理の点から、このワークシートを使用した有償の講習会やワークショップを行う権利は「東京大学先端科学技術研究センター当事者研究分野」のみが保有し、その他の個人および団体がこれを行うことは固く禁じられている。

また、本ワークシートを利用してワークショップなどを行うに当たっては、①当事者研究の歴史や、②当事者研究の方法論的態度、③ワークシート利用上の留意点の3点を踏まえておくことが望ましい。①は「みんなの当事者研究」(金剛出版) の綾屋紗月「当事者研究をはじめよう」を、②は熊谷晋一郎=編 (2017)『みんなの当事者研究』(金剛出版) の綾屋紗月「当事者研究をはじめよう！――ワークシートを用いた研究」を、③は本特集号の綾屋紗月「当事者研究を体験しよう！――ワークシートを用いた実践」を参照してほしい。

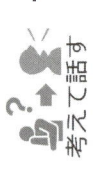

1. 研究テーマ

考えて話す

いま抱えている困りごと・苦労、気になる自分の特徴・クセ

_____ の当事者研究

2. 苦労のエピソード

二人交換

「どんな時に？」「どんな風に？」：研究テーマに関するできごとの起きた時間・場所、
その時の身体感覚・気持ちなどを具体的に探ってみる

[記録者名：_____　]

最も古いエピソード

最も印象的なエピソード

最も新しいエピソード

3. 苦労のパターン

二人交換

苦労のエピソードを参考に、自分が繰り返している考え・行動・感情・感覚などのパターンを探ってみる

［記録者名：　　　　　　　　］

当事者研究をはじめよう

200 臨床心理学 | 増刊第11号

二人交換

4. 苦労の年表
苦労のエピソードを参考に、苦労度のグラフを使った年表を作成してみる

［記録者名： 　　　　　　　　　］

(%)
100

50

の苦労度 （％）

0

🔷 5. 個人的要因／社会的要因

二人交換

これまで書いてきたシートを見ながら、自分の困りごとや苦労のうち、

　①自分の**内側**にあると思われる個人的な要因
　②自分の**外側**にあると思われる社会的な要因

について、仮説を立ててみる

[記録者名：　　　　　　　]

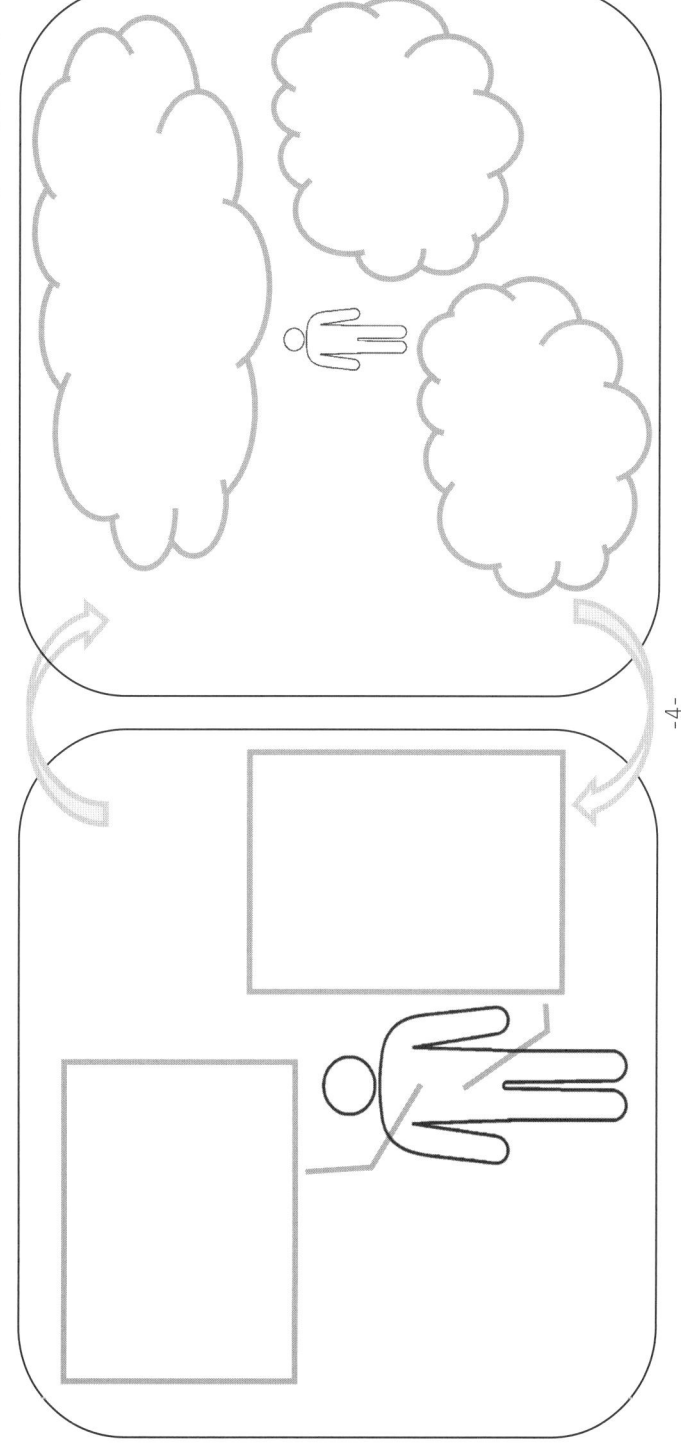

①個人的要因　（自分の内側）
（身体・感覚・経験・気持ち・考え方／行動パターンなど）

②社会的要因　（自分の外側）
（家族・地域・規範・慣習・デザイン・人的／物的環境など）

-4-

6. 仲間のコメント

ワークシートを仲間に回覧して、①〜③のうち当てはまるものを、仲間にコメントしてもらう

四人交換

①経験の共有：自分も似た経験をしたことがあれば、その経験について
②自分助けの共有：自分が似た経験をしたときにどんな対処法をとったか
③質問

記録者名	記録者名
記録者名	記録者名

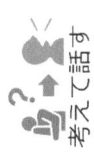

考えて話す

8. 実験報告

「経験は宝」
「失敗も貴重なデータ」
実験結果を書きとめておこう

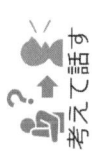

考えて話す

7. 実験計画

明日からでもすぐに試せるような
ハードルが低く、具体的な行動を
考えてみよう

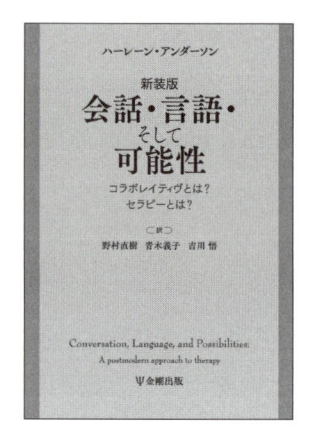
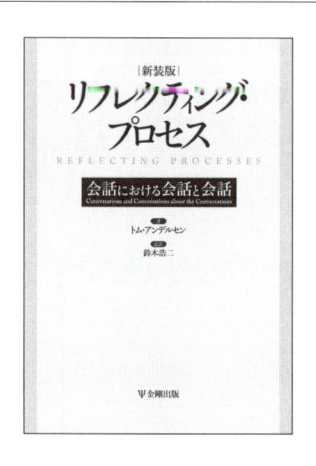
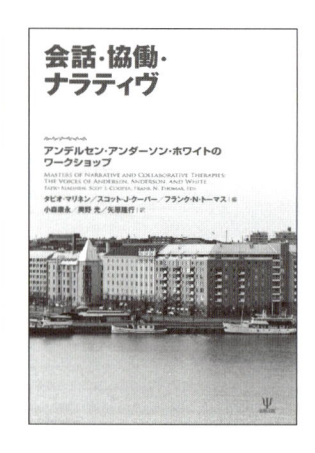

当事者研究をはじめよう

臨床心理学 増刊第11号 2019年8月10日発行
定価（本体 2,400円＋税）

装丁…永松大剛　　本文組版…石倉康次
印刷・製本…太平印刷社

発行所…………（株）金剛出版
発行人………………立石正信
編集人………………藤井裕二
〒 112-0005　東京都文京区水道 1-5-16
Tel. 03-3815-6661 / Fax. 03-3818-6848　振替口座 00120-6-34848
e-mail rinshin@kongoshuppan.co.jp（編集）
eigyo@kongoshuppan.co.jp（営業）
URL http://www.kongoshuppan.co.jp/

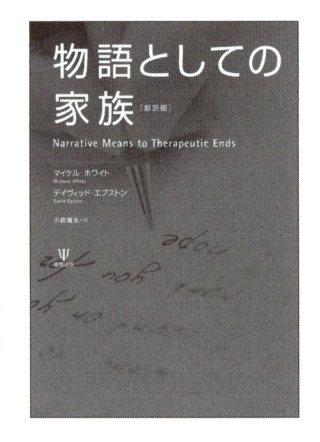
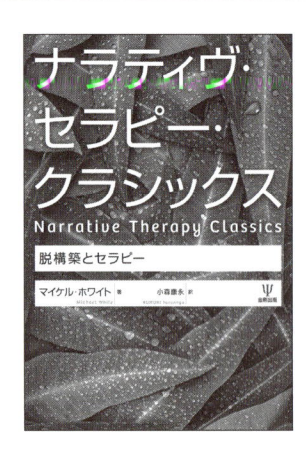
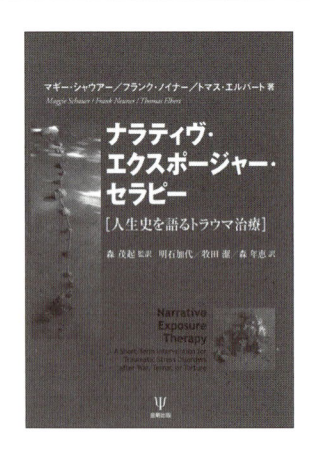

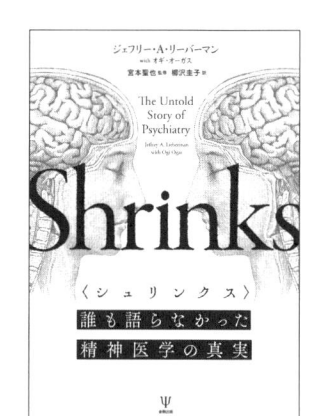
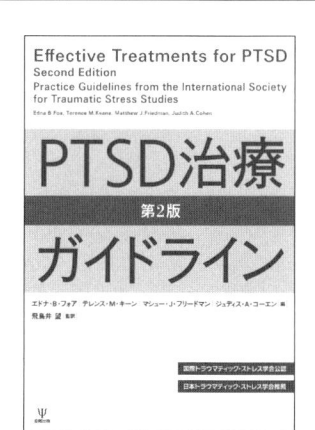
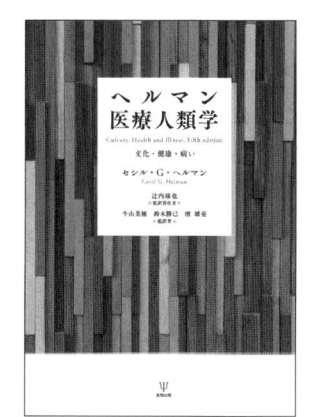

好評既刊

Ψ金剛出版　〒112-0005　東京都文京区水道1-5-16　Tel. 03-3815-6661　Fax. 03-3818-6848
e-mail eigyo@kongoshuppan.co.jp　　URL http://kongoshuppan.co.jp/

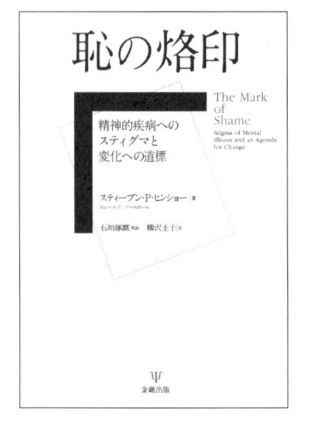

恥の烙印
精神的疾病へのスティグマと変化への道標

［著］スティーブン・P・ヒンショー
［監訳］石垣琢磨　　［訳］柳沢圭子

社会一般からだけでなく，他の当事者や医療者からもスティグマが与えられてしまうという事実，さらに精神医療全体に対する社会からのスティグマは根強いが，2016（平成28）年に「障害者差別解消法」が施行されるなどスティグマ軽減のための法整備は進み，日本におけるアンチ・スティグマ運動は活況を呈している今，本書は精神医療および関連領域の初学者のテキストとなることはもちろんのこと，ベテラン臨床家や研究者が自らのポジションを問い直すうえでも極めて有用といえる。　　　　　　　**本体8,200円＋税**

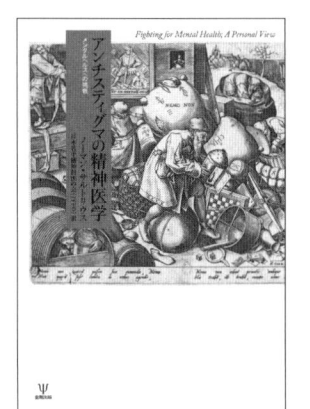

アンチスティグマの精神医学
メンタルヘルスへの挑戦

［著］ノーマン・サルトリウス
［訳］日本若手精神科医の会（JYPO）

過去の講演録と出版物から著者みずから厳選したものに，最新の見解を加筆した。本書を一貫して今日の精神保健活動の核心に迫る見解が示されている。すなわち，クライアント・ニーズの明確化，一般医療と開発途上国医療という二つの医療分野における精神医学の役割，といったわれわれが現在直面している精神保健の課題である。著者の洗練された知性・誠実さ・科学的バックボーンに彩られた本書は，精神科医療に山積する課題に立ち向かうすべての精神科医の座右の書となるであろう。　　　　　　**本体4,600円＋税**

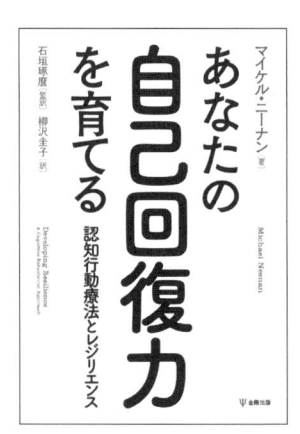

あなたの自己回復力を育てる
認知行動療法とレジリエンス

［著］マイケル・ニーナン　　［監訳］石垣琢磨　　［訳］柳沢圭子

壊れた生態系の復元，経済的低迷からの復活，災害からの復興など，さまざまな意味をもつ「回復力＝レジリエンス（resilience）」。マイケル・ニーナンはトラウマや喪失や逆境から立ち直る「心の回復力」にテーマを絞り，職場の対人関係や困った人への対処など，実例を紹介しながら解説している。回復力は，外から与えられるものではなく，わたしたち一人ひとりの経験の奥深くに眠っている。大切なことは，それに気づき，掘り起こし，日常生活に活かすことだ。早速ページを開き，認知行動療法家マイケル・ニーナンの水先案内とともに，あなただけの回復力を探しに行こう！　**本体3,400円＋税**